건강생활설계

본 과제(결과물)는 교육과학기술부의 재원으로 한국연구재단의 지원을 받아 수행된 광역경제권 선도산업 인재양성사업의 연구결과입니다.

건강생활설계

| 양순옥 · 정금희 · 권명순 · 양숙자 · 심문숙 지음 |

小花

머리말

이 책은 의료관광을 위한 진료 코디네이터 인력양성에 필요한 건강생활설계를 다룬 것으로 건강생활설계에 대한 이론과 실제를 근간으로 기초적이고 전문적인 내용을 담았습니다.

이 책은 크게 3부로 구성되어 있으며 각 부별 비판적 사고를 통해 요약·정리 및 학습된 지식, 태도와 기술을 내면화하도록 시도하였습니다. 구체적 내용을 살펴보면, 제1부는 건강생활 관련 이론으로 건강 개념의 이해와 건강 결정요소 그리고 적극적인 건강 개념인 건강증진 관련 이론으로 구성되어 있습니다. 제2부는 생애주기별 건강생활 실천으로 자기관리가 가능한 아동·청소년기, 성인기와 노인기의 건강생활을 중심으로 대상자의 건강요구와 이에 따르는 건강생활 실천에 대한 내용으로 구성하였습니다. 제3부는 건강생활설계의 대상자 사례관리 이해와 우리나라에서 적용되고 있는 사례관리 모형 및 효과적인 사례관리 중재기술의 내용을 소개함으로써 다양한 대상자의 건강생활설계 시 적용할 수 있는 능력을 함양하는 내용으로 구성하였습니다.

이 책은 의료관광을 주도적으로 이끌어가는 진료 코디네이터가 대상자에 따른 건강생활설계를 함에 있어서 생애주기별 특성에 맞는 맞춤형 사례관리를 효과적으로 수행할 수 있도록 전문가적 역량을 강화하는 안내자가 되는 책이라고 봅니다. 이 책을 선택하고 읽는 독자도 우리와 같은 마음이기를 바라며 의료관광사업의 전문화와 활성화에 그 일조를 더하는 바람을 가져봅니다.

마지막으로 이 책이 나오기까지 도움을 주신 많은 분들과 소화출판사에 감사의 말씀을 드립니다.

2011년 12월

지은이 일동

차례

제3부 건강생활설계: 사례관리

제1부

건강생활 관련 이론

I. 건강 개념

학습목표

1. 개인, 가족, 지역사회에 초점을 둔 건강 정의의 특성을 설명할 수 있다.
2. 상병, 질병, 불건강의 개념을 비교 구분할 수 있다.
3. 건강에 영향을 미치는 건강 결정요인 및 이의 영향을 설명할 수 있다.
4. 건강 불평등과 관련된 6가지의 범주를 설명할 수 있다.

1. 건강 정의

'건강'이라는 용어는 'hal'이란 말에서 나왔는데 이는 '전체(whole)'라는 의미이다. 이 의미는 건강이 복합적이고 다차원적인 개념임을 나타낸다. 세계보건기구(WHO, 1946)는 "건강은 질병이나 불구가 없을 뿐만 아니라 완전한 신체적, 정신적, 사회적 안녕상태"로 정의하였다. 이 정의는 '총체성(wholeness)'과 건강의 긍정적인 질을 강조하며 건강의 다차원성에 관심을 불러일으켰으며, 다음과 같은 점에서 혁신적이었다. 첫째, 개인을 부분의 합으로 보기보다는 전체로서의 인간이라는 관점을 반영한 것, 둘째, 환경이라는 맥락 내에 건강을 놓았다는 것, 셋째, 건강을 생산적이고 창조적인 삶과 연결시켰다는 것이다. 그러나 이 정의는 건강을 보편적인 가치로서 기술하고 있어 보건정책의 목표를 작성하는 틀로서 이용하기 어렵고 조작적 정의를 유도하기도 어렵다. 이 정의가 비판을 받는 이유는 첫째, 이 정의가 규범적인 상태로서, 성취하기 어려운 이상적인 목표로 기술되었다는 점이다. 둘째, 애매한 건강 개념이 똑같이 애매한 안녕이라는 개념으로 대치된 것이다. 셋째, '완전한 안녕'은 측정하기가 어렵다는 점이다. 마지막으로 건강은 '정지된 어떤 상태'가 아니라 오히려 역할 이행의 만족과 같은 목표를 달성하는 과업 또는 수단이라는 점 때문이다.

건강은 다차원적일 뿐 아니라 개인과 집단 모두에 적용할 수 있는 개념으로 점차 인식되고 있다. 지금까지 간호학과 다른 건강분야에서는 가족과 지역사회의 건강에 대한 정의보다 개인의 건강에 대한 정의에 더욱 관심을 가져왔다. 이 장에서는 개인, 가족, 지역사회에 초점을 둔 건강의 정의에 대해 논의할 것이다.

1) 개인에 초점을 둔 건강 정의

(1) 안정성으로서의 건강

개인의 안정성에 근거를 둔 건강의 정의는 일차적으로 항상성과 적응 개념에서 시작된다. Dubos(1965)는 개인이 환경에 적응하는 능력을 갖춘 상태를 건강이라고 정의하였다. 그에 의하면 고도의 건강은 신체적, 정신적으로 고통, 불편감이 없는 상태로 개인이 환경 안에서 효과적으로 기능할 수 있는 것이다.

Parsons(1958)는 생리학적 규범보다는 사회적 규범으로 건강을 정의했다. 그는 건강을 "사회화 과정을 통해 얻어진 역할과 과업을 효과적으로 수행하는 것"이라 했다.

Johnson(1992)은 행동체계 모형에서 건강을 분명히 정의하지 않았지만 그녀의 건강 개념은 안정성에 초점을 두고 있음을 알 수 있다. 건강은 다음과 같은 행동체계들이 균형과 조화를 이룬 상태이다. 즉, 애착이나 애정적 행위, 의존성, 섭취, 배설, 성생활, 공격행위와 성취행위들 간의 안정성을 말한다. 행동체계의 균형과 안정은 효율적이고 효과적인 행위, 즉 목표 지향적이며 순서적이고 예견할 수 있는 행위로 나타난다.

Newman(1995)은 건강이 모든 하위체계 — 생리적, 정신적, 사회문화적 — 가 인간 통합체 내에서 균형과 조화를 이룬 상태라고 정의하면서, 포화상태, 비활성 상태, 분열된 욕구가 없는 상태라고 하였다. 개인이 대처할 수 없는 분열시키는 힘, 유해한 스트레스는 부조화를 초래하며 안녕을 저하시킨다. 안녕상태에서는 전체적 욕구가 충족되고, 소비되는 것보다 더 많은 에너지가 생기고 저장된다.

Roy(1991)도 안정성으로 건강을 정의하며 그 중심 개념은 적응이다. 건강은 통합된 전체로서 개인이 존재하도록 촉진하는 성공적인 적응 과정이며 상태이다. 대처에너지(coping energies)는 생리, 자아 개념, 역할 수행, 상호 의존성의 4가지 형태로 표현된다. 적응은 통합성을 촉진한다. 통합성은 완전성과 단일성으로 이끄는 건강함이나 손상되지 않은 상태를 의미한다.

Tripp-Reimer(1984)는 건강상태를 두 가지 차원으로 개념화하였다. 에틱(etic) 차원(질병-비질병)은 과학적 실무자가 내리는 건강상태에 대한 객관적인 해석이다. 에믹(emic) 차원(안녕-상병)은 건강상태에 대한 개인, 사회집단의 경험과 주관적인 인식이다. 이 차원으로 이루어질 수 있는 다양한 사분면은 질병-안녕, 질병-상병, 비질병-안녕 그리고 비질병-상병으로 대상자와 실무자 간의 시각의 일치와 불일치를 나타낸다. 이것은 의학적으로 정의된 정상이나 항상성에 초점을 둔다. 또한 대상자와 실무자 간에 건강 개념이 일치하지 않을 때 유용하다.

(2) 실현성으로서의 건강

Dunn(1980)은 실현성을 강조하여 건강을 정의하였다. 높은 수준의 안녕(high-level wellness)이란 용어를 새로이 만들었으며, 이는 개인의 잠재력을 극대화하여 인간의 가능성이 통합된 것을 뜻한다. 높은 수준의 안녕 또는 최적의 건강은 3가지 요소로 이루어진다. ① 더 높은 잠재력을 향해 앞으로, 위로 나아감, ② 충분한 잠재력을 가진 상태로 살아가기 위한, 열려져 있고 무한히 확장하는 도전, ③ 생의 주기를 통해 더 높은 수준에서의 개인의 진보적 통합 또는 성숙 등이다. 그에 의하면 건강은 "환경과 개인이 상병이 없는 수동적 상태"만을 말하는 것이 아니며 전 생애에 걸쳐 나타나는 특징적인 과정이다.

Orem(1995)은 건강과 안녕을 두 개의 다른, 그러나 관련된 인간의 상태로 표현했다. 그는 건강을 인간의 구조와 신체적, 정신적 기능의 통합성이 유지되는 상태로 정의했다. 안녕은 ① 만족, 즐거움, 행복 등의 경험, ② 영적 경험, ③ 자신의 이상을 충족하는 방향으로의 움직임, ④ 계속적인 인격화의 경험 등으로 정의된다. 인격화란 인간 잠재력의 성취와 성숙을 향한 움직임이며, 책임 있는 자기간호 수행, 지속적인 자기간호 능력의 개발 등을 의미한다.

Newman(1995)은 건강을 인생의 전체적인 과정으로 정의하며 '의식의 확대' 방향으로 진화한다고 하였다. 건강 개념의 차원들은 ① 건강은 질병과 비질병의 융합이다, ② 건강은 개인의 독특한 유형의 표현이다, ③ 건강은 의식의 확대이다, 시간은 의식의 측정치이며 움직임은 의식의 반영이다, ④ 건강은 생의 전 과정을 포괄하며 에너지 교환빈도를 더 많이,

더 크게 하는 방향으로 진화한다. Newman(1995)의 건강 모형은 인간의 전인적 특성을 언급한다.

인간-삶-건강 이론에서 Parse(1981)는 5가지 건강에 관한 가정을 제시했다. ① 건강은 인류가 경험했고, 계속 경험하게 될 개방적 과정이다, ② 건강은 인간-환경 간의 율동적인 상호 구성 과정이다, ③ 건강은 가치 우선권과 관련된 인간의 양식이다, ④ 건강은 가능성을 넘어선 상호 주관적인 과정이다, ⑤ 건강은 단일체 인간의 네겐트로피(negentropy)—무질서, 복잡성, 이질성이 증가하는 방향—를 해소한다.

(3) 안정성과 실현성으로서의 건강

이 건강의 정의는 안정성과 실현성이라는 주제를 통합한 혼합 모형이다.

Wu(1973)는 건강을 안녕감, 개인 능력을 최고로 수행할 수 있는 능력, 인간의 상·하위체계에서 발생하는 다양한 상황에 적응하는 유연성으로 정의한다. 또한 안녕과 상병은 구별되는 실체로 각각의 레퍼토리를 가지며, 동시에 공존할 수 있다. 이 두 가지에 대한 평가는 포괄적인 건강 사정에 중요하다.

King(1983)은 건강의 정의에서 안정성과 실현성 모두를 강조하여, 건강을 개인의 생활주기 내에서의 동적인 상태로 일상생활을 위한 최대의 잠재력을 달성하기 위해 적절한 자원을 활용하여 내외적 환경에 존재하는 스트레스원에 적응하는 것으로 정의했다. 그녀는 건강은 생의 주기 내에서 기능하는 상태이며, 질병은 이 주기를 방해하는 것으로 보았다.

Smith(1983)는 건강에 관한 4가지 모형을 제시하고 분석하였는데, 세 가지는 안정성에, 한 가지는 실현성에 초점을 두고 있다. 각 모형은 아래의 건강-질병 연속선의 각 극단에 의해 정의된다. 또한 각 모형은 대상자에게 서로 다른 접근법을 요구한다.

① 임상 모형

건강극단: 의학적으로 확인된 질병이나 장애의 증상, 징후가 없음

상병극단: 이러한 증상, 징후들의 존재가 의심됨

② 역할-수행 모형

건강극단: 기대되는 최대의 산출로 사회 역할을 수행함

상병극단: 역할 수행을 하지 못함

③ 적응 모형

건강극단: 유기체가 환경에 대해 유연적인 적응을 유지하며 최대의 이익을 얻는 방향으로 환경과 상호 작용함

상병극단: 환경으로부터 유기체가 배제됨. 자기교정 반응이 실패함

④ 행복 모형

건강극단: 풍부한 안녕의 상태

상병극단: 무기력, 쇠약상태

2) 가족에 초점을 둔 건강 정의

가족 건강을 정의하기에 앞서 가족의 정의를 살펴보면, 가족은 "개인들로 구성된 하나의 작은 사회적 체계로 상호 간의 강한 애정, 충성으로 맺어진 개인으로 형성되며 수십 년간 지속된 영구적인 기구를 구성하는 소규모 사회체계"로 정의되어 왔다.

Loveland-Cherry(1989)는 Smith(1983)의 건강 모형을 가족에게 적용하면서 다음의 네 가지 가족 건강 모형을 제안했다.

· 임상 모형

신체적, 정신적, 사회적 질병, 왜곡, 가족체계의 기능장애가 없음

· 역할 수행 모형

가족체계가 효과적으로 가족기능을 수행하고 가족 발달과업들을 성취하는 능력

· 적응 모형

유연하고 효과적인 적응 또는 변화, 성장할 수 있는 능력을 특징으로 하는 환경과 상호 작용하는 가족의 유형

· 행복 모형

생애를 통해 가족이 최대의 안녕과 잠재력을 실현하도록 지속적으로 지원, 안내, 지지 제공

가족 건강을 정의하고 측정할 때는 가족 구조의 다양성을 고려하는 것이 중요하다. Robert(1982)와 Feetham(1984)은 가족 건강 정의 시 고려해야 하는 세 가지 영역을 지적했다. 첫째, 가족과 더 넓은 사회 단위, 즉 가족과 지역사회 또는 가족과 경제 간의 관계, 둘째, 가족과 하위체계들, 예로 부부 또는 형제 하위체계 등의 관계, 셋째, 상호성에 초점을 둔 가족과 각 개인 사이의 관계이다.

Curran(1983)은 많은 의료전문가의 의견을 분석하여 건강한 가족이 나타내는 특징 15가지를 확인하였다. 그 특징에는 서로를 인정하고 지지한다, 공유된 책임감을 보인다, 여가시간을 공유한다, 종교적 믿음을 공유한다, 의식이나 전통에 대한 강한 가족 연대감이 있다 등이 포함된다. 이러한 특징들은 가족기능의 안정성과 가족구성원들 간의 균형적인 상호작용을 강조한다.

Johnson(1992)은 가족 건강을 신체적, 정신적, 영적, 사회적 건강을 유지, 증진하는 과정으로 보았다. 또한 안녕을 성취하기 위해 가족은 최대한의 잠재력을 개발하는 통합된 단위가 되어야 한다고 하였다.

Smilkstein(1980)은 가족 건강의 실현에 초점을 두고 가족 건강이란 "삶의 도전에 직면하여 개인이 성장하고 지탱하는 데 필요한 영양과 자원을 가족구성원이 이용할 수 있는 응집상태이다"라고 하였다.

가족 건강을 정의하는 데에는 많은 요소들이 영향을 준다. 문화적, 종교적 요소들은 가족이 그들의 건강을 어떻게 보느냐를 결정하는 중심적 역할을 한다. 가족의 강점, 자립 그리고 능력은 건강을 긍정적으로 개념화하는 데 중요한 부분이다.

3) 지역사회에 초점을 둔 건강 정의

지역사회 건강의 기본은 평화, 안식처, 교육, 음식, 수입, 안정된 생태계, 지원 가능한 자원들, 사회정의와 평등성 등이다. Goeppinger(1992)는 지역사회 건강을 3가지 차원에서 기술하였다. 이 모든 차원들을 통합하여 지역사회 건강은 "문제를 확인하여 집단의 요구를 충족시키며, 지역사회 내에 또는 지역사회와 더 큰 사회 간의 상호 작용을 관리하는 것"으로 정의하였다.

· 상태 차원

이환율, 사망률, 수명, 위험요소들, 소비자 만족, 정신건강, 범죄율, 기능 수준들, 결근율, 영아사망률

· 구조 차원

이용 유형들, 치료를 위한 자료와 의료제공자에 의해 측정되는 지역사회 건강 자원: 인구비, 부양비, 사회 경제적 분포, 인종적 분포와 교육수준들로 측정되는 사회지표

· 과정 차원

지역사회 경쟁력을 가져오는 효과적인 지역사회기능이나 문제해결: 위임, 자아-타인 인식, 상황 정의의 명백성, 분명성, 효과적 의사소통, 갈등견제와 적응, 참여, 큰 사회와의 관계 관리

Archer, Kelly와 Bisch(1984)는 지역사회를 개방체계로 기술하면서, 지역사회 건강을 에너지 교환에 대한 개방성, 지역사회 집단들 간의 상호 의존성, 수직적인 기관, 자아-조절, 역동적 활동, 목표 지향성 그리고 전체로서의 과정을 통합하는 것들로 특징지었다. 지역사회 건강은 개개 구성원의 건강상태의 합 이상이며 전체로서의 지역사회가 가지는 특성을 포괄한다.

West(1984)는 지역사회 건강을 사정하는 데에 쓰이는 3가지 요소들을 정의하였다.

- 제1요소 – 상호 작용: 지역사회 내에서의 교환, 의사소통과 관계 유형
- 제2요소 – 행위: 평가하기, 선택하기, 움직이기
- 제3요소 – 인식: 걷기, 느끼기, 알기

Hogue(1985)는 지역사회의 건강지표로 이용될 수 있는 몇 가지 지표를 제안하였다.

- 사회적 기능 수준: 직장 출근율, 학교 출석률, 부양비
- 증상과 불평들: 학교나 직장에 결석한 이유, 사고율
- 장애: 학습장애 또는 신체적, 시각적, 청각적 장애아동의 비율
- 질병 또는 위험요인과 생물학적 상관관계: 혈압, 콜레스테롤 등
- 질병 범주: 급성 및 만성 질환의 사례
- 사망률: 특정 원인별
- 인구성장과 인구에 대한 압력적 요소 측정: 출생률, 수태율, 사망률, 이혼율, 빈곤층의 비율, 실직률
- 성장과 영양상태에 대한 측정: 키, 몸무게, 철분 결핍성 빈혈
- 의료 이용에 대한 측정치: 산전관리, 영유아 예방접종, 병원 입원

개인, 가족 그리고 지역사회 건강은 밀접하게 관련되어 있다. 또한 긍정적인 지역사회 건강은 다음과 같은 행위들 속에 표현된다: 지속적인 지역사회 특성 분석, 강점과 건강문제에 대한 일치, 지역사회 리더십의 개발과 권한 부여, 조직화된 사회적 행동, 공공결정에 대한 지역사회의 영향 등.

지역사회 건강에 대한 다양한 정의나 차원을 고려할 때 지역사회 건강을 평가하기 위해서는 다면적인 접근이 필요하다. 지역사회 건강의 정의는 극히 질병 중심적인 것에서부터 지역사회의 잠재력 실현에 초점을 둔 것까지 그 범위가 다양하다. 효과적인 건강증진을 위한 중재는 지역사회의 능력과 실현 잠재성에 근거해야 한다.

4) 통합적 관점에서의 건강 정의

건강에 대한 다양한 견해와 신념을 조화시키기 위해 Seedhouse(1986)와 같은 철학자들과 세계보건기구(WHO)는 건강에 관한 서로 다른 이론들의 통합을 시도하였다.

(1) 이상적 상태로서의 건강

건강에 대한 전체적이고 긍정적인 정의를 제공한다. 건강의 다양한 차원들의 상호 작용을 규명하는 것은 중요하다. 불건강이라는 의학적 진단이 개인적 증상이나 불편감과 반드시 일치하지는 않는다. 동일한 맥락에서 질병이 없는 사람이 격리될 수도 있다. 그러나 이러한 정의는 너무 이상적이며 의료진에게 가이드라인을 제공하기에는 너무 애매모호하다는 논란의 여지가 있다. 이러한 관점에서의 건강은 아마도 받아들여지기 힘들 것이다.

(2) 정신적 · 육체적으로 양호한 상태로서의 건강

Talcott와 Parsons(1951)에 의해 발전된 개념으로 나날이 각자에게 주어진 일과 역할을 충실히 수행할 수 있는 상태가 건강한 상태이다. 이 이론에 의하면 개인적인 변화 없이 사회적으로 정상적인 상태를 유지하는 것이 중요하다. 직장생활과 같은 정상적인 사회적 역할을 수행하지 못한 사람 등은 건강한 상태에 있다고 할 수 없다.

(3) 상품으로서의 건강

건강을 구매할 수 있는 물건으로 보는 비현실적 기대를 야기할 수 있다. 건강은 비싼 돈으로 보상될 수 있는 것이 아니다. 또한 이러한 견해를 통해 건강과 질병에 대한 전체의 경험을 구분하여 각각을 비용적인 관점에서만 바라볼 수 있다. 이는 사람들이 건강과 질환을 어떻게 경험하느냐에 따른 단편적인 모습이다.

(4) 개인적 힘이나 능력으로서의 건강

심리학에서 유래했으며 자아실현과 자아발견을 통해 건강해질 수 있음을 의미한다(Maslow, 1970). 이 이론은 개인이 자신의 건강을 규정짓도록 고무시키지만 건강과 질병을 만드는 사회적 환경과는 연관이 없다.

Seedhouse(1986)는 이러한 네 가지 견해가 인간의 성취를 위한 기초로서 건강을 바라보는 하나의 통합된 이론으로 묶일 수 있다고 하였다. 따라서 건강은 한 개인이 목표로 해야 하는 특정 상태가 아니라 최종적인 목표 그 자체라고 할 수 있다.

인간은 특정 조건을 만족시킴으로써 자신의 잠재 능력을 획득할 수 있다. 의료인들은 이러한 조건을 만들어 줌으로써 건강한 상태에 도달하는 것을 도울 수 있다.

① 음식, 수분 섭취, 주거 환경, 온도 등에 대한 기본적인 요구

② 건강에 영향을 미치는 요인에 대한 정보 접근

③ 이러한 정보를 이용할 수 있는 기술과 자신감

이러한 정의는 사람들은 각각의 시점이 다르기 때문에 그들 잠재 능력의 한계점도 서로 다르다는 것을 시인한다. 그리고 사람들이 처한 환경이 어떻든 간에 모두에게 적용될 수

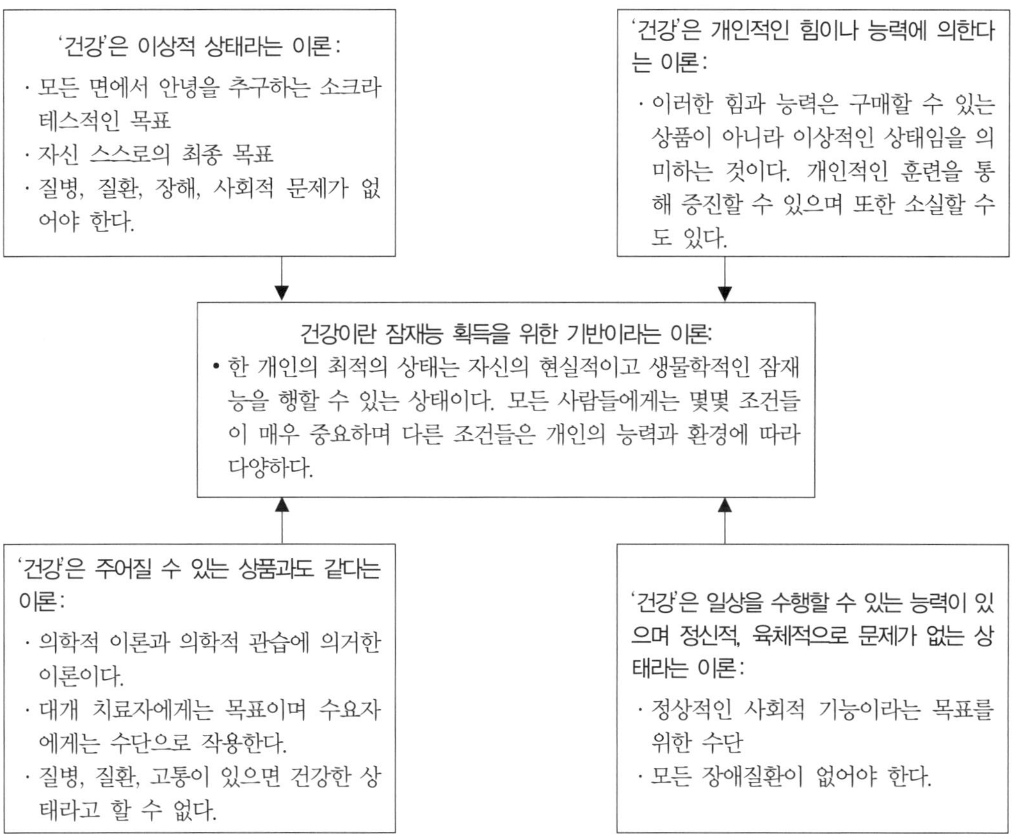

[그림 1-1] Seedhouse(1986) 건강 이론의 요약

출처: 건강증진 이론과 실제(2011)

있는 긍정적인 개념이다. 그러나 이를 통해 건강의 사회적 구조를 충분히 이해할 수 없다는 것이 문제이다. 대부분의 사람들은 각자 자신의 잠재 능력을 깨닫기 위한 최적의 조건을 결정하기 힘들다.

2. 상병, 질병, 불건강의 정의

질병(disease), 상병(illness) 그리고 불건강(ill health)은 종종 구분되지 않고 혼용되고 있다.

질병은 불편함을 의미하는 'desaise'에서 파생된 용어이다. 오늘날 질병이란 명확한 기준에 의해 입증되는 병적 상태를 의미한다.

상병은 건강이 나빠지는 것에 대한 개인의 주관적인 입장을 나타낸다. 이것은 증상으로 표현되는데, 예를 들면 쑤심이나 통증과 같은 것에 대한 개인의 표현을 말한다. 상병과 질병은 많은 공통점도 있지만 서로 엄연히 다르다. 암 진단을 받았을 때 어떤 사람에게는 어떠한 증상도 없을 수 있다. 이는 상병이 없는 사람에게 질병이 진단될 수 있다는 것을 의미한다. 어떠한 사람이 증상을 호소하고 혈액검사와 같은 검사에서 질병이 진행 중임이 판명될 때 이는 질병과 상병이 공존한다고 할 수 있다. 또한 이 경우 불건강이라는 용어를 사용할 수 있다. 그러므로 불건강은 질병과 상병을 모두 포함하는 포괄적인 용어이다. 이러한 입장에서 볼 때 건강이란 질병과 증상이 없는 상태를 의미한다.

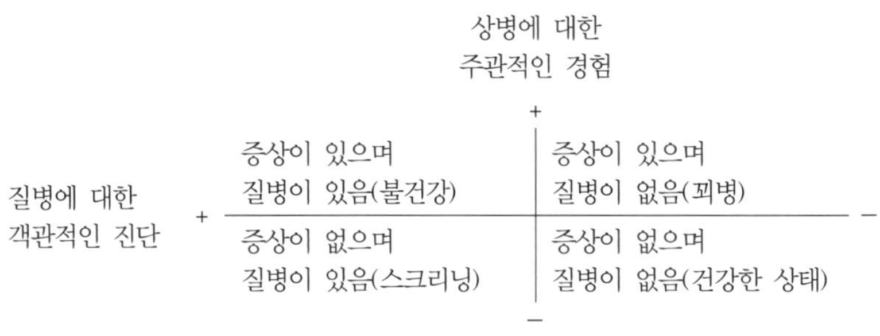

[그림 1-2] 질병과 상병의 관계

출처: 건강증진 이론과 실제(2011)

3. 건강 결정요인

사회, 환경적 요인들이 사망 및 질병에 미치는 영향을 살펴보고, 사회 구조적 불평등을 반영하는 사회계급, 성, 민족과 같은 집단 간에 건강 불평등의 존재를 제시하는 최근의 연구결과들을 요약 정리하여 보여 준다.

1) 건강 결정요인

인간의 수명이 연장되었음에도 불구하고 모든 인구집단들이 좋은 건강을 얻는 데에 동일한 기회를 갖는 것은 아니며, 다른 집단에 비해 조기 사망할 가능성이 높은 집단을 예측할 수 있는 인구 유형이 존재한다고 한다.

건강에 영향을 미치는 건강 결정요인을 찾기 위해 두 가지를 비교하려 한다. 첫째는 건강 수준이나 이환율, 사망률 등 건강하지 못한 상태를 측정하는 것이다, 둘째는 건강에 영향을 미칠 것으로 고려되는 성, 직업 등과 같은 요인들이다. 물론 건강은 여러 가지 변수들의 상호 작용에 의해 영향을 받는다. 예를 들면 관상동맥질환의 발생에는 고지혈증, 고혈압, 비만, 흡연과 신체활동의 부족 등 수많은 요인들이 관련되어 있다. 또한 관상동맥질환의 발생은 스트레스, 사회적 지지의 결핍, 우울, 화와 같은 정신사회적 요인과도 관련이 있다.

건강상태는 하나의 요인이 아니라 여러 요인들이 함께 작용한다. 독립적으로 건강에 영향을 미치는 몇몇 요인들이 있고, 다른 요인들과 복합적으로 작용하는 요인들도 있다.

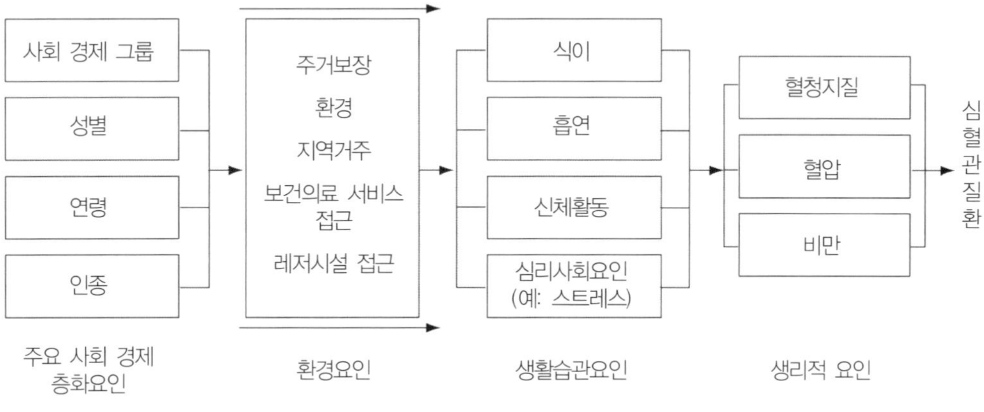

[그림 1-3] 심혈관질환의 발생에 영향을 주는 요인들
출처: 건강증진 이론과 실제(2011)

1974년 캐나다에서 발표된 Lalonde 보고서는 건강을 증진시킬 수 있는 4개의 분야를 제시하였다.

① 질병에 대한 개인적 소인을 결정하는 유전 및 생물학적 요인
② 흡연과 같이 질병을 유발시키는 건강행태로서의 생활양식요인
③ 주거나 공해와 같은 환경적 요인
④ 보건의료 서비스의 수준과 성격

Dahlgren과 Whitehead(1991)는 '건강에 영향을 미치는 요인들의 층'은 개선될 수 있다고 하였다.

① 개인의 행태와 생활양식 그리고 지식과 인지, 기술
② 건강을 유지 혹은 손상시킬 수 있는 지역사회 내의 지지 및 영향력
③ 생활조건 및 직장조건, 시설 및 서비스에의 접근성
④ 생활규범이나 고용조건과 같은 경제, 문화 그리고 환경조건

모든 사회에서 사회 그룹 간의 건강행위, 신체건강 그리고 정신건강에 차이가 있으며, 이러한 차이의 정도는 사회 경제적 신분, 성별, 인종, 주거조건 등 사회적 결정요인을 반영한다.

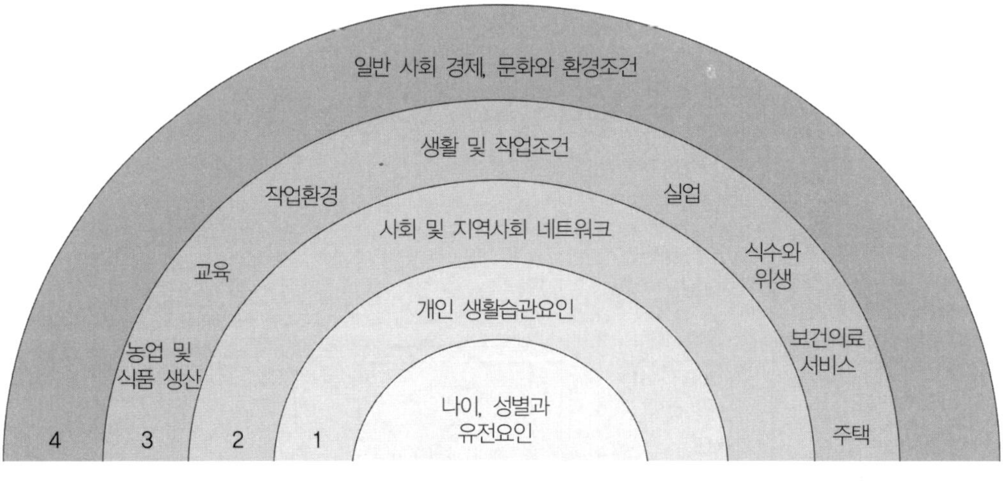

[그림 1-4] Dahlgren과 Whitehead(1991) 건강의 주요 결정요인
출처: 건강증진 이론과 실제(2011)

(1) 사회계급과 건강

건강을 결정하는 주요인을 찾기 위한 대부분의 연구들은 사회계급과 건강의 관련성에 주안점을 두어 왔다. 1980년 영국의 보건사회복지부에서 건강 불평등에 대해 발표한 『블랙 리포트(Black Report)』는 사망, 이환과 사회계급 간의 관련성에 관한 상세한 연구결과를 보여 주었다(사회계급이란 용어는 전문직을 I로 비숙련 육체노동자를 V로 매긴 통계청의 5가지 직업등급에서 유래했다).

[그림 1-5]는 사회계급에 따라 기대수명에 상당한 차이가 있음을 보여 주고 있다. 비숙련 육체노동자 사회계급의 어린이들은 생후 1년 안에 사망하거나 사고로 사망할 가능성이 더 크다. 2,500g 이하의 저체중 출생아의 2/3는 사회계급 V의 어머니에서 태어나는 것으로 보고되고 있다. 현재 영국의 사망 원인 중 하나인 허혈성심질환은 흔히 부자병으로 알려져 있지만, 대부분의 질병들은 사회 경제적 하위계층에 더 흔하다. 특히 호흡기질환, 폐암, 사고, 자살 등에서 더 큰 차이가 벌어지고 있다.

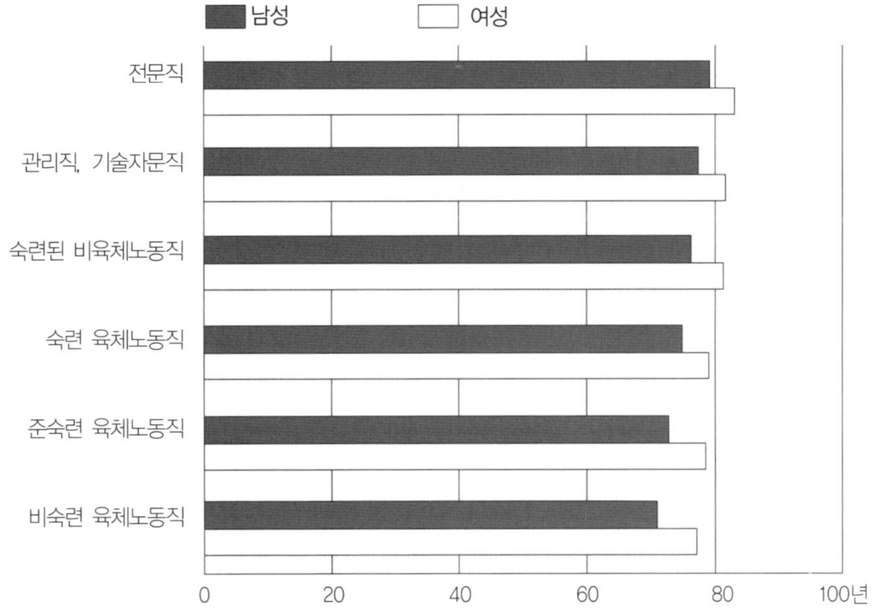

[그림 1-5] 사회계급과 성별에 따른 출생 시 기대 여명(1997~1999, 잉글랜드와 웨일즈 지방)
출처: 건강증진 이론과 실제(2011)

(2) 소득과 건강

건강은 소득과 관련성이 깊다. 빈곤은 건강에 직접적인 영향을 미칠 수 있다. 빈곤층 어린이들은 충분한 식사를 하지 못하고, 가공식품을 지나치게 섭취하거나, 식품점 이용이 제한될 수 있다.

저소득 국가에서의 설사성 질병과 말라리아와 같은 전염병도 소득의 부족으로 인해 깨끗한 물이나 음식 및 의료 서비스의 접근성 저하와 관련이 있다. 더욱이 질병은 사람들로 하여금 일하지 못하게 하고 높은 의료비용을 초래하며 빈민을 더욱 빈곤하게 한다.

(3) 주거와 건강

주택보유량, 부족한 난방, 에너지 효율 등의 이슈는 건강을 결정하는 핵심적인 요인들이다. 춥고 습한 주거 환경은 질병 발생에 영향을 미친다. 예를 들어 습한 집에 사는 어린들은 호흡기질환과 감염 증상, 스트레스를 보일 가능성이 높다. 사회계급 V에 속한 아이들의 높은 사고율은 놀이 장소와 부모의 관심도가 적은 고도밀집 주거지역과 관련이 있다. 고층아파트나 고립된 주거단지에 살면서 느끼게 되는 심리적이고 실제적인 어려움은 여성이나 노인들의 건강에 나쁜 영향을 준다.

(4) 고용과 건강

노동은 다음의 이유로 건강의 사회적 결정요인으로서 중요성을 가진다.

① 노동은 소득수준을 결정한다.

② 노동은 자존심에 영향을 미친다.

③ 고용 형태 자체가 건강에 직접적인 영향을 미친다.

산업보건의 전통적 관점에서 볼 때 특정 유형의 직업은 사고의 위험이나 유해한 물질에 노출되어 어떤 건강 위험요인으로 작용할 수 있다. 한편, 실직 그 자체가 건강악화에 기여하는지 또는 실직에 연관된 빈곤이 실직자를 건강하지 못하게 하는지는 불분명하다.

(5) 성과 건강

남녀 간 질병 이환율, 사망률에는 차이가 있다. 이는 남녀의 의료 서비스 이용률 차이에서 비롯될 수 있다. 여성은 일하는 경우가 적어 일차의료에 접근하기가 쉽고, 건강을 더 돌보며, 이것이 건강 상담으로 이어지기 때문이다. 그러나 이것으로 사망에 있어서 남녀 차이는 설명되지 않으며, 여성이 상담을 더 받으려 하는 경향 또한 일관되지는 않다.

여성의 낮은 사망률에 대한 생물학적 해석은, 여성은 남성에 비해 전염병에 대한 저항력이 강하고 여성 호르몬에 의한 방어효과가 작용하여 낮은 사망률을 보인다는 점이다. 역설적으로 여성 호르몬이나 여성 생식기관은 육체적, 정신적으로 남성에 비해 불건강한 상태에 이르게 할 수 있다.

(6) 소수민족의 건강

이민자 사망 연구에 의하면 소수민족은 결핵과 사고에 있어 평균치보다 높은 사망률을 보이나, 기관지염과 암에 있어서는 낮은 사망률을 보인다. 흑인과 소수민족은 만성질환과 정신질환 등의 불건강을 더 많이 경험하고, 아프리카 카리브인에서 정신분열증이 많이 진단되며, 자살, 천식과 류머티즘 등의 만성질환들이 더 많이 발생한다.

Bhopal(2007)에 의한 인종의 건강 불평등에 영향을 미치는 요인을 요약하면 다음과 같다.

① 문화

② 사회적 교육과 경제상태

③ 이민 전후의 환경

④ 생활양식

⑤ 건강관리를 위한 조언 따르기, 건강과 사회 서비스를 얻기 위해서 기꺼이 행하기, 관리 혹은 치료의 보완/대체적 방법 이용

⑥ 유전적 생물학적 요인 등

아직까지도 소수민족의 건강에 관한 정보는 알려진 바가 많지 않다. 또한 불건강이 저소득, 열악한 근무조건, 실업 그리고 낮은 사회계급에 속한 사람들에게 제공된 열악한 주거와 관련이 있는지, 아니면 그 외의 의료나 다른 서비스에 존재하는 제도화된 차별과 민족주의의 결과인지를 확인해야 할 것이다.

(7) 주거장소와 건강

사망률의 지리학적 차이는 사회계급 구분에 있다. 사망률이 높은 지역은 낮은 사회 경제 계층 사람들의 비율이 높은 지역이다. 장소가 건강에 대해 미치는 영향력은 특정 장소에 집중되는 개인들의 사회 경제적 특성뿐만 아니라 지역의 물질, 사회적 환경과 규범과 전통 등의 복합적인 작용에 의한 것이다.

2) 건강 불평등

건강 불평등에 대해서는 끊임없는 논쟁이 있었고 그 해답도 간단하지 않다. 이에 대한 설명은 다음 같은 범주로 요약될 수 있다.

(1) 인위적인 결과로서의 건강 불평등

사회계급 간 사망률의 격차는 실제 현상이 아니라 계급과 건강의 측정방법에 따라 인위적으로 산출된 결과라는 주장이다. 직업 분류와 사회계급 구조는 변화하는 것으로 시간을 초월한 비교는 불가능하다. 그러나 많은 연구가 이러한 관련성이 인위적인 결과가 아니라 실제 현상이라는 견해를 뒷받침하고 있다. 주거, 차량 이용에의 접근, 교육, 가구의 소득 등 다른 지표를 보더라도 모두에서 사회계급의 최상층과 최하층 사이의 건강 불평등은 유사한 형태를 보이고 있다.

(2) 선택 과정에 따른 건강 불평등

사회적 선택 이론에 의하면 계급과 건강 사이에는 인과관계가 있어 건강이 사회계급을 결정 한다. 건강한 경험은 사회의 이동을 증가시키며, 사망률은 상층계급의 경우 낮게 유지된다. 질병이환 정도가 높은 사람은 사회적 척도가 하강하여 사회계급 IV와 V의 사망률과 이환율을 가지게 된다. 만성질환 또한 사회계급의 하강을 설명할 수 있다. 건강을 잃은 사람은 질병 때문에 새로운 직장을 찾는 데 어려움을 겪기 쉽다.

(3) 생활양식의 결과로서의 건강 불평등

이 견해는 불건강의 사회 분포가 위험한 건강행태의 차이와 연관되어 있다고 주장한다. 흡연, 과도한 알코올 섭취, 운동 부족, 고지방 및 당분 섭취와 같은 행태는 사회계급이 낮은 경우에서 흔하게 나타난다. Wilkinson(1986)에 따르면, 담배와 정제음식(refined foods)의 소비가 사회적으로 낮은 계층에서 많아짐으로써 관상동맥질환, 뇌졸중, 폐암 등의 소위 '부자병'이라 불리는 질병들이 이런 낮은 사회계층에서 더 많이 발생하고 있다.

(4) 건강 불평등과 문화적 설명

일부 학자는 사회집단 간에 건강유지에 대한 태도에 있어서의 문화적 차이가 존재한다고 주장한다. 그래서 금연은 자신의 삶을 결정할 수 있다고 믿는 사람들, 즉 통제위(locus of control)가 높은 중산층에서 더 설득력이 있다. 삶이 고달픈 노동자계급은 대체로 건강에 대한 숙명적인 견해를 가지며 그것은 대대로 전수된다. 이를 '빈곤의 문화'나 '결핍의 순환'이라 말한다. 이러한 관점에서 볼 때 불건강은 가난한 사람들 자신의 특성, 그들의 역량 부족 및 무능력으로도 설명할 수 있다.

(5) 물질적 결핍의 결과로서 건강 불평등

건강과 불건강의 분포는 사회 내의 자원이 불평등하게 배분되어 있음을 반영하는 것이라고 한다. 불건강을 겪는 사람은 사회계급이 낮은 쪽에 해당하는 자로서, 제대로 교육받지 못하고 재산을 거의 가지고 있지 않다. 이로 인해 사회적 지지망을 형성할 기회를 갖지 못한 채 열악한 주거생활을 하게 되므로 그런 상태가 불건강을 유발한다. 경제적 결핍은 가정으로 하여금 건강을 위한 선택임을 알면서도 그 실천을 힘들게 할 수 있다.

(6) 의료 서비스에의 접근

국가보건 서비스의 추진 목적은 모두가 자유로이 이용할 수 있는 보편적인 서비스를 제공하여 건강 불평등을 감소시키려는 데 있으나 그 접근과 질의 차이가 여전히 존재하고 있다.

(7) 건강 불평등에 대한 도전

건강 불평등에 대한 논의가 계속 이어져 왔다. 전 세계적으로 비치명적 질병 및 특히 정신질환에 대한 상당한 부담이 있다. 정부의 전략은 대중매체에 의한 캠페인과 건강검진을 통해 개인의 생활양식을 변화시키는 데 주안점을 두어 왔다. 오타와 헌장(WHO, 1986)은 핵심활동 영역에 근거를 둔 정책발의를 제안했다.

① 개인의 역량 강화: 사람들에게 정보와 기술을 제공하여 올바른 선택을 하도록 독려해 주는 것이다(양육 프로그램, 문제 음주자를 위한 자신감을 불어넣는 기술 등).

② 지역사회의 역량 강화: 주민들이 그들의 건강에 영향을 미치는 보건문제에 대하여 결정을 내리도록 지원하는 것을 의미한다(교육훈련 프로그램, 이웃 간의 관계 개선).

③ 시설 및 서비스에의 접근 향상: 주민들과 서비스 제공자 사이에서 서로의 요구를 충족시켜 줄 수 있도록 조정해 주는 것을 말한다(시설/서비스에 접근하기 힘든 집단을 대신하여 이들이 시설/서비스에 접근 가능하도록 연계).

④ 건강한 공공정책의 강화: 사회, 경제학적 변화가 빈곤을 줄일 수 있고, 건강에 기여하는 환경 및 생활조건(누진과제, 생계보조 등)을 확고히 할 수 있다.

결론적으로 건강증진은 전적으로 기술적인 활동만은 아니다. 이미 살펴보았듯이 불건강의 원인을 밝힘으로써 정책적 판단이 함께 이루어지도록 유도되어야 한다.

Critical Thinking

1. 학습자들은 개인, 가족, 지역사회에 초점을 둔 건강의 정의를 건강증진 교육, 실무, 연구에서 활용하고자 할 때 유용한 점과 한계점을 제시하세요.
2. 학습자들은 학습한 내용을 통합하여 각자의 관점에서 개인, 가족, 지역사회 수준의 건강에 대한 정의를 내리고, 그룹토의를 통해 그룹 전체의 관점에서 개인, 가족, 지역사회 수준의 건강에 대한 정의를 내리세요.

II. 건강증진 이론

학습목표

1. 건강 신념 모델을 개인 수준의 건강증진을 위한 실무 현장에 적용할 수 있다.
2. 합리적 행동 이론과 계획된 행동 이론을 개인 수준의 건강증진을 위한 실무 현장에 적용할 수 있다.
3. 범이론 모델을 개인 수준의 건강증진을 위한 실무 현장에 적용할 수 있다.
4. 사회인지 모델을 개인 간 수준의 건강증진을 위한 실무 현장에 적용할 수 있다.
5. PRECEDE-PROCEED 모델을 지역사회 수준의 건강증진을 위한 실무 현장에 적용할 수 있다.

1. 건강증진 정의

1920년 Winslow가 공중보건학의 정의에서 건강증진을 언급하였으나 현대적 개념의 건강증진은 1976년 캐나다 정부가 발표한 Lalonde 보고서에서 시작되었다. 이 보고서에서는 건강, 질병, 사망을 결정하는 요인을 유전, 물리적 환경, 생활양식, 의료 서비스 등 4가지로 분류하였고 이 중 생활양식이 전체의 60% 이상을 차지한다고 함으로써 건강 결정요인으로서 생활양식의 중요성을 강조하였다. 이후 건강증진에 대해 여러 학자들이 정의를 하였다.

Green과 Kreuter(1999)는 건강증진을 “건강에 유익한 여건이나 행동을 유도하기 위한 교육적, 생태학적 지지의 조합"으로 정의하였다. '생태학적'이란 "인간의 행동에 영향을 미치는 사회적, 정치적, 경제적, 조직적, 정책적, 규제적 그리고 환경적 상황"을 의미한다(McKenzie et al., 2005).

The Joint Committee on Terminology(2001)는 건강증진이란 "개인, 집단, 지역사회의 건강을 유도하는 행동이나 생활여건을 위한 교육적, 정치적, 환경적, 규제적 그리고 조직적 기전들의 계획적인 조합"이라 정의하였다(McKenzie et al., 2005).

Pender(1982)는 건강증진이란 "안녕 수준을 증진하고 개인, 가족, 지역사회의 잠재력을 실현하기 위한 방향으로 지시된 활동"이라고 정의하였다.

건강증진은 단순히 질병의 치료나 예방에 그치는 것이 아니라 건강행위의 실천을 통하여 개인의 건강 잠재력을 충분히 발휘할 수 있도록 하며, 건강 평가를 통해 건강 위험요인을 조기에 발견·관리함으로써 건강을 유지 향상시키기 위한 보건 교육적, 예방의학적, 사회제도적 환경보호수단을 강구하는 것으로 정의할 수 있다.

보건 교육과 건강증진의 용어는 종종 혼용되는데, 건강증진은 보건 교육을 포괄하는 용어로서 보건 교육보다 훨씬 더 광범위한 개념이다. 건강증진이 보건 교육과 구별되는 중요한 특징은 생태학적 지지, 즉 사회적, 정치적, 경제적, 조직적, 정책적, 규제적 그리고 환경적 조치의 포함 여부이다. 보건 교육은 확실하게 자율과 자발에 의해 구별된다. 보건 교육의 근간을 이루는 원칙은 자존감 증진과 강압이 없는 것이다.

2. 건강증진 이론

1) 개인의 건강행태 이론

(1) 건강 신념 모델

건강 신념 모델(Health Belief Model, HBM)은 지난 50년 동안 건강행동과 관련해서 가장 많이 사용된 개념적 틀 가운데 하나였다. HBM은 건강행동의 변화와 유지를 설명하기 위해서 사용되었으며, 건강행동에 대한 중재전략으로서도 사용되었다.

HBM의 핵심적인 구성요소, HBM 구성요소들 간의 관계 그리고 건강증진을 위해 건강행동을 이해하고 변화시키기 위해 HBM을 어떻게 사용할 수 있는지를 살펴보고자 한다.

① 건강 신념 모델의 기원

건강 신념 모델은 1950년대에 미국 공중보건 서비스에 소속된 사회심리학자들이 질병예방 또는 질병 조기발견 프로그램에 사람들이 왜 참여하지 않는지를 설명하기 위해서 개발했다. 이후 건강 신념 모델은 증상에 대한 사람들의 반응, 진단받은 질환에 대한 사람들의 반응적 행동, 특히 의학적 처치에 대한 이행행동 등으로 확대되었다.

1950년대 초반 사회심리학은 자극-반응 이론(Stimulus Response〈S-R〉 Theory)과 인식 이론(Cognitive Theory)에서 비롯된 학습 이론을 통해 인간의 행동을 이해하기 위한 접근법을 개발하였다. 자극-반응 이론가들은 행동을 활성화하는 심리적 충동을 감소시키는 사건(강화)으로부터 학습이 시작된다고 생각하였다. 스키너(1983)는 행동의 빈도는 행동의 결과(또는 강화)에 의해서 결정된다는 널리 받아들여지고 있는 가설을 만들어 냈다. 스키너는 행동과 행동 이후의 즉각적인 보상 간의 일시적인 관련성이 특정 행동을 반복할 확률을 높인다고 생각하였다. 이러한 관점에서 추론이나 사고와 같은 개념은 인간 행동을 설명하는 데 필요하지 않다.

이와 달리 인지 이론가들은 행동의 주체가 가지고 있는 주관적인 가설과 기대감의 역할을 강조한다. 이러한 관점에서 행동이란 결과에 대한 주관적 가치와 특정 행동이 그러한 결과를 초래할 것이라는 주관적 확률 또는 기대의 함수로 이해된다. 이를 일반적으로 가치-기대(value-expectancy) 이론이라고 한다. 사고, 추론, 가정, 기대와 같은 정신적 과정들은 모든 인식 이론의 중요한 구성요소들이다. HBM은 가치-기대 이론이다. 가치-기대 개념이 건강행동이라는 맥락에서 다음과 같이 해석된다. 첫째, 질환을 피하려는 욕망(가치) 또는 나으려는 욕망(가치), 둘째, 개인이 취할 수 있는 특정 건강행동이 질환을 예방하거나 낫게 한다는 신념(기대), 질환에 대한 개인의 취약성(susceptibility), 질환의 심각성(perceived severity) 그리고 개인의 위협(threat)을 감소시킬 수 있다는 개인의 기대(expectancy)가 행동을 이끈다고 본다.

② 건강 신념 모델의 구성 개념

이에 대한 많은 연구들이 진행되어 기대-가치 모델을 검사행동뿐만 아니라 예방행동, 질환행동, 환자 역할행동 등으로까지 확대 발전시켰다. 이제까지 알려진 바에 따르면 일반적으로 사람들은 자신이 어떤 조건에 대해서 취약하다고 생각하거나 그러한 조건이 심각한 결과를 초래할 수 있는 가능성이 있다고 생각할 때, 자신이 취할 수 있는 일련의 행동이 그러한 조건에 대한 자신의 취약성 또는 조건의 심각성을 줄이는 데 도움이 된다고 생각할 때, 필요한 행동을 취하는 데 있어서 예상되는 어려움(혹은 비용)보다 그러한 행동이 가져다 줄 이익이 더 크다고 생각할 때, 건강에 좋지 않은 조건들을 예방하고, 검사하고 통제하기 위한 행동을 취한다. 〈표 1-1〉에는 핵심 변수들에 대한 보다 자세한 정의와 해설이 제시되어 있다.

〈표 1-1〉 건강 신념 모델의 구성 개념과 정의

개념	정의	적용
취약성 인식	특정 조건을 갖게 될 가능성에 대한 신념	위험 집단 및 위험 수준을 정의한다. 개인의 특성이나 행동에 기초한 위험을 개인에 대해서 구체화한다. 인식된 취약성을 개인의 실제 위험과 더 부합하게 만든다.
심각성 인식	특정 조건과 그것의 결과가 얼마나 심각한지에 관한 신념	위험과 조건이 초래할 결과를 상술한다.
이익성 인식	제안된 행동이 갖는 위험 및 위험 결과의 심각성 감소효과에 관한 신념	취해야 할 행동을 규정한다: 어떻게, 어디서, 언제; 예상되는 긍정적인 효과를 명시한다.
장애 인식	제안된 행동과 관련된 가시적 및 심리적 비용에 관한 신념	재확인, 잘못된 정보 수정, 유인가치, 지원을 통해 인식된 장애를 확인하고 줄인다.
행동의 계기	행동을 취할 '준비'를 실천으로 옮기기 위한 전략	방법에 관한 정보를 제공하고 인식을 증진시키고 상기 시스템을 이용한다.
자기효능감	행동을 취할 수 있는 능력에 대한 확신	행동을 취하는 데 필요한 훈련 및 지원을 제공한다. 목표를 점진적으로 설정한다.

출처: 유태균과 유혜라(2009)

▸ 취약성 인식(perceived susceptibility)

질병에 걸릴 수 있는 가능성에 대한 개인의 주관적 인식을 말한다.

▸ 심각성 인식(perceived severity)

질병에 걸리거나 치료하지 않고 방치하여 나타나는 심각성에 대한 우려감은 의학적, 임상적 결과(예: 사망, 장애, 고통)에 대한 개인의 평가와 예상되는 사회적 결과(직장 환경, 가족생활, 사회관계의 평가와 같은)에 대한 개인의 평가가 모두 포함된다. 취약성과 심각성을 함께 가리켜 위협인식(perceived threat)이라고 한다.

▶ 이익성 인식(perceived benefits)

심각하다고 생각되는 건강상태에 대한 개인의 취약성을 인식하는 것이 행동을 이끌어 내는 원동력인 반면, 개인이 취할 수 있는 일련의 행동은 질병의 위협을 줄이기 위한 여러 가지 가능한 행동의 효과에 대한 신념, 즉 건강행동을 취하는 것에서 오는 인식된 이익성(perceived benefit)에 따라 좌우된다. 그 밖의 요인에는 비건강 관련 이익성(예: 금전적 절약을 위한 금연, 가족구성원들을 기쁘게 하기 위해서 유방 엑스선 검사를 받는 것)이 있다. 어떤 행동을 취함으로써 이익성이 인식되지 않는다면 어떤 건강행동도 받아들이지 않을 것이다.

▶ 장애 인식(perceived barriers)

특정 건강행동이 가질 수 있는 부정적인 측면, 즉 인식된 장애(barriers)는 사람들이 적절한 건강행동을 취하는 것을 어렵게 만든다. 사람들은 어떤 행동으로부터 기대되는 긍정적인 효과와 그러한 행동에 따르는 비용, 위험(부작용, 의원병), 불쾌함(고통, 어려움, 기분 나쁨), 불편, 시간낭비 등을 비교하는 비용-편익 분석을 무의식적으로 한다. 취약성과 심각성에 대한 인식 수준은 행동을 위한 에너지 또는 힘을 제공하고, 이익성에 대한(장애요인이 적다는) 인식은 올바른 방향성을 가진 행동을 제공한다.

▶ 행동의 계기(cues to action)

HBM의 초기 형성 과정에서 행동을 유발하는 계기라는 개념이 논의되었다. 예를 들자면 Hochbaum(1958)은 행동을 취할 준비는 다른 요인들, 특히 신체적 사건이나 대중매체 등의 환경적 사건과 같은, 행동을 촉발하는 계기를 통해서만 실천으로 옮겨진다고 주장하였다. 그러나 Hochbaum의 주장처럼 행동의 계기가 중요하다는 것은 궁극적으로는 분명하지만 체계적으로 연구된 적은 없었다. 촉발기제로서의 계기의 개념은 매우 흥미롭지만 이 개념을 연구한다는 것은 매우 어려운 일이다. 행동의 계기는 마치 너무도 빨리 지나가버리는 재채기나 거의 의식적으로 인식하지 않는 포스터와 같다고 할 수 있다.

▶ 자기효능감

자기효능감은 "결과를 이끌어 내기 위해 필요한 행동을 성공적으로 이행할 수 있다"는 확신이라고 정의된다. Bandura(1997)는 자기효능기대와 결과기대를 구별하면서 결과기대는 어떤 행동이 특정 결과를 가져올 것인가 하는 개인의 판단이라고 정의하였다. 결과기대는 HBM의 '이익성 인식' 개념과 비슷하지만 두 개념 간에는 차이점이 존재한다. 1988년 Rosenstock, Strecher와 Becker는 자기효능감을 HBM의 원래 개념인 취약성, 심각성, 이익,

장애와 구별되는 새로운 개념구성체로 HBM에 추가할 것을 제안하였다.

건강 신념 모델의 구성요소는 [그림 1-6]에 요약되어 있다.

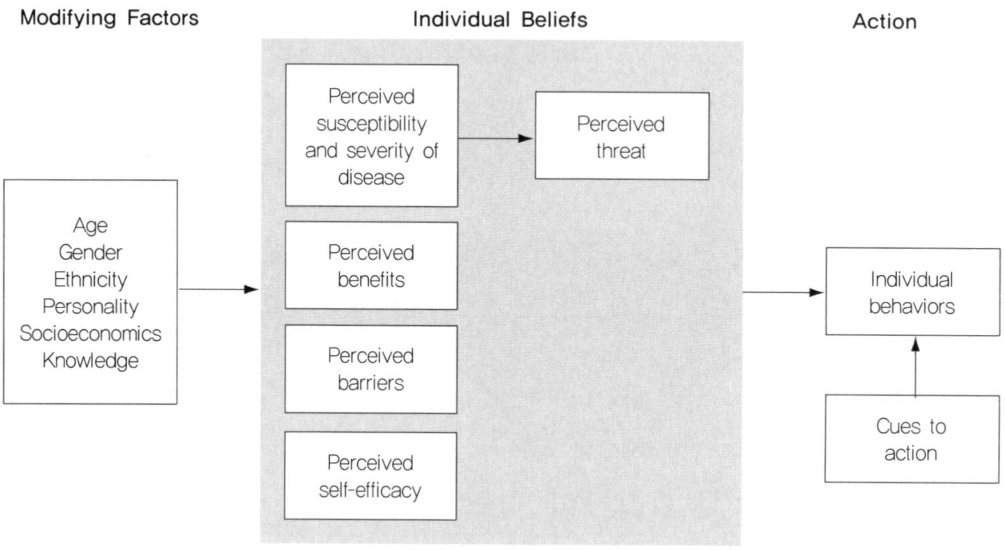

[그림 1-6] 건강 신념 모델의 구성요소와 결합방식
출처: Glanz, Rimer & Viswanath(2009)

(2) 합리적 행동 이론과 계획된 행동 이론

합리적 행동 이론(Theory of Reasoned Action, TRA)과 계획된 행동 이론(Theory of Planned Behavior, TPB)은 Fishbein과 Ajzen(1967)이 사회심리학적인 이론에 기초하여 개발한 행동 이론이다. 이 두 이론은 특정 행동을 유발하는 결정요인으로 개인의 동기부여요인(individual motivational factor), 그 행동에 대한 의지가 중요한 역할을 한다고 하였다. 합리적 행동 이론은 행동에 대한 의지는 태도와 주관적 준거/규범에 의해 결정된다고 하였다. 계획된 행동 이론은 하나의 독립된 이론이라기보다는 합리적 행동 이론이 확장된 것으로, 행동에 대한 의지에 영향을 주는 결정요인으로 인지된 행동통제(행동통제 인식) 개념을 추가한 것이다.

행동을 하기 위해서는 그 행동에 대한 의지가 중요한 역할을 한다. 그리고 행동에 대한 태도, 주관적 규범/준거, 인지된 행동통제(행동통제 인식)가 함께 작용하여 행동할 의지를 결정한다. 특정 행동을 하면 좋은 결과가 있을 것이라는 신념과 기대감이 있을 때, 그 행동을 하도록 하는 사회적인 압력이 있다고 인식할 때, 그 행동실행이 쉽게 이루어질 수 있다고 인식할 때 개인은 특정 행동을 하게 된다.

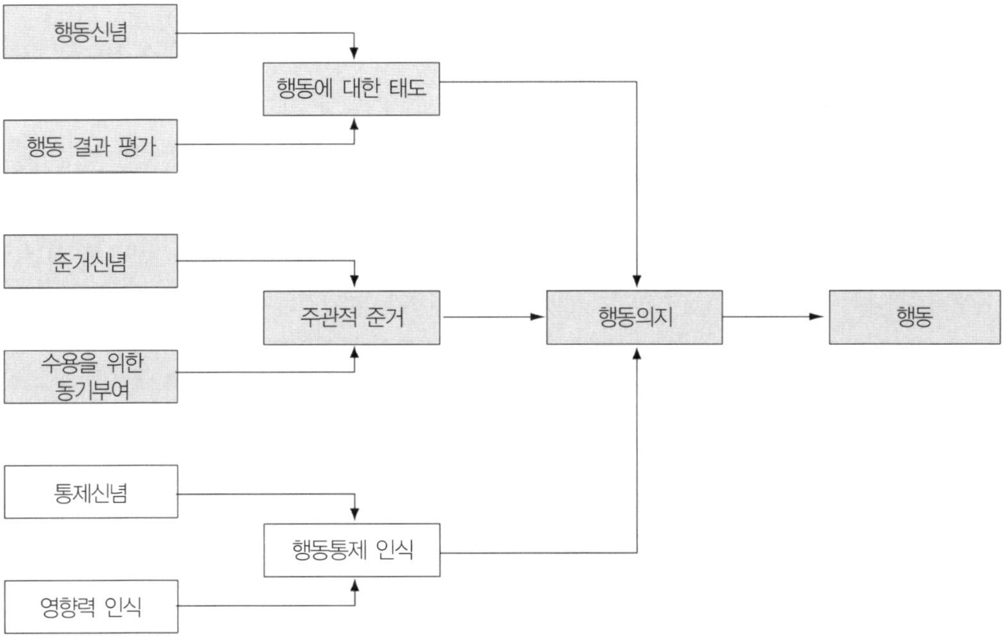

주: 그림에서 음영부분은 합리적 행동 이론을 나타내고 전체 그림은 계획된 행동 이론을 나타낸다.

[그림 1-7] 합리적 행동 이론과 계획된 행동 이론

출처: 유태균과 유혜라(2009)

① 계획된 행동 이론의 구성 개념

TRA와 TPB의 구성 개념과 그 정의는 〈표 1-2〉와 같다.

▸ 행동에 대한 의지

특정 행동에 대한 동기유발(motivation)이나 준비(readiness)를 의미한다. 인간의 행동은 그 행동을 하고자 하는 개인의 의지(intention)에 의해 결정되기 때문에, 행동하고자 하는 의지(behavioral intention)는 행동에 대한 가장 직접적인 결정요인이 된다는 것이다. 어떤 행동을 할 의향이 있을 때 행동을 하게 되고, 행동을 할 의향이 없을 때 행동을 하지 않는다고 설명하고 있다.

행동 자체보다는 행동을 하려는 의지에 비중을 더 두어 내적인 동기유발과 외적 환경영향을 구분했다. 이러한 행동에 대한 의지는 그 행동에 대한 개인의 태도(attitude)와 주관적인 규범(subjective norm)에 의해 결정된다.

▸ 행동에 대한 태도

행동에 대한 태도(attitude toward the behavior)는 행동 결과에 대한 태도를 의미한다. 행동의 결과로 초래될 수 있는 감정에 대한 기대감으로 형성된다. 예를 들면 청소년이 담배를 피우면 어른이 된 것 같은 느낌을 갖게 될 것이라는 기대를 하거나, 멋있어 보일 것이라는 기대를 하는 경우 흡연의 가능성은 높아진다. 즉, 행동에 대한 태도는 행동이 특정 결과를 가져올 것이라는 개인의 믿음과 이러한 결과들에 대한 개인의 평가로 결정된다.

동기유발이나 행동실천에 대한 태도의 중요성은 오래전부터 인식되어 왔지만, 본 이론에서는 그 사람이 그 행동을 어떻게 보느냐(바람직하게 또는 바람직하지 않게)는 행동신념뿐 아니라 그 행동수행의 결과가 얼마나 좋을 것인가에 대한 그 사람의 인지된 기대감(행동 결과 평가)도 강조하고 있다.

▸ 주관적 규범/준거

주관적 규범(subjective norm)은 의미 있는 타인들(significant others)이 무엇을 옳다고 여기는지 개인이 인식하는 것을 지칭한다. 의미 있는 타인이란 개인의 행동과 사고에 직접적인 영향을 미치는 사람을 말한다. 개인은 이런 의미 있는 타인, 이를테면 부모, 선생님, 친구 등이 특정 행동에 대해 어떤 태도를 가지고 있다고 인식을 하는데, 그 인식이 개인의 행동결정에 중요한 역할을 한다. 개인은 의미 있는 타인들이 그 개인에게 무엇을 해야 한다(또는 하지 말아야 한다)고 기대할 때 그 바람에 부응하려는 개인의 동기에 의해 행동을 결정한다.

주관적 규범을 모형에 포함시켜 개인의 행동결정 과정에 타인의 영향력이 행사한다는 것을 이론적으로 정립했다는 점에서 본 이론은 의의가 있다. 그러나 타인의 영향력이란 직접적인 것이 아니라 개인의 주관적인 평가에 의한 것(인식)이기 때문에 현실과 다른 잘못된 것일 수도 있다.

▸ 인지된 행동통제/행동통제 인식

인지된 행동통제(perceived behavioral control)의 개념이 포함되면서 합리적 행동론은 계획된 행동론으로 변화되었다. 인지된 행동통제란 어떻게 하면 행동실천을 용이하게 할 수 있는지에 대해 개인이 인식하는 것을 의미한다. 개인은 주어진 행동을 성공적으로 수행하는 데 필요한 자원이나 기회가 주어질 것으로 믿고 그 믿음에 따라 행동을 하게 된다고 설명하고 있다.

동기유발은 행동수행능력에 대한 개인의 인식에 의해 영향을 받아, 개인의 자신감에 의해 증대되고 개인의 자신감 결여로 감소된다. 기술을 향상시키거나 성공적으로 행동할 기회를 가져야 능력에 대한 인식이 고취되며, 특정 행동을 수행하려는 동기가 강화된다.

〈표 1-2〉 TRA와 TPB 구성 개념 및 정의

개념구성체	정의	측정
행동의지	행동 이행 가능성 인식	~일 것 같다/~일 것 같지 않다의 양극 척도
태도		
직접 측정	행동에 대한 전반적인 평가	어의차이(sementic difference) 척도 예: 좋다/나쁘다
간접 측정		
행동신념	행동 이행이 특정 속성 및 결과와 관련 있다는 신념	있다/없다의 양극 척도: -3~+3의 값을 가짐
평가	행동 결과 또는 속성을 나타내는 값	좋다/나쁘다의 양극 척도: -3~+3의 값을 가짐
주관적 준거		
직접 측정	대부분의 사람들이 그 행동에 찬성할 것인가, 반대할 것인가에 관한 신념	동의 안 한다/동의한다의 양극 척도
간접 측정		
준거신념	각각의 지시 대상자가 그 행동에 찬성할 것인가, 안 할 것인가에 관한 신념	동의 안 한다/동의한다의 양극 척도: -3~+3의 값을 가짐
기대부응 동기부여	각 준거자의 기대에 부응하려는 동기부여	~일 것 같다/일 것 같지 않다의 양극 척도: 1~7의 값을 가짐
행동통제 인식		
직접 측정	행동통제 인식에 대한 전반적인 측정	어의차이 척도 예: 내게 달려 있다/내게 달려 있지 않다
간접 측정		
통제신념	각각의 촉진 환경이나 방해 환경의 발생 가능성에 대한 인식	~할 것 같다/~할 것 같지 않다의 양극 척도: -3~+3 또는 1~7의 값을 가짐
영향력 인식	행동 이행을 쉽거나 어렵게 만드는 조건 각각의 효과에 대한 인식	쉽다/어렵다의 양극 척도: -3~+3의 값을 가짐

출처: 유태균과 유혜라(2009)

② 계획된 행동 이론의 적용

합리적/계획된 행동론은 행동을 위한 의사결정을 설명하는 일반적인 이론으로 흡연의 시작, 콘돔 사용, 경구 피임약 사용, 운동 프로그램 참여 등의 건강 관련 행동을 예측하는 데 널리 사용되어 왔다. 이 중 콘돔 사용 행동을 예측하기 위한 연구에서 계획된 행동론의 각 구성요소들이 어떻게 조작화되어 측정될 수 있는지 살펴보면 다음의 〈표 1-3〉과 같다.

구체적 질문항목에 대해 평정척도(rating scale)를 이용하여 측정을 하면, 콘돔 사용에 대한 계획된 행동론의 각 구성요소들이 콘돔 사용 행동을 예측하는 데 효과적인지 판단할 수 있다. 이렇듯 성 행동과 관계된 의사결정요인에 대한 이해는 성병 발생을 예방하는 보건교육 프로그램을 개발하는 데 중요한 근거를 제시한다.

〈표 1-3〉 계획된 행동론을 적용한 콘돔 사용 행동

구성요소	측정문항
행동에 대한 의향	· 나는 성병감염을 예방하기 위해 성관계 시 콘돔을 사용할 것이다. · 나는 성병감염을 예방하기 위해 성관계 시 파트너에게 콘돔 사용을 요구할 것이다.
태도	· 성병을 예방하기 위해 콘돔을 사용하는 것은 (또는 콘돔 사용을 요구하는 것은) 현명한 일이다.
행동의 결과에 대한 믿음	· 콘돔 사용은 성병의 감염과 전파를 예방하는 효과적인 방법이다. · 콘돔은 가끔 벗겨지거나 찢어질 수도 있다. 콘돔을 사용한 성관계는 쾌감을 주지 않는다.
행동의 결과에 대한 평가	· 콘돔 사용으로 성병을 예방한 것은 내게 유익한 결과가 된다.
주관적 규범	· 내게 중요한 대부분의 사람들은 내가 성관계를 가질 때 성병을 예방하기 위해 콘돔을 사용해야 한다고 생각한다.
의미 있는 타인의 생각에 대한 믿음	· 의사는 내가 성병을 예방하기 위해 콘돔을 반드시 사용해야 한다고 생각한다. 나의 파트너는 우리가 성병예방을 위해 콘돔을 반드시 사용해야 한다고 생각한다.
의미 있는 타인의 생각에 따르려는 동기	· 일반적으로 나는 의사나 내 파트너가 원하는 행동을 할 것이다.
인지된 행동통제	· 성병을 예방하기 위해 콘돔을 사용하는 것은 (또는 콘돔 사용을 요구하는 것은) 쉽게 실천할 수 있는 일이다.

출처: 전국대학보건관리학 교육협의회(2009)

(3) 범이론 모델

범이론 모델(Transtheoretical Model, TTM)은 개인이 어떻게 건강행동을 시작하고 이를 유지하는가에 대한 행동 변화의 원칙과 과정을 통합적으로 설명한 모델이다([그림 1-8]). 범이론 모델은 건강과 관련된 행동의 변화를 "성공과 실패의 이분된 범주로 볼 것이 아니라 점차적으로 일어나는 역동적인 과정"으로 이해해야 한다고 제시한다. 즉, 개인은 좋지 못한 행동(예를 들면 비활동적인 생활)에서 바람직한 행동(규칙적인 운동)으로 곧바로 이행하는 것이 아니라 일련의 단계를 거치게 된다는 것이다(Prochaska & DiClemente, 1983). 그러므로 범이론 모델은 과거 특정 보건 교육 프로그램을 수행할 때 이들이 항상 효과적일 수 없었던 이유와 때로 발생했던 대상자들의 프로그램에 대한 거부감을 이해하는 데 도움을 준다 (Ashworth, 1997).

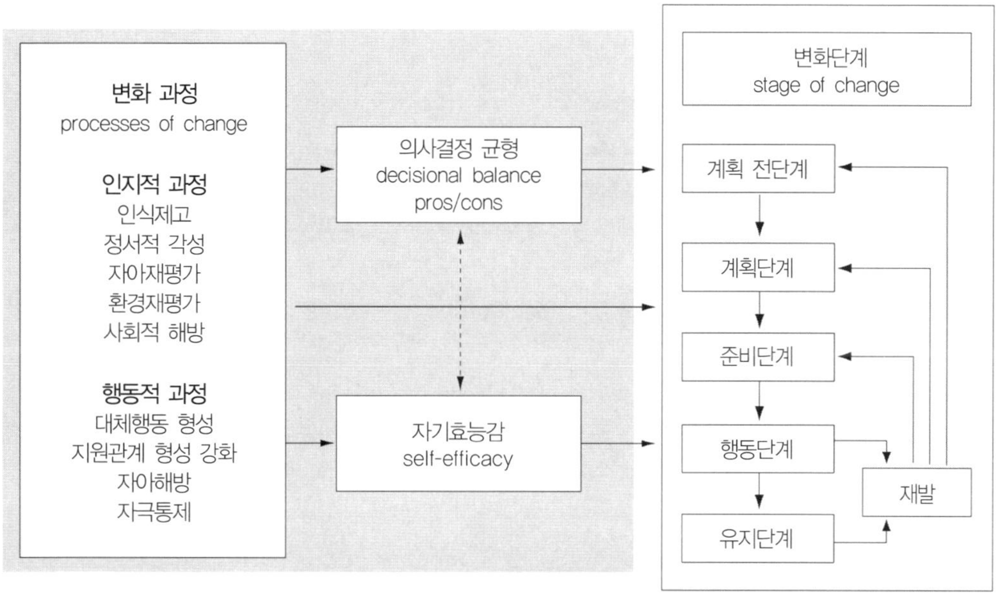

[그림 1-8] 범이론 모델

출처: 전국대학보건관리학 교육협의회(2009)

① 범이론 모델의 구성 개념

범이론 모델은 변화단계, 변화 과정, 의사결정 균형, 자기효능감 이렇게 4가지 중요한 구성 개념들로 이루어져 있다. 이 중 핵심적인 구성 개념은 변화단계(stages of change)이다. 변화단계는 문제행동을 변화시키기 위한 행동과 행동 변화에 대한 의도를 나타내는 6단계로 구성되어 있다. 즉, 행동의 변화에 대한 의도가 없는 계획 전단계, 변화를 심각하게 고려하는 계획단계, 곧 있을 변화를 위해 준비하는 준비단계, 행동 변화를 시도하는 행동단계 그리고 성공적으로 행동 변화를 유지하는 유지단계, 사람들이 더 이상 유혹에 빠지지 않고 완전한 자기효능감을 갖게 된 종료단계로 구성된다.

개인은 현재 자신이 위치한 단계에서 앞 단계로 진행해 나가면서 건강상 바람직한 생활양식을 갖게 되는데, 변화단계의 진행은 변화 과정(process of change), 의사결정 균형 그리고 자기효능감(self-efficacy)의 영향을 받게 된다.

▸ 변화단계

변화단계(stages of change)라는 개념은 행동 변화가 전개되는 시간적 차원을 설명해 주기 때문에 건강행동 변화를 설명하는 데 중요한 의미를 갖는다. 즉, 행동 변화란 시간적 경과와 함께 일련의 6단계를 거쳐서 발생하는 현상이다. 개인의 행동은 변화의 6단계들 사이에서 전진과 퇴행을 반복하는 순환적인 특성을 갖는다([그림 1-9]).

유지단계 maintenance stage	규칙적 운동을 실천한 지 6개월 이상 되었다.
행동단계 action stage	규칙적 운동을 실천한 지 아직 6개월이 되지 않았다.
준비단계 preparation stage	곧(1개월 이내) 규칙적 운동을 실천할 예정이다.
계획단계 contemplation stage	규칙적 운동에 대해 심각하게 고려하고 있다.
계획 전단계 precontemplation stage	현재 규칙적 운동을 하고 있지 않으며, 앞으로도 할 의도가 없다.

[그림 1-9] 규칙적 운동 실천 행동 변화단계
출처: 전국대학보건관리학 교육협의회(2009)

· 계획 전단계

계획 전단계(precontemplation stage)는 사람들이 예측할 수 있는 가까운 미래(일반적으로 향후 6개월로 측정되는)에 어떤 행동을 취하지 않을 단계이다. 변화계획이 없는 단계로 자신의 현 행동문제에 대한 인식이 부족한 상태이다. 자신의 문제점 인식은 궁극적인 행동의 변화를 달성하기 위한 중요한 초기단계라 할 수 있다. 그러나 이 단계에 있는 사람은 현 행동의 결과에 대해서 알지 못하거나 이미 여러 번 변화하고자 시도했으나 성공하지 못해 자신이 없어 이 단계에 머무를 수도 있다. 다른 이론들에서는 이들을 저항하는 사람, 동기부여가 되지 않은 사람 또는 치료나 건강증진 프로그램을 받을 준비가 되지 않은 사람들이라고 표현하며, 종종 이들을 다가가기 어려운 사람들이라고 부른다.

· 계획단계

계획단계(contemplation stage)는 문제를 인식하고 언젠가는 행동 변화를 하겠다는 생각을 하는 단계이다. 대체로 다음 6개월 이내에 행동 변화를 하고자 하는 사람이 머무는 단계라 할 수 있다. 이 단계에 있는 사람은 행동 변화로 인한 유익한 점과 장애요인을 모두 잘 파악하고 있어 행동 변화에 대한 손실과 이득이 같다고 인식하는 단계이다. 변화의 이득과 손실(비용) 간의 균형 사이에서 사람들을 상당히 망설이게 만들며, 그 결과 사람들을 오랫동안 이 단계에 머물게 만든다. 이 단계에서 주위로부터 자극이나 동기부여를 받지 못한다면 이 단계에 머무르며 올바르지 못한 행동이 계속될 수 있다.

· 준비단계

준비단계(preparation stage)는 구체적인 행동 변화계획이 잡혀져 있는 단계이며 보통 한 달 이내에 행동 변화를 하겠다고 생각하는 단계이다. 이 시기에 있는 대부분의 사람들은 이미 변화를 위해 심리적인 준비가 되어 있다. 지난해 동안 이미 행동 변화를 시도한 사람들일 경우가 많으며, 보건 교육 프로그램에 참여하거나, 전문가와 상담하거나, 또는 스스로 정보를 얻어 자기 나름의 변화를 시도하려는 계획을 한다. 이 단계에 있는 사람들이 금연이나 비만 클리닉 같은 건강행동 프로그램에서 모집 대상이 된다.

· 행동단계

행동단계(action stage)는 건강한 생활습관을 갖기 위해 노력하는 단계로 개인적인 시간과 노력을 상당히 투자해야 하는 기간이다. 이 단계는 사람에 따라 1일~6개월 정도 지속되며, 이 기간 중에는 건강행동이 일정하게 지속되지는 않는다. 이 시기의 활동은 행동 변화가 완성된 상태와 동등하게 보이는 경우가 종종 있다. 그러나 변화단계 이론에서는 행동 변화가 완성되기 위한 하나의 과정에 불과하다. 행동 변화는 전문가가 질병의 위험을 줄일 수 있다고 판단되는, 예를 들면 흡연자가 자기 변화 프로그램에 참여한 후 금연하게 되는 것과 같은, 전문가가 인정하는 어떠한 기준에 충분히 도달된 경우에 달성된다.

· 유지단계

유지단계(maintenance stage)는 중독성 또는 습관성이든 불건전한 행동이 없어진 단계로, 새로운 생활습관이 6개월 이상 지속된 경우이다. 예전의 행동으로 돌아가지 않기 위해 계속 노력하는 단계이나 예전의 습관으로 돌아갈 확률은 행동단계에 있는 사람들보다 적다. 왜냐하면 이 단계에 있는 사람들은 예전의 습관으로 돌아가고 싶은 유혹에 덜 빠지며 변화된 행동을 계속 유지할 수 있다는 자신감을 갖게 되기 때문이다. 유지단계는 6개월에서 약 5년까지 지속될 수 있다. 다소 비관적으로 보일지도 모르지만 1990년에 발표된 보건부장관 보고서(U.S. Department of Health & Human Service, 1990)에 따르면 12개월 동안 금연상태를 유지했던 사람들 가운데 43%가 다시 흡연자로 돌아갔다. 다시 흡연자가 될 위험이 7%로 떨어지기까지는 5년 동안 지속적으로 금연상태를 유지해야 했다.

· 종료단계

종료단계(termination)는 사람들이 더 이상 유혹에 빠지지 않고 완전한 자기효능감을 갖게 된 단계이다. 이 단계에서 사람들은 우울하거나 불안하거나 지루하거나 외롭거나 화가 나거나 스트레스를 받더라도 그러한 상황에 대처방법을 가지고 있으며 자신들의 과거에 가졌던 건강하지 못한 습관으로 되돌아가지 않을 것이라는 확신을 갖는다. 이는 마치 그러한 습관이 처음부터 아예 존재하지 않았던 것 같은 상태를 말한다.

과거 흡연했던 사람과 알코올중독자였던 사람들에 대한 한 연구에 따르면, 각 집단의 20% 미만이 유혹을 전혀 느끼지 않는 완전한 자기효능감을 갖는 단계에 도달했다(Snow, Prochaska, & Rossi, 1992). 이 기준은 너무 엄격하다고 생각되거나, 대부분의 사람들에게는 이상에 불과한 기준이라고 생각될지도 모른다. 그러나 운동, 지속적인 콘돔 사용, 체중조절과 같은 분야에서는 어느 누구도 완벽할 수는 없다는 인식과 함께 평생 동안의 유지가 현실적인 목표가 될 수도 있다. 대부분의 사람들에게는 종료가 실현 가능한 현실이 아닐 수도 있기 때문에 TTM 연구에서는 종료단계가 그다지 중요하게 강조되지는 않아 왔다.

▸ 결정 균형

의사결정 균형(decisional balance)이란 개인이 어떤 행동을 변화시킬 때 자신에게 생기는 긍정적인 측면(pros)과 부정적인 측면(cons)을 비교하고 평가하는 것을 의미한다. 의사결정 균형은 의사결정에 관한 갈등 모형에 근거하고 있다(Janis & Mann, 1977). 의사결정의 2가지 요소, 즉 긍정적인 측면(pros)과 부정적인 측면(cons)이 범이론 모델에 구성되어 있다. 긍정적인 측면(pros)이란 행동 변화의 긍정적인 측면에 대한 인식을 나타내며, 행동 변화에 대한 촉진제를 의미한다. 반면에 부정적인 측면(cons)이란 행동 변화의 부정적인 측면에 대한 인식 또는 변화에 대한 장애요인을 의미한다.

의사결정 균형은 개인이 긍정적인 측면(pros)과 부정적인 측면(cons)에 부여하는 상대적인 중요성의 정도에 따라 결정된다. 따라서 규칙적 운동 실천행동과 관련하여 보면 규칙적 운동 실천이 주는 긍정적인 측면에 대한 인식 수준(pros)이 부정적인 측면에 대한 인식 수준(cons)을 초과하기 전까지는 규칙적인 운동을 시도하거나 지속하지 않을 것이라고 가정하게 된다.

▶ 자기효능감

자기효능감(self-efficacy)은 Bandura(1977)의 자기효능감 이론으로부터 도입된 개념으로, 직면한 상황에서 필요한 행동을 성공적으로 수행할 수 있다는 개인의 신념을 의미한다. 즉 자기효능감은 자신이 건강하지 않거나 위험성이 높은 행위로 다시 돌아가지 않으면서 위험상황에 대처할 수 있다는, 구체적인 상황에 관한 확신이다.

Bandura(1997)는 특정 행동에 대한 수행은 그 행동을 수행할 수 있다는 개인의 확신 정도에 의해 영향을 받는다고 설명했다. 규칙적 운동 실천에 대한 자아효능감은 여러 가지 상황(예를 들어 날씨가 나쁘거나 몸이 매우 피곤할 경우)에서도 운동을 할 수 있다는 확신의 정도를 의미한다. 자기효능감은 변화의 단계가 증가할수록 증가하는 것으로 추정된다.

▶ 변화의 과정

Prochaska와 DiClemente(1983)는 행동 변화의 단계를 진행하는 데 사용되는 10가지 기본적인 과정이 있다고 설명하고 있다. 이를 변화 과정(processes of change)이라 하는데, 변화과정은 10가지 경험 혹은 활동으로 구성되며, 2가지 구성 개념을 중심으로 조직되어 있다. 2가지 구성 개념은 인지적 과정(cognitive process)과 행동적 과정(behavioral stage)이다.

인지적 과정은 개인이 행동을 변화시킬 때 사용하는 5가지 인지 관련 기술을 말하는데, 인식제고(consciousness raising), 정서적 각성(emotional arousal), 환경재평가(environmental reevaluation), 자아재평가(self-reevaluation), 사회적 해방(social liberation)이 포함된다. 행동적 과정은 5가지 행동 관련 기술을 포함하는데, 대체행동 형성(counterconditioning), 지원관계 형성(helping relationship), 강화관리(reinforcement management), 자아해방(self-liberation) 그리고 자극조절(stimulus control)이 해당된다.

Prochaska와 Diclemente(1983)는 변화단계 중 계획 전단계, 계획단계, 준비단계에 있을수록 인지적 과정을 더 많이 사용하며, 행동적 과정은 준비단계부터 유지단계까지의 이행을 설명하고 예측하는 데 매우 중요하다고 제시했다.

변화의 과정은 개입 프로그램을 위한 중요한 지침을 제공한다. 다음의 10가지 인지적, 행동적 과정이 경험적으로 가장 많이 뒷받침되는 과정들이다.

・인지적 과정

- 의식제고(consciousness raising)는 특정 문제행동의 원인, 결과, 치료에 관한 의식 증가를 말한다. 의식을 증가시킬 수 있는 개입에는 피드백, 대면, 해석, 독서요법, 미디어 캠페인 등이 있다.

-극적인 해소(dramatic relief)/정서적 각성(emotional arousal)은 불건강한 위험행위로 인한 부정적인 감정(불안, 걱정)을 경험하게 하고 표출하도록 함으로써 변화에 대한 양가감정을 해소시킴으로써 행동 변화를 이끌어 낸다. 심리극, 역할극, 애도, 개인적 고백, 미디어 캠페인 등이 사람들의 감정을 움직이게 하는 대표적인 기법들이다.

-환경재평가(environmental reevaluation)는 개인적 습관의 존재나 부재가 그 사람의 사회환경에 어떻게 영향을 주는가(예: 흡연이 다른 사람들에 대해서 미치는 영향)에 대한 감정적 사정과 인지적 사정을 의미한다. 한 사람이 다른 사람들에게 긍정적 혹은 부정적인 역할 모델이 될 수 있다는 인식을 하도록 한다. 감정이입훈련, 다큐멘터리, 가족개입이 환경재평가를 이끌어 낼 수 있다.

-자아재평가(self-reevaluation)는 건강하지 못한 어떤 습관을 가진 자신과 그렇지 않은 자신의 이미지(예: 소파에 파묻혀 TV만 보는 사람으로서의 이미지와 활동적인 사람으로서의 이미지)에 대한 인지적 사정과 감정적 사정을 한다. 가치명료화, 건강한 역할 모델, 이미지 등이 평가하도록 하여 움직이게 할 수 있는 기법이다.

-사회적 해방(social liberation)은 특히 박탈되거나 억압된 사람들을 위한 사회적 기회를 확충시키는 것이다. 옹호, 역량강화 또는 권한부여 과정, 적절한 정책 등은 소수인종, 동성애자, 빈곤층의 건강증진 기회를 증가시킬 수 있다. 학교 급식에 샐러드 바 포함하기, 콘돔 등 피임기구를 손쉽게 구하기 등이 있다.

• 행동적 과정

-자아해방(self-liberation)은 자신이 변화할 수 있다는 신념과 그러한 신념을 행동으로 옮긴다는 약속, 재약속을 의미한다. 새해 결심, 여러 사람에게 자기 계획 말하기 등이 의지를 증강시킬 수 있다.

-지원관계 형성(helping relationship)은 건강한 행위 변화에 대한 지지와 관심, 신뢰, 개방됨 및 수용을 포함한다. 라포 형성, 치료적 협력, 상담가와의 전화 등이 사회적 지지의 원천이 될 수 있다.

-대체행동 형성(counterconditioning)은 문제행위를 대체할 수 있는 더 건강한 행위를 학습하는 것을 의미한다. 예를 들면 긴장완화, 주장, 니코틴 대체물, 긍정적 자기진술 등이 있다.

-강화 관리(reinforcement management)는 특정 방향으로 나아가는 것에 대한 결과를 제공한다. 조건부 강화관리에는 처벌이 포함될 수 있는데, 자기 변화자(self-changer)들은 처벌보다 포상에 훨씬 더 많이 의존한다. TTM은 사람들이 자연스럽게 변화하는 것과

조화를 이루는 것을 목표로 하며, 따라서 강화가 강조된다. 조건부 계약, 집단의 인정 등이 강화를 증가시키고 건강한 반응이 반복될 확률을 높인다.

-자극 조절(stimulus control)은 건강하지 않은 습관을 유발하는 원인은 제거하고 보다 건강한 대안을 택할 수 있는 계기를 제공하는 것이다. 회피, 환경 재조정, 자조집단이 변화를 지지하고 회귀 위험을 줄일 수 있는 자극을 제공할 수 있다.

〈표 1-4〉 운동 실천행동 관련 변화 과정의 정의

변화 과정	정의
인지적 과정(cognitive processes)	
인식제고 (consciousness raising)	운동에 대한 새로운 정보와 이해력을 얻기 위한 노력
정서적 각성 (emotional arousal)	변화에 대한 정서적 측면. 즉 운동과 관련된 정서적 경험
환경재평가 (environmental reevaluation)	규칙적 운동 실천을 하지 않는 행동이 물리적, 사회적 환경에 미치는 영향에 대한 고려
자아재평가 (self-reevaluation)	규칙적 운동 실천을 하지 않는 행동이 자신에게 미치는 영향에 대한 정서적, 인지적 재평가
사회적 해방 (social liberation)	사회 자체가 규칙적 운동 실천행동을 촉진시키는 방향으로 변하고 있다는 것에 대한 개인의 인식
행동적 과정(behavioral processes)	
대체행동 형성 (counterconditioning)	운동하지 않는 행동을 대안적 행동으로 대치
지원관계 형성 (helping relationship)	규칙적 운동 실천을 위해 노력하는 과정에서 타인으로부터 받은 신뢰와 지원
강화관리 (reinforcement management)	규칙적 운동 실천으로 얻는 보상
자아해방 (self-liberation)	규칙적 운동을 실천하고자 하는 자신의 선택과 노력
자극조절 (stimulus control)	규칙적 운동 실천을 촉진시키는 상황을 만들거나 이를 방해하는 상황이나 원인에 대한 통제

출처: 전국대학보건관리학 교육협의회(2009)

② 범이론 모델 적용

새로운 행동을 습득하려는 보건 교육 대상자들은 각기 다른 변화단계에 있을 수 있다. 따라서 대상 집단의 모든 개인을 변화하려는 동기 수준이 같은 동질집단으로 간주하고 이들에게 같은 형태의 보건 교육이 효과적일 것이라고 예상하는 것은 적절하지 않다. 변화 과정에 있는 사람들은 행동 변화 과정 중 자신의 위치에서 시작하는 중재를 받아야 한다. 그러므로 변화단계 이론은 행동 변화를 위해 상이한 변화단계에 차별화된 보건 교육 프로그램의 필요성을 강조한 이론이라 할 수 있다.

보건 교육의 전 대상자들의 변화단계를 측정하고 대상 집단을 범주화하여, 변화의 가능성이 높은 집단을 미리 파악하거나 각 변화단계에 적절한 프로그램 요소를 제공하기 위해서는 범이론 모델을 적용하는 것이 적절하다. 이러한 노력으로 보건 교육의 효과가 증대되며 동시에 프로그램을 수행하는 데 시간을 좀 더 효율적으로 사용할 수 있게 된다.

Prochaska와 Velicer(1997)는 보건 교육 전문가들이 대상 집단의 요구에 부흥하기 위해서는 특정 문제행동에 대한 변화단계별 분포를 파악할 필요가 있다고 했다. 이들은 금연에 대한 4가지 연구를 예로 들면서, 대부분의 연구결과에서 20% 미만의 흡연자들이 준비단계에 있으며, 각각 40%의 흡연자가 계획단계와 계획 전단계에 있다고 했다. 또한 20,000명의 Health Management Organization 회원들을 대상으로 한 15가지 건강행동의 변화단계 분포에 대한 측정에서도 각 행동에 따라 다소 차이는 있지만 일반적으로 계획 전단계에 40%, 계획단계에 40% 그리고 준비단계에 약 20%의 대상자들이 분포되어 있음을 알 수 있었다. 따라서 행동 실천방법에 중점을 두는(action-oriented) 기존의 대다수 보건 교육은 대부분의 불건강행동을 하는 사람들의 요구에 맞지 않는다고 설명하고 있다. 변화할 준비가 되어 있지 않은 계획 전단계 또는 계획단계에 있는 사람들에게도 중재할 수 있도록 하는 것이 건강증진에 대한 영향력을 향상시키는 것이다.

이와 같은 연구결과들은 변화의 단계를 진행하는 원칙들을 제안해 주므로 보건 교육의 구체적 전략수립에 유용한 정보를 제공해 준다. 따라서 범이론 모델을 적용한 연구들은 보건 교육 대상자의 모집, 유지(retention), 변화의 진보에 유용한 결과를 가져오는 것으로 제시되고 있다. 특히 만성적 건강문제를 가지고 있는 사람들의 경우 범이론 모델을 적용하는 것이 효과적이라는 선행 연구결과도 있다(Boyle at al., 1998; Prochaska at al., 1997).

초기의 범이론 모델은 주로 흡연을 대상으로 한 연구에 적용되었으나, 현재는 알코올 및 약물남용, 식습관, 운동, 유방암 검진, 처방순응행동, 피임, AIDS 예방 등 다양한 영역의 행동 변화에 대한 연구와 프로그램에 적용되고 있다.

<표 1-5> 변화단계별 강조되어야 하는 변화 과정의 요소 및 중재전략

변화단계	중재목표	중재변수	중재전략
계획 전단계	행동 변화에 대한 동기유발	· 인식제고 · 정서적 각성 · 환경재평가	· 현 생활습관의 건강영향자료를 제시하고 자신의 상황을 돌아보는 계기 마련 · 과거 행동 변화 시도에 대한 검토 · 현 생활습관의 위험과 변화가 주는 개인적 혜택에 대한 정보제공
계획단계	행동 변화에 대한 의사결정	· 인식제고 · 정서적 각성 · 환경재평가 · 자아재평가 · 의사결정 균형 · 자기효능감	· 행동 변화가 주는 혜택에 대한 강화(자신과 환경에 대한 재평가) · 행동 변화에 수반되는 단점에 대응할 수 있는 효과적인 방안 파악 · 행동 변화 실천 장해요인 극복을 위한 전략 제시 · 긍정적인 역할 모델을 제시함으로써 행동의 계기 마련
준비단계	행동 변화를 위한 구체적 계획 설정	· 자아해방 · 의사결정 균형 · 자기효능감	· 행동 변화 실천 시작일 설정 · 과거 변화시도와 관련된 문제점 검토 및 문제해결을 위한 전략 파악 · 구체적인 자원과 지원 파악 · 목적 설정 · 어떻게 하는가에 대한 정보와 기술개발 · 행동계약 · 위험 상황에 대한 예측과 대처 방안에 대한 구체적 전략 제시 · 참여를 위한 기회 제공
행동단계	변화된 행동지속 (재발방지)	· 대체행동 형성 · 지원관계 형성강화 · 자극통제 · 자기효능감	· 자기감시 · 고위험 상황 시 대처방안 · 행동 변화 긍정적 결과 경험 강조 · 일시적 실수 경험에 대한 부적절한 귀인 교정 · 장기적 계획 설정
유지단계	변화된 행동지속 (재발방지)	· 대체행동 형성 · 지원관계 형성강화 · 자극통제 · 자기효능감	· 자기감시 · 고위험 상황 시 대처방안 · 행동 변화 긍정적 결과 경험 강조 · 일시적 실수 경험에 대한 부적절한 귀인 교정 · 장기적 계획 설정 · 다른 사람의 역할 모델 되기 · 목적의 검토와 수정 · 정기적인 건강검진계획 수립

출처: 전국대학보건관리학 교육협의회(2009)

2) 개인 간 건강행태 이론

(1) 사회인지 이론

사회인지 이론(Social Cognitive Theory)은 인간에게 건강과 관련된 행동을 하게 하는 저변의 사회심리적 요소들의 역동적 관계와 행동 변화를 촉진하는 방법을 설명하는 이론이다. Bandura(1977)가 발달시킨 이 이론은 여러 가지 이론들을 선택적으로 채택하여 사람들이 특정 행동을 습득하고 유지하는 방법을 설명하는 학습이론이다. 이 이론은 보건 교육 프로그램을 개발하는 데 유용하게 사용되고 있다.

사회학습이론은 개인(person), 행동(behavior) 그리고 그 행동이 수행되는 환경(environment)이 끊임없는 동적인 상호 작용을 한다는 상호 결정론(reciprocal determinism)에 근거한 이론이다. 행동은 단순히 환경 영향의 결과나 개인적 요인의 결과가 아니며, 환경은 개인적 요인이나 행동의 결과가 아니다. 오히려 이 3가지 요소는 계속적인 상호 작용의 과정에 있다는 것이다. 환경은 개인이 특정 기능을 수행해야 하는 사회적, 물리적 상황을 제시하며 또한 행동을 장려하거나 억제하게 하는 것들을 제공한다. 개인은 행동할 수 있는 능력과 자신의 행동을 통제할 수 있는 잠재력을 가지고 있다. 또한 특정 행동으로 인한 결과를 예측하고 이에 대응할 수 있다. 행동이란 개인의 현 상태나 환경을 반영한 것으로 개인과 환경에 영향을 줄 수 있다.

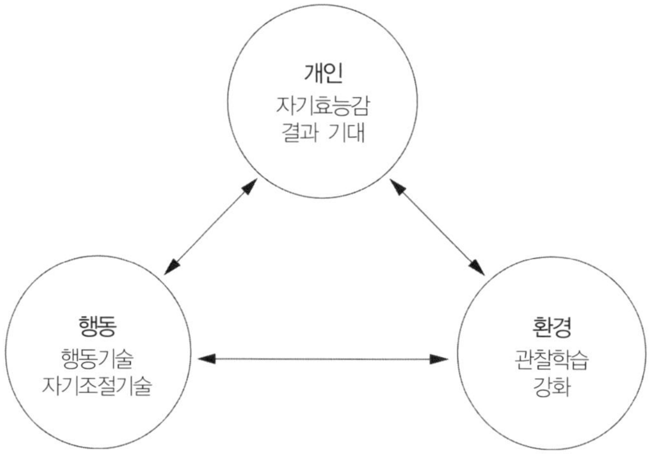

[그림 1-10] 상호 결정론
출처: 전국대학보건관리학 교육협의회(2009)

① 사회인지 이론의 구성 개념

▶ 개인: 자기효능감과 결과 기대

자기효능 이론에 의하면 행동에 영향을 미치는 가장 중요한 개인의 인지활동은 자기효능감(self-efficacy)과 결과에 대한 기대(outcome expectation)이다. 특정 행동에 대한 자기효능감이 높고 그 행동을 행했을 경우 그 결과에 대한 기대가 긍정적일수록 특정 행동을 수행할 가능성이 높아진다.

자기효능감은 가장 핵심적인 자기효능 이론의 요소이다. 자기효능감이란 특정한 상황에서 특정한 행동을 얼마나 잘 조직하고 수행할 수 있는가에 대한 주관적인 판단을 의미한다. 따라서 효능기대는 결과를 얻는 데 필요한 행동을 성공적으로 수행할 수 있느냐에 대한 신념을 뜻하는 것으로, 행동의 정확한 예측요인으로서의 역할을 한다. 자기효능감은 불리한 상황에서도 새로운 행동을 시작할 수 있고, 고위험 상황에서도 목표행동을 지속적으로 실천할 수 있으며, 스트레스 상황에서도 복잡한 행동을 실천할 수 있는지 여부를 예측한다.

자기효능감은 다양한 방법을 통해 강화될 수 있다. 가장 강력한 방법은 수행을 통한 성취 경험을 하도록 하는 것이다. 교육 프로그램을 통해 교육 대상자에게 구조화된 경험을 하도록 하는 것이 필요한데, 구조화된 경험 속에서 자신의 목표행동을 스스로 모니터링하고 주요한 타인으로부터 긍정적인 피드백을 받으면, 목표행동 수행에 대한 자신의 효능성을 확신할 수 있는 기회가 된다. 적절한 목표 설정 및 수행에 대한 피드백은 매우 중요한 요소이다.

단순히 기술 교육을 하는 것과 자기효능감을 강화시키는 것은 다르다. 자신의 행동에 대한 어떠한 형태의 자기성찰(self-reflection)과 피드백이 자기효능감을 변화시킬 수 있는지 파악하는 것도 유용하다. 또한 실제 모델 또는 상징적 모델을 어떻게 활용하는 것이 자기효능감을 강화시키는지도 중요한 연구과제가 된다. 일반적으로 자기효능감을 강화하는 요소들은 다음과 같다.

· 수행 경험: 자기효능감을 발달시키는 가장 효과적인 방법은 목표가 되는 행동을 성공적으로 수행하는 경험(performance accomplishment)을 하는 것이다. 직접수행을 통한 성공의 경험은 자기효능감을 증가시키며 반복적인 실패 경험은 자기효능감을 감소시키게 된다. 예를 들어 체중을 감소시키려는 노력을 할 때, 노력의 초기에 체중을 감소시킨 성공 경험은 자신감을 생기게 하고 지속적으로 노력을 하게 된다. 따라서 성공이 성공을 낳는 결과를 가져오므로 보건 교육 프로그램에서도 성공 경험을 제공하도록 프로그램을 구성하는 것이

매우 중요하다.

· 대리 경험: 자신이 직접 경험하지는 않았지만 자신과 비슷한 능력을 가진 타인의 목표행동 수행을 관찰함으로써 자기효능감을 발달시킬 수 있다. 이러한 대리 경험(vicarious experience)을 통해 목표행동을 위한 기술을 배울 수 있을 뿐 아니라 자신이 수행할 수 있는 능력에 대한 자신감을 갖게 된다.

· 언어적인 설득: 어떤 특정한 목표행동을 수행할 수 있는 능력에 대한 자신감은 타인(특히 그 타인이 다른 사람으로부터 존경받는 사람일 경우)으로부터 듣는 격려의 말이나 비판의 말에 의해 영향을 받는다.

· 생리적 상태: 아픔, 피로 그리고 질병 등은 과제를 수행할 수 있는 사람의 능력에 대한 자신감에 영향을 미친다. 실제적인 생리적 상태뿐 아니라 자신의 생리적 상태(physiological state)에 대한 인식도 자기효능감에 직접적인 영향을 준다. 예를 들어 노인들을 대상으로 하는 운동 프로그램을 시행하는 경우, 노인들을 신체활동에 참여시키고자 하는 노력의 성공여부는 노인들의 실제 신체 상태뿐 아니라 노인들이 자신의 일반적인 신체 능력이나 잠재력에 대해 어떻게 인식하고 있느냐에 따라서도 결정될 수 있다.

결과 기대란 특정 행동이 특정 결과를 가져올 것이라는 개인의 기대를 의미한다. 예를 들면 음주 결과에 대한 긍정적인 기대로 미성년의 음주는 범죄라고 생각하면 음주를 하지 않게 될 가능성이 높아질 것이다. 이러한 결과에 대한 기대(outcome expectation)는 비슷한 상황의 과거 경험, 타인에 대한 관찰, 관련된 프로그램에 대한 정보로부터 형성된다.

▶ 환경: 강화와 관찰 학습

사회인지 이론에서 강화는 행동을 결정하는 데 중심적인 역할을 하고 있는 것으로 제시되고 있다. 현재 행동의 결과가 이후 행동 수행의 가능성과 빈도에 영향을 미친다는 이론을 받아들이며 이 외에도 강화(reinforcement)의 3가지 측면을 강조한다. 첫째, 실제 행동의 결과보다는 행동의 결과에 대한 개인의 해석, 즉 인지된 결과가 더 중요하다. 예를 들면 두 중년어른이 운동 프로그램을 할 때 근육의 쑤심과 경직을 경험할 수도 있다. 그러나 한 명은 이 증상을 손상이나 병이라고 생각하여 그만두게 되었고 또 다른 한 명은 효과적인 운동이라는 증거라며 약간의 불편함으로 간주하여 프로그램에 좀 더 열심히 참여하게 된다는 것이다. 둘째, 대리강화의 개념을 포함한다. 개인이 직접 경험하지 않았지만 타인의 경험을 관찰한 후 강화를 받는다. 예를 들면 텔레비전 광고에서 매력적인 사람이 특정 행동을 하는 것을 관찰한 후, 같은 상황이 현실에서 일어나면 광고에서와 동일한 행동을 한다. 셋째,

자기강화, 즉 환경과는 독립적으로 개인의 통제 하에 있는 과정이다. 자기강화는 인간 성격 구조의 한 부분인 자기 규제 시스템(self-regulation system)의 중요한 부분이다.

사회학습 이론이 환경의 영향을 중요하게 여기는 이유는 강화 이외에도 환경이 행동 모델을 제시하기 때문이다. 관찰학습(observational learning)은 개인이 다른 사람의 행동을 보고 그 사람이 받은 강화(reinforcement)를 관찰할 때 발생한다. 이런 과정을 대리 보상(vicarious reward) 또는 대리 경험(vicarious experience)이라고 부른다. 예를 들어 어떠한 학생이 학교에서 다른 학생이 담배를 피우고 그에 따른 보상이나 처벌을 받는 것을 관찰했을 때, 만약 그 담배를 피운 학생이 보상을 받는다고(동료로부터 우대를 받는 것 등) 생각하면 그것을 관찰한 학생은 앞으로 담배를 피울 확률이 높아진다.

조작적 학습에서는 시행과 착오(trial and error)의 과정을 경험하면서 목표로 하는 행동에 점차적으로 가까워지는 행동을 수행하게 된다. 하등동물에 대한 실험을 해보면 동물들은 관찰학습, 모델링을 통해 배우지 않고, 특정 행동이 가능해질 때까지 시행착오를 거쳐서 배운다는 것을 알 수 있다. 그러나 인간은 본성적으로 그들의 기억을 도울 수 있는 상징(symbol)을 사용하는 능력을 가지고 있어 새롭거나 복잡한 행동을 동물보다 훨씬 효과적으로 배울 수 있다. 그 이유에 대해 Bandura는 동물은 기억 과정에서 오직 심상(imagery)에만 의존하지만, 인간은 심상과 언어적 묘사를 모두 사용하기 때문이라고 가정했다. 관찰학습의 단계는 다음과 같다.

• 주의 집중 과정: Bandura는 "사람은 모델이 되는 행동의 중요한 특성에 주의를 집중하여 정확하게 인지하지 않는 한, 관찰로 많은 것을 배울 수 없다"고 했다. 모델이 관심을 끌 만한지, 모델이 보여 주는 행동의 종류와 복잡성은 어떤지 그리고 그 행동이 관찰자에게 필요한 행동인지 등과 같은 요인들이 주의 집중의 정도에 영향을 준다.

• 기억 과정: 만약 관찰자가 특정 행동을 자신이 행해야 한다면 그 행동은 적절할 때 사용할 수 있도록 기억에 저장한다. 개인에 따라 다르지만 자극이 특출한 것이거나 말과 이미지가 관찰자와 관련 있는 것일 때, 기억을 방해하고 주의를 산만하게 하는 요인들이 거의 없을 때 그리고 기억된 정보를 회상하고 이용할 직접적 기회가 있을 때 기억에 잘 저장된다.

• 운동 재생 과정: 운동 재생 과정은 기억에 담은 관찰된 행동을 신체적 행동으로 전환시켜 따라 해보는 과정이다. 이러한 과정은 담배에 불을 붙이는 행동같이 간단한 것일 수도 있으며 심폐소생술을 시행하는 것과 같은 매우 어려운 것일 수도 있다. 후자의 경우, 행동을 따라 하기 위해 관찰자는 우선 관찰해서 행동을 어렴풋이 파악한 후 연습하거나 타인의 지도(언어와 상징 사용)를 받아 파악한 행동을 정확하게 수정해간다.

· 습득 과정: 다양한 영역의 행동은 관찰학습에 의해 이루어질 수 있다. 얼굴을 씻거나 이를 닦는 것과 같은 구체적 행동이 관찰에 의해서 습득될 수 있다. 이러한 관찰학습의 영역은 추상적 모델링(abstract modeling) 기능에 의해 확장될 수 있는데, 학습자는 관련된 학습 경험체로부터 하나의 개념을 끌어내어 구체적으로 관찰하지 않은 것에 응용하기 시작한다. 예를 들면 "많은 요소들이 외모에 영향을 미친다"는 일반화된 개념을 가진 사람들은 세수하고 이 닦는 것 외에도 구체적으로 관찰되지 않았던 피부관리, 의상 고르기와 관리 등과 같은 행동을 하기 시작한다. 습득 과정은 윤리적인 행동의 경우에서도 찾아볼 수 있는데, 타인인 부모에 대한 행동을 관찰한 아이들은 자연스럽게 비슷한 행동을 행하게 된다.

이와 밀접하게 관련된 과정으로 창조적 모델링(creative modeling)이라는 과정이 있는데, 학습자는 서로 다른 모델들의 행동을 관찰하면서 이들의 일부분들을 결합하여 새로운 형태의 행동을 만들기도 한다.

▶ 행동: 자기관찰, 자기평가와 자기반응

인간의 행동이 외부 환경에 의해 항상 변화되지 않고 일관된 경향을 보이는 것은 각 개인마다 내재된 일련의 수행 기준과 도덕률이 있기 때문이다. 자기관찰, 자기평가, 자기강화는 이렇게 인간이 일관되게 행동하는 근거기전이 된다.

· 자기관찰: 사람은 태어나면서부터 자신의 환경과 주위에서 발생하는 사건에 관심을 갖는 경향을 지닌다. 그러나 이러한 외부요인에 대한 관심은 자신의 행동을 관찰하고 평가하는 것과 같이 개인 자신의 내부로 돌려지기도 한다. 비록 모든 사람들이 자기관찰을 하지만 자기관찰의 정확성이나 객관성의 정도 그리고 강도는 개인에 따라 차이를 보인다. 자기관찰(self-observation)은 강력한 학습 경험이므로 교사나 부모 그리고 행동 변화 전문가들은 이 방법을 대상자들에게 권장하기도 한다. 사람은 공식적이거나 비공식적인 학습을 경험하고 인간 행동의 다양한 측면을 더 많이 알수록 이전에는 중요하지 않게 생각했던 자신 행동의 많은 부분에 좀 더 관심을 기울이게 된다.

사람들마다 자신의 행동을 객관적 시각으로 보는 능력도 차이가 있고 다양하다. 특히 감정은 자신의 행동을 바라보는 개인의 시각을 왜곡시킬 수 있는 한 요인이 된다.

· 자기평가: 사람들은 자신의 행동을 관찰하면서 자신의 행동이 어떠한 일을 완성하는데 효과적이었는지 그리고 윤리적, 사회적 의미로 비교적 좋은 일이었는지, 나쁜 일이었는지를 평가한다. 이러한 평가는 현 상황에서 적용 가능하고 타당하다고 개인이 생각하는 일련의 내면화된 기준을 토대로 한다. 이러한 기준은 직접적인 교육에 의해서 특정 행동에

대해 사회가 평가한 반응과 타인이 만든 자기평가(self-assessment)적 기준으로 형성된다. 직접 교육이란 아이들에게 옳고 그른 행동을 명백하게 가르치는 것 등이 포함되며, 평가적인 사회 반응이란 한 사람의 행동에 대해 사람들이 일반적으로 칭찬이나 경멸이나 무관심 등의 반응을 보이는 방법을 말한다. 타인이 만든 자기평가적 기준이란 자신이 속한 사회에서 특별히 존경하거나 동일시하는 특정한 사람의 영향을 말한다.

그러나 개인의 이러한 기준들 중에는 객관적 시각으로 볼 때 타당하거나 적절하지 않는 경우가 있다.

・자기반응: 자기반응(self-reaction)이란 특정한 일을 하는 자신을 관찰하고 판단한 후 그에 따른 보상을 주거나 처벌을 하는 과정이다. 일명 자기강화라고 한다. 보상이나 처벌은 은밀하게 내재적으로 행할 수도 있고, 외부로 직접 나타내는 행동으로 취할 수도 있다. 전자의 경우 자신에 대한 존중감을 증가시키거나 감소시키는 형식을 취하게 되며 장기적 효과를 보이는 특색이 있다. 후자의 경우 체중감량을 시도한 사람이 목표체중에 도달했을 때 새 옷을 사거나 좋은 레스토랑에서 저녁을 먹는 것 등을 예로 들 수 있다.

② 사회인지 이론의 적용

▶ 모델링

보건 교육 전문가는 역할 모델을 찾고 목표행동을 따라 하도록 하는 학습활동을 설정할 필요가 있다. 특정 집단의 목표행동을 위한 적절한 모델을 선정하는 데는 질적인 요구도 조사가 유용하기도 하지만 이야기, 사진, 비디오테이프를 통해서도 가능하다. 모델링(modeling)의 구체적 방법은 다음과 같다.

・학습자가 모델과 목표행동에 주의를 집중하는 것이 중요하다. 모델은 학습자와 연령, 성, 능력면 등에서 가장 비슷한 사람으로 선정한다. 모델의 행동은 학습자의 가치관과 심각하게 상반되지 않아야 한다. 모델링은 역할극과 같은 생생한 모델로 표현되거나 실제 상황에서 활용할 경우 더 효과적이다.

・일단 학습자가 목표행동을 긍정적으로 보게 되면 다음 단계는 이 행동을 습득하고 기억하게 하는 것이다. 모델이 시범 보인 목표행동을 설명해 주거나 시범 후에 토론을 통해 행동의 의미를 명백하게 하는 것이 기억에 도움이 된다. 만일 학습 과정에서 바람직한 행동을 실행하는 것이 불가능한 경우는 마음속으로 연습해 보는 것이 필요하다.

・모델링 후에 즉시 행동으로 연습하는 것이 매우 중요하다. 운동 재생 과정은 행동을 기

억하게 하는 부수적인 방법이다. 기술이 필요한 복잡한 행동인 유방자가검진을 수행하는 것에 대한 지도와 연습을 병행하면 그 연습한 내용이 효과적으로 활용될 가능성이 높아진다.

· 모델링을 통해 습득한 행동을 지속하기 위해서는 행동의 경과에 대해 인위적인 보상이나 긍정적인 해석을 하는 것이 좋다. 학습자가 간접적인 보상, 즉 모델이 긍정적인 보상을 받는 것을 관찰하면 노력을 유발할 수 있다. 그러나 모델이 마약과 같이 바람직하지 않는 행동을 한 결과가 너무 비극적이거나 불행할 경우, 학습자는 이를 무시하거나 아예 받아들이지 않는 경향이 있음을 주의해야 한다.

▸ 기술훈련

기술훈련(skill-training)은 목표행동을 효과적으로 수행할 수 있도록 하며 학습자가 그 행동을 시도할 가능성을 높여준다. 기술발달의 단계는 일반적으로 다음과 같다.

· 필요한 기술을 설명하고 시범을 보인다.
· 학습자가 그 기술을 다시 교사에게 시범을 보이도록 지도한다.
· 잘못된 부분을 고쳐주고 다시 반복할 것을 요구한다.

복잡한 기술은 세 부분으로 나누어 학습한다. 사회적 기술, 특히 자기주장 훈련과 같은 경우에, 학습자가 학습 상황에서 충분한 신뢰감을 형성했다면 역할극이 효과적일 수 있다. 역할극을 통해 학습자는 무엇을 해야 하는지 들은 바는 없지만 다양한 상황에 처할 때 대응하는 법을 배우게 된다. 동료의 흡연이나 음주 제안을 거절하는 능력을 향상시키기 위해서는 이러한 특수한 기술을 필요로 하는 자기주장 훈련이 필요하다. 학습자들은 처음에 모델을 통해 거절하는 것을 관찰하면서 제안을 거절하는 것을 연습한다. 그리고 마지막으로 이들의 거절 결심을 무너뜨리도록 고안된 다양한 위기 상황에 대처하여 거절하는 것을 연습할 기회를 갖는다.

▸ 자기 모니터링

자기 모니터링(self-monitoring)은 필요한 변화를 생각하고 구체적인 목적을 설정하는 방법으로 이용한다. 예를 들어 올바른 식습관을 형성하기 위한 학교 보건 교육 프로그램에서 학생들에게 자기감시를 하도록 요구하여 건강에 유익한 음식을 섭취할 때마다 이를 기록하게 한다. 기록의 빈도가 미리 설정된 기준(수)을 넘게 되면 자신의 이름을 교실 내의 포스터에 올려 전체 학급에 대한 시각적 감시 역할을 하도록 한다. 집단의 변화를 추구할 때는 개인보다는 집단 전체에 대한 감시를 실시하는 것도 효과적이다. '안전벨트 착용' 교육에서 집단 감시방법을 활용할 수 있는데, 한 회사의 직원주차장에 감시 게시판을 만들어 주차장을 이용하는 운전자의 안전벨트 착용비율을 표시하게 한다. 이 게시판에는 교육 시작 시 착용률, 현재 착용률 그리고 목표로 하는 착용률을 선명하게 표시하여 대상자들이 전체 집단의 안전벨트 착용률 현황을 파악하고 실행하도록 유도하는 것이다.

▶ 계약

계약(contracting)은 사회적인 영향을 주요한 요인에 포함시킨 매우 유용한 행동 변화기술이다. 계약에는 보상을 포함시킬 뿐만 아니라 다른 사람을 만족시키거나 좋은 인상을 주려는 시도도 함께 포함시킨다. 계약의 내용은 다음의 사항을 포함한다.

- 두 사람 이상이 계약에 동의한다.
- 수행할 구체적 행동을 명시한다.
- 성공적인 수행을 측정할 방법과 기준을 설정한다.
- 성공적인 수행을 위한 보상 내용을 명시한다.
- 서명을 한다.

계약을 실제 활용한 프로그램의 예를 간략하게 기술하면 다음과 같다. 건강한 음식 섭취를 목표로 하는 학교 보건 교육 프로그램에서 학생들에게 건강에 해로운 간식을 건강에 좋은 간식으로 대체하는 계약서를 파트너와 작성하게 한다. 계약서는 학생 당사자와 파트너가 서명하고, 건강에 좋은 간식을 식단에 포함시킨 내용이 구체적으로 기술되어 있어야 한다. 계약의 성공 여부는 학생 파트너가 판정하며, 보상으로 학교식당에서 건강에 유용한 간식을 살 수 있는 쿠폰을 준다.

3) 지역사회 건강행태 이론

(1) PRECEDE-PROCEED 모델

① PRECEDE-PROCEED 모델의 개요

PRECEDE-PROCEED 모델은 보건 교육, 건강증진 프로그램을 개발할 때 자주 활용되는 모델로서 국가적 수준의 많은 프로젝트의 기본적 모델로 사용되어 왔다. 이 모델은 프로그램 개발, 실행, 평가와 관련된 일련의 단계를 제시하는 모델로 1970년대 초에 처음 개발되었는데 초기에는 PRECEDE 단계만 있었고, PROCEED 단계는 1980년대에 개발되었다. PRECEDE는 Predisposing, Reinforcing and Enabling Constructs in Educational/Ecological Diagnosis and Evaluation(Green & Kreuter, 1999)을 의미하며, 산업장, 학교, 지역사회를 대상으로 보건 교육, 건강증진 프로그램을 기획하는 데 유용한 이론이다([그림 1-11]).

PROCEED는 Policy, Regulatory, and Organizational Constructs in Educational and Environmental Development(Green & Kreuter, 1999)를 의미하며 보건 교육, 건강증진 프로그램을 수행하여 평가하는 데 중요한 기틀을 제공해 준다.

이 이론은 대상자들에게 어떠한 프로그램을 제공하느냐(input)보다는 프로그램의 성과로 나타나는 결과(outcome)에 초점을 두며, 성취해야 하는 구체적인 단계들을 상세하게 밝히고 있다. 따라서 보건 교육, 건강증진 프로그램 기획자들은 어떻게 프로그램을 수행할 것인가보다는 프로그램을 수행하면서 얻는 바람직한 결과(건강, 삶의 질)를 고려하고, 이러한 성과들을 달성하기 위한 주요 요인들에 대한 분석을 우선적으로 시행한다.

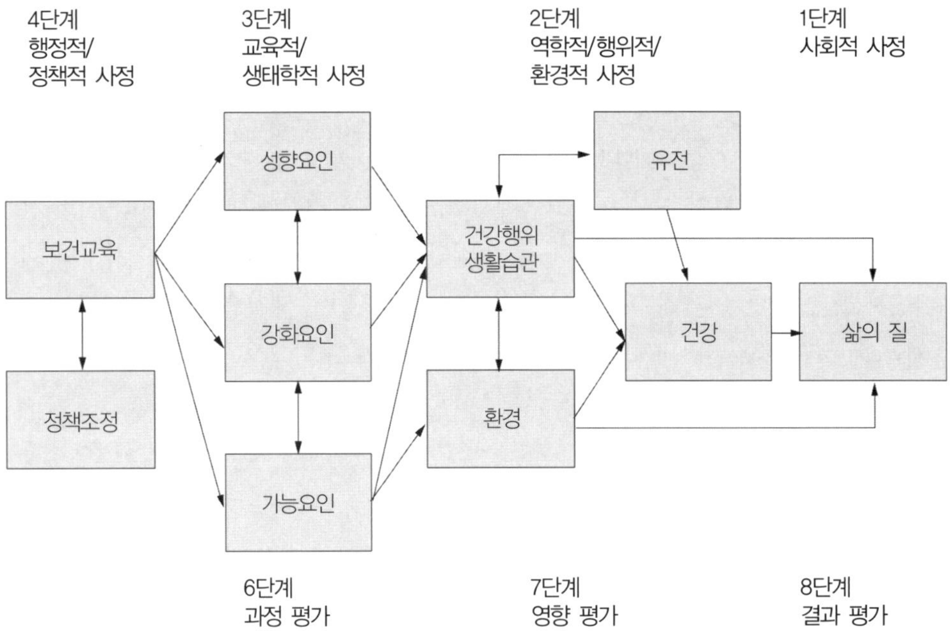

[그림 1-11] PRECEDE-PROCEED 모델
출처: Glanz, Rimer & Viswanath(2009)

② PRECEDE-PROCEED 모델의 8단계

[그림 1-11]에서 보이는 바와 같이 이 모델은 8단계로 구성되어 있으며, 이 모델의 근본이 되는 접근방법은 바람직한 결과를 파악하는 것으로 시작된다. 즉, 최종 결과로부터 시작하여 그 원인으로 향해 가는 후향적 방법을 취하며, 일단 원인이 규명되면 중재를 설계하는 것이다.

PRECEDE 모델은 보건 교육 기획자가 대상자의 건강상태를 결정하는 여러 요인들을 고려하여 보건 교육을 실행할 때 가장 중점을 두어야 하는 최우선순위의 요인들을 목표로 설정하는 데 도움을 준다.

▸ 1단계: 사회적 사정

대상인구 집단이 일반적으로 가지고 있는 바람이나 문제들을 조사하여 이들의 삶의 질을 파악한다. 대상인구가 가지고 있는 사회문제들의 종류를 파악하는 것은 이들의 삶의 질을 분석하는 비교적 실용적이고 정확한 기준이 된다.

대상 집단의 개개인들이 자신의 요구에 대해 자기연구(self-study)를 하면 가장 잘 알 수 있다. 그러나 삶의 질을 지칭하는 사회적 지표를 통해서도 알 수 있다. 예를 들어 인구 구조, 범죄율, 행복지수, 자부심, 실업률, 복지상태 등을 나타내는 지표들을 활용할 수 있다.

▸ 2단계: 역학적, 행위적, 환경적 사정

사회적 사정에서 이해한 지역사회가 추구하는 목적이나 사회문제들과 관계된 구체적인 보건목표와 보건문제들을 파악하는 단계이다. 기획자는 지역건강 조사자료, 역학 및 의학자료들을 이용하여 보건문제의 우선순위를 정한다. 어떤 계층(연령, 성별, 인종, 거주지 등)의 보건문제가 심각한지, 이들이 보건문제를 가지고 있는 양상(사망, 불구, 환경개선, 행동 변화)을 파악할 수 있는 자료들을 확인하는 것이 필요하다. 이러한 자료들이 보건문제해결 프로그램의 우선순위를 결정하는 데 도움을 준다. 프로그램의 우선순위를 설정한 후 수행할 프로그램의 목표, 즉 누가 어떠한 성과를 어느 정도, 언제까지 성취할 것인가를 명시한 것이다. 여러 문제들을 다룰 수 있는 충분한 자원을 가진 경우가 드물기 때문에 보건문제들의 우선순위를 설정하는 것이 매우 중요하다.

다음 단계에서는 보건문제와 관련이 있을 수 있는 유전요인, 구체적인 보건 관련 행동요인과 환경요인들을 파악하는 단계이다. 이들은 보건 교육에 영향을 주는 위험요인이기 때문에 구체적으로 파악되고 조심스럽게 우선순위가 정해져야 한다. 유전적 요인은 최근 추가된 요소로 유전자와 질병, 위험요인, 생리상태와의 관련성을 확대, 고려한 것이다. 행동

요인은 특정 건강문제로부터 보호하거나 발생위험을 증가시키는 개인이나 집단의 행동양식을 의미한다. 또한 환경요인은 개인 외부에 존재하며 행동, 건강 또는 삶의 질을 향상시키도록 변화시킬 수 있는 요인이다. 환경적 요인들은 개인 외적인 요인들이므로 종종 개인이 통제할 수 없는 경우가 있다. 그러나 그 개인이나 그 개인의 행동으로 영향을 받는 사람들의 보건행동과 건강상태, 삶의 질을 증진시키기 위해 수정이 가능한 경우도 있다.

따라서 기획자들이 이러한 점을 알고 있으면 개인의 행동 변화에만 초점을 맞추고 있는 보건 교육 프로그램의 한계를 극복하여 PROCEED 원리를 지역사회 및 국가적 차원에서 조직의 전략에 적용한다면 강력한 사회 환경적 요인에도 영향을 줄 수 있다.

행동적 요인은 순응(compliance), 소비형식(consumption pattern), 대처 능력(coping), 예방적인 자기관리(preventive self-care), 사용빈도, 지속 정도, 범위 등의 측면으로 기술한다. 환경요인에는 경제, 물리적 환경, 서비스, 사회적 환경, 접근 가능성, 이용 가능성, 형평성 등이 포함된다.

▶ 3단계: 교육 및 생태학적 사정

특정 보건행동에 영향을 미칠 수 있는 수많은 요인들을 3가지 범주로 분류한다. 이 범주는 행동과 환경을 변화시키는 보건 교육 프로그램에 사용될 수 있는 교육 및 조직전략들에 따라 분류한 것이다. 첫 번째 요인은 소인성 요인(predisposing factor: 개인속성 요인)으로, 변화하고자 하는 동기를 강화하거나 방해하는 개인 또는 집단의 지식, 태도, 믿음, 가치관, 인식을 말한다. 개인속성 요인은 직접적인 커뮤니케이션으로 변화시킬 수 있다. 두 번째는 가능요인(enabling factor)으로, 바람직한 행동 및 환경 변화를 촉진시키거나 저해할 수 있는 기술, 자원, 장애 등의 모든 요인들을 말한다. 행동이나 환경 변화를 가능하게 하는 요인은 보건의료기술, 자원의 이용 가능성, 법, 정책, 건강 관련 기술 등이다. 세 번째는 강화요인(reinforcing factor)으로 학습자가 그 행동을 함으로써 받게 된 보상이나 다른 사람에게서 받은 피드백을 말하며, 이 요인은 행동을 계속하거나 계속하지 않도록 하는 요인이다. 이에는 사회적 지지, 동료집단의 영향, 보건 교육사의 상담(어떤 사람이 영향력이 있는가에 따라 달라짐) 등 간접적인 커뮤니케이션 등이 포함된다. 강화요인은 사회적 혜택(인정 등), 신체적 혜택(안락감, 편리함, 불편감 해소, 고통 해소, 외모 향상), 물질적 보상 등으로 구분될 수 있다.

영향요인들을 위에 제시한 3가지 범주로 분류한 후 이들의 상대적 중요도와 이 요인들에 영향을 미치는 자원을 이용할 수 있느냐에 따라 프로그램의 우선순위를 정하게 된다. 소인성 요인들을 파악하면 학습목표를 설정할 수 있고, 강화 요인들과 가능성 요인들을 파악하면 조직 및 자원과 관련된 목표들을 개발할 수 있다.

이 단계에서 파악한 요인들이 개발될 중재 프로그램의 초점이 된다.

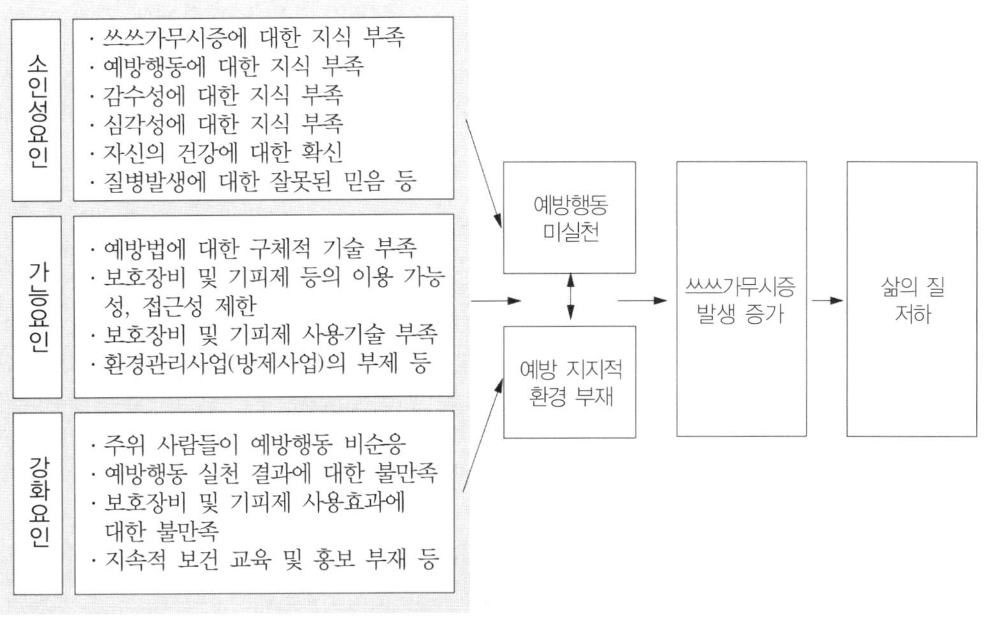

[그림 1-12] PRECEDE모델을 적용한 쓰쓰가무시증 예방행동 결정요인 분석

출처: 전국대학보건관리학 교육협의회(2009)

▸ 4단계: 행정 · 정책적 사정 및 중재구성

보건 교육 프로그램의 개발 및 실행에 필요한 조직적 및 행정적 역량과 자원을 검토하는 단계이다. 자원, 정책, 능력 및 시간적 제약들은 그 지역사회 또는 국가적 차원의 다른 기관이나 조직단체들과 협력함으로써 해결할 수 있다. 즉, 성공적인 프로그램을 수행하기 위해 변경 가능한 정책, 규칙 등을 파악하는 단계라 할 수 있다. 직장에서의 금연정책, 식당에서의 흡연구역 설정, 담배에 대한 경고 표시 의무화, 대중잡지의 광고 규제, 공공장소에서의 흡연 금지, 담배산업에 대한 정부의 지원 감소 등을 예로 들 수 있다.

행정 · 정책적 사정은 프로그램의 수행에 필요한 자원을 사정, 필요한 인력 추정, 예산 추정, 가능한 자원 파악, 사업 진행에 방해가 되는 요인(직원의 태도, 기존 정책의 목적과 일치 여부, 지역사회 장애요인에 대한 검토 등)을 파악하게 된다.

중재 구성은 프로그램을 통해 예상되는 변화와 성과에 적절한 전략과 중재요소를 조화롭게 구성하는 단계이다.

▸ 5단계: 프로그램 실행

프로그램 실행의 단계는 PROCEED가 시작되는 단계로, 구체적인 방법과 전략을 선정하여 실행하는 단계이다. 훌륭한 계획, 충분한 재정, 훌륭한 정책 및 조직단체의 지원, 프로그램을 실행하는 인력에 대한 훈련 및 감독, 계속적인 과정 평가가 프로그램의 성공적인 실행을 보장한다. 이 외에도 경험, 대상 집단의 요구에 대한 민감성, 상황 변화에 대한 융통성 등이 프로그램 성공을 보장하는 주요 요소가 된다.

▸ 6, 7, 8단계: 프로그램 평가

6단계는 과정 평가(process evaluation)로 프로그램을 통해 제공되는 모든 것(정책, 프로그램의 이론적 타당성, 프로그램 목적 및 목표의 당위성 및 구체성, 자원 할당 및 소비)과 프로그램 실행과 관련된 활동(요원들의 수행능력, 자료수집방법, 법류 및 조직단체의 활동 등) 그리고 교육 대상자의 반응들을 평가한다.

7단계는 영향 평가(impact evaluation)로 대상의 보건행동이나 이 행동의 소인성 요인, 가능요인 그리고 강화요인이나 영향력 있는 환경적 요인에 대한 프로그램의 즉각적인 효과를 평가한다. 3단계와 4단계에서 제시된 행동적, 교육적 목표들의 명확성(clarity), 구체성(specificity), 당위성(plausibility)이 프로그램 영향 평가의 기초가 된다.

8단계는 성과 평가(outcome evaluation)로 기획단계에서 설정된 건강상태나 삶의 질을 나타내는 지표들의 변화를 평가한다.

③ PRECEDE-PROCEED모델의 적용

PRECEDE-PROCEED모델이 어떻게 사용되는가를 이해하기 위하여, 사업장에서 사용된 다음 가설적 예를 살펴보자.

▸ 1단계: 사회적 사정

우선 인구집단의 삶의 질을 정의한다. 따라서 기획자들은 사업장의 요구사정 과정에 고용주와 직원 모두를 포함시킨다. 사업장 내의 다양한 집단(노동자, 경영진, 서기 등)을 대표하도록 기획위원회를 구성한다. 사업장에서는 직원들이 회사의 경제적 이윤, 직원 자신의 임금과 같은 경제적 결과뿐 아니라 근무조건에 대하여 많은 관심을 갖고 있음을 발견하게 된다. 이렇게 그들이 바라는 결과를 반영하는 사회적 지표로는 생산율, 결근율(개인적, 휴가성, 병가), 근무 환경, 직원의 사기, 질적인 여가 시간 부족과 회사의 한 구성 직원으로서 낮은 자아 가치 등을 포함한다.

▸ 2단계: 역학적, 행위적, 환경적 사정

기획자는 1단계에서 발견된 경제적 관심, 근무조건과 관련하여 건강증진의 목적과 건강문제를 규명하고 건강문제의 우선순위를 매기기 위해 자료를 사용한다. 출처에는 병가 사용에 대한 이유를 검토하고 회사의 안전 기록을 검토하는 것, 신체적 위험요인을 규명하기 위하여 모든 직원에 대한 건강 검진을 실시하는 것, 회사의 건강과 장애 관련 보험 청구 내역을 분석하는 것을 포함한다. 일단 이것이 규명되면, 기획자는 1단계에서 규명된 삶의 질과 관련된 건강문제에 대한 순위를 매길 필요가 있다. 사업장에서 발생하는 질환이나 장애로 근골격계 질환(허리 손상), 화학물질 등에 노출되어 발생하는 피부과적 문제와 독성 물질의 흡입으로 인한 폐질환 등이 확인되었다. 한 예로 허리 손상이 역학적 사정에서 가장 높은 우선순위에 놓였다고 가정해 보자. 허리 손상이 있는 직원은 생산성의 손실로 인해 회사의 경제적 결과에 영향을 주게 되며 또한 그 일을 떠나는 직원의 삶의 질에 영향을 주게 된다.

행위적, 환경적 사정에서 기획자들은 허리 손상에 영향을 주는 위험요인 또는 결정요인을 결정한다. 업무 중 무거운 물건을 들어 올리는가? 만약 그렇다면 그들은 알맞은 리프팅 기술을 사용하고 있는가? 그들은 기준보다 더 무거운 것을 들어 올리고 있는가? 근무자가 일하는 근무 환경은 어떠한가? 근무처는 인체공학적으로 올바르게 설치되어 있는가? 근무자에게 적절한 허리 지지대가 제공되었는가? 이러한 질문에 대답하는 것으로 그들이 3단계인 교육적, 생태학적 사정을 수행하는 데 필요한 정보를 기획자에게 제시해 준다.

▸ 3단계: 교육적, 생태학적 사정

i) 직원들이 리프팅에 대해 알고 있는지(근원요인)를 확인하기 위하여 조사를 실시하는 것, ii) 어떠한 훈련과 장비가 신입 직원들에게 제공되었는지를 알아내고(가능요인) 부상 없는 업무를 위하여 적절한 보상정책이 주어지고 있는지(강화요인) 확인하기 위하여 고용주에 대해 조사하는 것, iii) 직원들이 적절한 리프팅 기술을 이용하고 있는지 확인하기 위하여 직원을 관찰하는 것을 포함한다. 이러한 사정을 통해 기획자는 적절한 건강증진 중재로서 지식과 기술을 증가시키는 교육적 요소, 허리 지지대를 사용하도록 하며 허리 부상 없는 근무 건수에 대하여 경제적 보너스를 제공하는 등 새로운 정책을 중재로 포함시킨다.

▸ 4단계: 행정적, 정책적 사정

기획자는 어떠한 조직적, 행정적 지원과 자원이 건강증진 중재 시행을 위해 가능한지 결정해야 한다. 교육적 중재는 회사 시간, 직원 시간 또는 두 개를 고려한 시간에 시행될 것인가? 이 교육이 현 직원에 의해 수행될 수 있는지 아니면 컨설턴트를 고용할 것인가? 모든 직원에게 허리 지지대를 제공할 경제적 여유가 있는가? 또는 근무자들의 업무 시간대별로 돌려 쓸 것인가?

▸ 5단계: 수행

▸ 6, 7, 8단계: 평가

사정단계에서 만들어진 목표에 근거하여 평가한다. 이 목표는 글로 명시되어 있어야 하며 각 목표별로 기준을 명백히 하는 것이 중요하다. 예를 들어 6단계인 과정 평가에서 기획자는 직원에 대한 중재의 교육적 요소의 가용성을 확인할 것이며, 7단계인 영향 평가에서 기획자는 직원의 행위적 변화(예: 적절한 리프팅 기술) 및 업무 환경(예: 허리 지지대의 가용성) 변화와 같은 평가에 관심을 갖게 될 것이다. 8단계 결과 평가에서 기획자는 허리 손상의 발생률과 유병률의 감소 또는 생산성의 증가를 추구할 것이다.

Critical Thinking

1. 학습자들은 건강증진 교육, 실무, 연구에서 건강신념 모델을 적용한 국내외 연구논문을 고찰한 후 이론의 적용분야, 적용 과정 등을 평가하도록 한다.
2. 학습자들은 건강증진 교육, 실무, 연구에서 합리적 행동 이론/계획된 행동 이론을 적용한 국내외 연구논문을 고찰한 후 이론의 적용분야, 적용 과정 등을 평가하도록 한다.
3. 학습자들은 건강증진 교육, 실무, 연구에서 사회인지 이론을 적용한 국내외 연구논문을 고찰한 후 이론의 적용분야, 적용 과정 등을 평가하도록 한다.
4. 학습자들은 건강증진 교육, 실무, 연구에서 범이론 모델을 적용한 국내외 연구논문을 고찰한 후 이론의 적용분야, 적용 과정 등을 평가하도록 한다.
5. 학습자들은 건강증진 교육, 실무, 연구에서 PRECEDE-PROCEED 모델을 적용한 국내외 연구논문을 고찰한 후 이론의 적용분야, 적용 과정 등을 평가하도록 한다.

■ 참고문헌

김화중 외, 2010, 『지역사회간호학』, 수문사.

유태균 · 유혜라, 2009, 『건강행동과 건강 교육』, 군자출판사.

전국대학보건관리학 교육협의회, 2009, 『보건 교육학』, 한미의학.

지역보건연구회, 2003, 『건강증진 이론과 실제』, 계축문화사.

지역보건연구회, 2011, 『건강증진 이론과 실제』, 계축문화사.

최명애 · 이인숙, 1997, 『건강증진과 간호실무』, 현문사.

Glanz, K., B. K. Rimer, & K. Viswanath, 2009, *Health Behavior and Health Education: Theory, research, and practice*, Jossey-Bass.

McKenzie, J. F., B. L. Neiger, & J. L. Smentzer, 2005, *Planning, Implementing & Evaluating Health Promotion Programs*, Benjamin Cumming.

제2부
생애주기별 건강생활 실천

I. 아동 청소년 건강생활

1. 학령기 아동

학습목표

1. 학령기의 특성을 이해한다.
2. 학령기의 건강 요구를 이해한다.
3. 학령기의 건강생활 실천을 설명한다.

1) 학령기 아동의 건강 요구

학령기는 6세에서 12세까지를 말하며 청소년기 폭풍 이전 시기로서 고요한 시기라고 말한다. 청소년기에 들어가는 시기의 아동과 학령기를 시작하는 아동을 규모와 기술면에서 비교하면 극적인 변화가 일어난다고 할 수 있다. 학령기는 유아기나 청소년기에 비해 신장과 체중이 천천히 증가하며 일정한 속도로 성장한다. 이 시기는 새로운 운동기술이 발달하고 이는 연습을 통해서 완성된다. 정신적 능력은 읽고 쓰는 것을 배우고 수학과 다른 과목들을 이해해 감에 따라 현저하게 발달한다. 학교와 또래관계를 통해 운동과 정신적 능력들이 발달하고, 또래들과 가족 이외의 다른 사람과의 정서적인 관계를 통해 더욱 능력이 발달

된다. 생애주기 중 학령기는 가장 건강한 시기이며, 상해 혹은 감염으로부터 빠르고 완벽하게 회복되는 시기라 할 수 있다.

(1) 신체적 건강 요구

학령기 이전과 비교할 때, 학령기 아동은 다른 신체적 부위에 비해 전반적으로 가늘고 긴 다리가 특징이다. 7살부터 청소년기까지 성적인 재생산이 가능해지는 동안, 아동은 점진적으로 몸에 지방이 축적된다. 체중은 평균 3kg/년, 신장은 평균 6cm/년 씩 자란다. 그러나 대다수의 아동들이 아주 짧은 기간 동안 폭발적으로 성장한다. 이 시기에 남녀아동은 몸집이 비슷하다. 인종적 배경에 따른 성장 곡선을 기초로 비교했을 때, 흑인 학령기 아동은 다소 크고, 아시아계 아동들은 백인 아동보다 다소 작다. 아동의 성장은 유전적인 특성과 이들이 거주하는 사회 · 문화적 환경에 영향을 받는다.

이 시기에 외형적으로 긴 다리와 향상된 자세는 효과적으로 자전거를 타고 산을 오르는 등 다른 신체적 활동들을 하는 데 적합하다. 또한 이 시기의 대다수의 여아는 또래의 남아보다 키가 큰 것이 특징이다. 일반적으로 이 시기는 성장 급등이 발생하는 시기로 여아는 10세경에, 남아는 12세경에 시작되며, 개인차가 심하여 12~14세가 되어도 성장의 급등이 일어나지 않는 아동도 있다.

아동의 머리는 계속적으로 자라지만 학령기 이전보다 느린 속도로 성장한다. 머리와 뇌에 있어서 성인의 머리둘레인 약 53cm 혹은 54cm에 도달하기까지는 5살 이후부터 사춘기까지 최소한으로 성장한다. 아동의 머리카락은 진하고 피부성장은 점점 덜 예민해지며 성인의 모습과 구조에 도달한다. 이 시기는 피지와 외분비선의 땀 배출이 적다.

이 시기는 대부분의 신체체계가 성인수준에 도달한다. 위장계는 위의 용량은 증가하지만 학령 전기 아동보다 칼로리 요구량은 감소하기 때문에 간식을 덜 먹게 된다. 또한 재생산 기능을 제외하고는, 사춘기까지 모든 내분비기능이 성인기 성숙 정도와 유사하다.

호흡기계를 살펴보면 이 시기의 아동은 학령 전기보다 호흡이 느리고, 규칙적이며 깊은 호흡을 한다. 물론 아동의 몸집에 따라 폐활량에 차이가 있다.

이 시기의 순환기계는 심장의 크기가 증가하고 심박동은 분당 70회에서 100회로 평균속도가 느리다. 평균 혈압은 수축기압 96~107mmHg이고, 이완기압 57~66mmHg로 성인보다 낮다. 성인기에 장기간에 걸친 고혈압의 영향력은 잘 알려져 있다. 성인 고혈압은 아동기에 이미 시작되므로 유아기부터 혈압측정을 권하고 있다. 지난 15년 동안 잠재적인 심혈관 질환이 아동기 혈압과 밀접하게 관련되어 있는 것으로 밝혀짐에 따라 미국 소아학회(2004)와 미국심장협회(2005)는 3세부터 혈압에 큰 가치를 두고 있다. 학령기 혈압은 신장과 체중에 따라, 성별에 따라 차이를 보인다. 이 외에도 이 시기의 아동은 알레르기와 관련된 부비동 감염과 두통이 빈번하게 발생하다.

학령기는 많은 신체적 변화가 나타나는데 구강발달, 임파조직, 운동기술의 변화가 두드러진다. 이 시기 동안 치아는 6세와 13세 사이에 한 해 평균 4개의 유치가 빠지고 영구치로 교체된다. 13세에는 20개의 유치가 빠지고 28개의 영구치가 생긴다. 여아는 남아보다 영구치가 빠르게 분출한다. 학령기에 흔한 구강질환은 충치, 치주염 그리고 부정교합이다. 따라서 학령기는 정기적인 치과검진과 칫솔질 및 불소도포 등이 필요하다.

림프조직은 학령기 동안 급격하게 성장하여 사춘기 이전에 최고조에 도달하고 그 이후에 크기가 감소한다. 12살 아동의 림프 조직의 양은 종종 성인의 것을 능가하며 이는 편도선의 크기로 알 수 있다. 또한 학령기 림프조직은 학령 전기나 사춘기보다 강한 면역 반응을 보여 준다.

신경계와 골근육계의 변화로 운동 능력이 증가한다. 7~8세까지 신경계의 성숙으로 운동과업에 대해 조절과 조화를 이룬다. 발달하는 근육 구조의 경직을 피하기 위해 잘 맞는 신발, 크기가 적절한 의자와 책상, 배낭의 짐을 적절하게 고려해야 한다. 근육 양은 근육의 강도와 함께 증가한다. 학령기에는 복잡하고 정교한 운동과 총체적인 운동기능을 수행하기에 적합하지만 이러한 기술들을 완벽하게 하기 위해서는 연습이 필요하다. 아동들은 새로 발견한 기술을 선보이거나 자전거 타기, 신발 닦기, 팀 스포츠에 참여하면서 향상된 기술을 다른 사람들에게 보여 줌으로써 자존감 향상을 경험한다.

(2) 심리 · 사회적 건강 요구

학령기는 프로이드가 잠복기로 묘사한 심리 · 성적 발달기이며, 이 기간 동안 아동은 동성친구 간의 교제에 관심을 가지며, 그 후 사춘기에는 이성에 관심을 갖게 된다. 에릭슨이 제시한 사회 · 심리적 발달의 처음 세 단계를 성공적으로 성취하는 것은 건전한 성격발달을 형성하는 데 중요하다. 이 단계를 성공하게 하는 가장 중요한 요인은 가정으로서, 가정은 사회생활 및 인간관계에 잘 적응할 수 있도록 준비해 주는 역할을 해준다.

일에 대한 개인의 근본적인 성향은 학령기에 형성된다. 즉, 근면감 혹은 성취의 단계는 6세부터 청소년기 사이에 이루어진다. 학령기 아동은 기술을 익히며 사회적으로 의미 있는 일에 참여하기를 원한다. 그들은 자신의 적성을 알게 되며 체계적인 교육을 통해 사회에 기여할 다양한 기술을 발달시킨다. 학령기는 관심사가 확대되고 독립심이 길러져서 스스로 완성할 수 있는 작업활동에 참여하기를 원한다. 주위 환경을 탐색하고 조작하는 자율적인 행위와 또래와의 상호 작용을 통해 높은 만족감을 얻게 된다. 초등학교에서 물질적 보상, 부가적 특권, 표창과 같은 외적인 강화는 아동에게 격려와 자극을 주어 동기부여가 되며, 기술의 습득은 성공적 사회생활의 중요한 수단이 되기도 한다. 또한 이 시기는 성취감을 느끼는 시기로서 다른 사람과 협조하고 경쟁하는 능력, 즉 다른 사람과 효과적으로 분업함으로써 얻는 이점을 배우게 되는 시기이다. 이때 또래로부터의 인정은 성취를 위한 강력한 원동력이 된다. 이 시기의 성격발달에 있어서 위험한 요소는 열등감을 초래할 수 있는 상황이다. 만약 이전 단계가 성공적으로 이루어지지 않고 성취감과 책임감이 발달되지 않는다면 열등감이 생길 수 있다. 열등감을 느끼거나 자신을 가치 없다고 여기는 것은 아동 자신으로부터 혹은 사회적 환경으로부터 초래될 수도 있다.

아동은 모든 것을 잘할 수 없으며 시도하는 모든 기술을 익힐 수 없다. 일에 대해 긍정적인 태도와 능력을 가지고 있는 아동이라 할지라도 어느 정도 열등감을 느낄 수 있다. 아동은 실질적인 성취가 필요하고 성취하기를 원한다. 아동은 해야 할 필요가 있고 정당하게 보상을 받을 수 있는 일을 접하면 개개인의 선천적인 능력과 정서적 발달 수준이 달라도 해낼 수 있으며 이로 인한 결과로 근면감과 성취감을 획득할 수 있다.

(3) 인지적 건강 요구

학령기는 일련의 사건과 행동을 말이나 상징으로 표현하는, 즉 개념화가 가능해진다. 피아제는 7살에서 11살까지를 구체적 조작기로 일컬었다. 이 시기 동안 아동은 자기중심의 상호 작용에서 좀 더 협조적인 상호 작용과 환경적인 관계를 통해 획득한 많은 개념들을 이해한다. 아동은 점차적으로 그들의 추론을 직관에서 논리적이거나 합리적인 작용(질서에 의한 활동)으로 변화하고 연속적인 순서, 덧셈, 뺄셈 그리고 다른 기본적 수학적 기술들을 시작한다. 자기중심적인 학령 전기와 달리 학령기 아동은 다른 아동의 견해를 고려하기 시작한다. 또한 학령기 동안 물체에 대한 확장된 개념들을 이해하고 보존 개념을 확립한다.

학령기 아동은 건강의 의미와 질병을 유발하는 요소들을 이해하기는 하나 성인의 이해수준과는 차이가 있다. 대부분 학령기 아동은 증후를 감지하고, 학교나 가정에서 질병을 예방하고 건강유지를 위한 방법을 배울 경우 건강 증진 행동에 참여할 능력을 가지고 있다. 따라서 인지적, 정신적, 운동적인 능력향상을 위하여 감각을 사용하는 학습전략은 그들의 건강에 대한 책임감을 배우는 데 효과적이다.

학령기는 질병의 원인에 대해서 세균, 외부적 힘과 체벌과 연결해서 생각한다. 초기 학령기 아동은 세균이 질병을 일으키는 데 중요한 역할을 한다는 것을 알고 있으나 어떻게 작용하는지에 대해서는 제한적으로 알고 있다. 아동들은 질병을 비행 혹은 잘못된 행동에서 야기된다고도 생각하며 외부의 요소들이 질병을 일으킨다고 믿는다.

(4) 도덕적 건강 요구

아동은 매일 도덕적이고 윤리적인 문제와 관련된 결정을 한다. 예를 들어 학급친구가 질서를 어겼다고 선생님에게 말해야 하는가? 어린 동생들과 캔디를 나누어 먹어야만 하는가? 등을 고민한다. 이러한 상황 속에서 아동은 도덕발달수준을 기초로 해서 결정을 하게 된다. 도덕적 발달은 상황과 관련한 자신의 가치와 감정에 근거해서 가장 적절한 행동을 선택하는 것을 말한다. 가족교훈, 역할 모델, 아동이 믿는 사람들, 아동의 도덕적 행동은 환경적 요소와 문화가 강력하게 영향을 미친다.

콜버그의 이론(Kohlberg's Theory)에 의하면 초기 학령기는 전인습적인 수준에 있으며 자아 흥미에 유일하게 특징을 보이는 도덕발달의 단계로서 문제가 생기는 것을 피하기 위해 간단하고 많은 일들을 지속적으로 하며 규칙에 대한 이유를 이해할 뿐 아니라 자신에게 유익한 행동을 한다. 후기 학령기는 인습적인 단계로 이행하며, 이는 집단 흥미와 가치에 대한 관심으로 정의된다. 이 단계는 규칙의 정의를 위한 사회적 권위를 찾고 다른 이들의 동의를 구하기도 한다. 10세에서 12세 아동은 범죄자를 의도에 따라서 그들의 행동을 판단한다. 또한 규칙을 이해하고 가치 있는 관계를 유지한다.

학령기의 일반적인 도덕적 행동문제들은 거짓말하기, 훔치기 혹은 베끼기 등이다. 문화·종교적인 부모의 가치판단은 아동의 도덕적 발달, 옳고 그름의 개념, 도덕적 행동에 영향을 미친다. 학령 전기와 유아기는 자주 거짓말을 하는데 이는 환상이거나 과장 혹은 정확하게 이해하지 못해서이다. 아동이 성장할수록 곤란한 상황들을 막기 위해서 부정적인 방어기제를 사용한다. 거짓말은 의식적이지 않은 행동이 되어간다. 학령기 후기 아동은 종종 거짓말을 하는데 이는 벌과 조롱을 두려워하거나, 이기려고 하는 욕망과 경쟁적인 사회 혹은 또래에게 잘 보이고 싶기 때문이다. 또한 이 시기에 원하는 것을 얻을 수 있는 다른 방법이 없다고 생각하면 훔치기도 한다. 이러한 행동은 부모를 매우 화나게 하지만, 이는 일반적인 발달행동이라 할 수 있다. 부모는 아동에게 분명하게 훔치지 말고 거짓말 하지 말 것을 경고하고, 행동을 야기하는 스트레스 요인을 사회적으로 수용 가능한 방법으로 다스릴 수 있도록 하고, 사건의 이해와 일치하는 적절한 처벌을 적용해야 한다.

(5) 사회적 건강 요구

학령기는 12세까지 좀 더 독립적으로 되기 위해 다른 아동 및 성인과 상호 작용을 한다. 아동과 부모 혹은 친구와의 상호간의 문제해결은 사회적 관계를 높은 수준으로 끌어 올려 준다. 또한 아동이 사회적으로 다양한 역할을 하면서 아동에 대한 다른 이들의 기대는 사회화 과정을 강화해 주고, 이로 인해 아동은 사회적 상호 작용에 효과적으로 참여하기 위한 기술과 능력을 발달시켜 나간다. 사회적 능력은 명백한 사회적 행동과 행동의 적절함에 대한 내적 이해 둘 다를 포함한다.

이 외에도 여러 요소들이 아동의 사회적 능력 발달에 영향을 미친다. 아동의 근면성은 상호 작용, 서로의 긍정적 관계, 사회에서의 성취를 추구하게 된다. 학령기의 인지적 발달은 관계의 이해와 효과적으로 문제해결을 하도록 하고, 도덕적 판단은 사회적 관계의 결과와 공평함을 이해하도록 한다. 권위를 이해하고 따르는 것은 사회의 질서를 유지하는 것에 도움을 주며, 사회적 행동은 사회적 능력의 한 부분으로서 모방, 모델링과 행동의 강화를 통해 습득한다. 모든 요소들의 상호 작용은 사회적 능력 수준을 향상시키고 동시에 아동의 자아 인식에 중요한 역할을 한다.

학령기에 사회성을 발달시키는 가장 중요한 역할은 또래집단이 한다. 또래집단은 새로운 사회적 시스템처럼 여겨지며, 아동의 삶에 점차적으로 영향력을 발휘한다. 가족, 가족문화 등 여러 환경요소들이 아동에게 영향을 미친다. 그러나 또래집단은 삶의 방식, 습관, 말하는 방식에 영향을 주기 시작하며, 행동과 수행의 기준을 명확히 하는 데 영향을 미친다. 또래집단의 기준은 실제적으로 중요하며 아동은 규칙을 따르려고 노력한다. 무엇보다도 또래집단으로부터 인정받는 것이 중요하다.

학령기는 또한 점차적으로 세계와 자아 확립에 있어서, 아동의 견해에 영향을 주는 사람들인 교사, 코치, 역할 모델이 되는 사람을 포함하여 가족 외의 성인과 상호 관계를 맺는다. 이런 관계는 또래집단의 영향보다 크지는 않아도 아동의 생각과 신념에 장기간 영향을 미친다.

(6) 자아 개념 건강 요구

자아 인식은 다양한 경험과 관계를 통해 발달된다. 예를 들어 애완동물 보호에 대한 책임을 지는 것과 이 동물에 대해 사랑을 보임으로써 많은 학령기 아동은 긍정적인 자아 개념을 가지게 된다. 특히 이 시기의 또래들은 아동의 자아 인식에 큰 영향을 준다. 향상된 인지적 능력은 다른 요소들(인종, 민족성, 장애 혹은 성)에 대한 이해력을 돕고 차이점을 인지하게 된다. 자아 개념은 자아존중감과 통제력, 신체 개념, 성 역할을 포함한다. 자아존중감은 자기 스스로가 할 수 있고, 스스로가 중요하고 성공적이며 가치 있다고 생각하는 것이다. 초기 학령기는 제한된 자아 개념을 지니고, 가정 외의 외부 활동에 참여한다고 하여도 여전히 가족에게 의존한다. 한 연구에서는 자아존중감이 높은 부모들이 다른 사람들과 자녀들에게 자유롭게 애정을 표현한다고 하였다. 학교의 교사 혹은 집단의 리더들은 과업에 성공한 아동에게 배지, 스타, 특권을 보상의 방법으로 사용한다. 학령기 아동과 상호 작용을 하는 사람들은 이 시기에 아동의 자아존중감 발달을 도울 수 있도록 '성공이 성공을 낳는다'라는 개념을 염두에 두고 의사소통을 해야 한다. 또래집단이 학령기 아동의 자아존중감에 영향을 미치는 것은 당연하며, 이 시기에 또래집단으로부터의 수용은 자아에 대한 가치와 소속감을 가지게 되며, 학교, 클럽, 활동에서의 또래와의 경쟁 혹은 협력은 타당성과 성공의 감정에도 영향을 미친다. 따라서 부모들은 학령기에 흥미로운 활동들을 하도록 권장하고 이를 통해 자아존중감을 가질 수 있도록 해야 한다.

학령기에는 선택을 통해 자아와 환경에 대한 통제력이 발달한다. 내적 통제력을 주로 활용하는 아동은 외적 통제력을 사용하는 아동에 비해, 그들의 행동과 성취에 스스로가 책임이 있다고 생각하며 성취 수준이 높다. 외적 통제력은 과업달성에 있어서 다른 사람 혹은 운명이 삶을 결정한다고 생각한다. 어떤 통제력을 사용하느냐는 여러 가지 요인에 의해 영향을 받는다. 예를 들면 히스패닉과 아프리카 문화는 일상생활의 결과에 대해 신이 관여하고, 결정한다는 믿음에 기초한 외적 통제력을 지지한다. 나이 많은 아동이 나이 어린 아동보다, 여자아이가 남자아이보다 좀 더 내적 통제력을 활용하는 경향이 있다.

학령기의 신체 개념과 기능은 학령 전기부터 변화하며 이 시기는 포괄적인 자아 개념이 더 증가한다. 8세에서 11세까지 아동은 신체의 부분들이 연관되어 전체를 구성하는 것을 이해하고, 11세의 아동은 심혈관계, 근골격계와 신경계 구조와 기능을 이해한다. 구체적인 예를 살펴보면, 6세 아동은 심장이 중요하고 이것이 뛰는 것을 아는 반면, 13세 아동은 심장이 혈액을 펌프질 하는 것을 안다. 신체의 불편함과 고립감을 가져올 수 있는 질병을 가진 아동은 다른 이들이 그들의 질병에 대해 안다면 그들의 또래 관계에 부정적인 영향을 미칠 것에 대해서 걱정한다. 따라서 독서와 토론을 통해 신체에 대한 지식과 건강을 유지하는 방법들을 배우고, 그들이 다른 아동들과 다름에도 불구하고 개개인은 고유한 가치가 있음을 알도록 한다.

2) 학령기 건강생활 실천

(1) 영양

학령기는 균형 잡힌 식단이 필요하며, 성장을 위해서 하루에 평균 2,200~2,400칼로리가 필요하다(소비자 정보센터, 2004). 이는 하루 세 끼와 한두 번의 간식으로 충족된다. 학령기는 종종 몸에 좋지 않은 음식과 스낵들을 먹고, 철과 비타민 C가 낮은 음식, 지방이 많이 포함된 음식을 선호한다. 이러한 행동들로 인해 부족한 영양분, 철 결핍성 빈혈, 당뇨와 고혈압과 같은 만성병을 유발시킬 수 있는 위험에 직면하게 된다.

대중 매체와 바쁜 생활 방식은 영양분이 부족한 음식을 선택하게 한다. 텔레비전과 광고판 메시지는 아동들이 특정한 음식을 선택하도록 하며 대다수의 음식에는 과다한 소금, 설탕, 칼로리를 포함하고 있다. 빈번한 장시간의 TV시청은 아동의 비만을 야기하는 한편, 한 조사에 의하면 일반적으로 일하는 부모는 생활비의 30~40%를 외식하는 데 사용한다. 건강에 좋은 음식은 건강에 좋지 않은 음식보다 더 많은 비용을 지불해야 하고 몇몇 문화에서는 소금과 지방이 많이 함유된 음식에 가치를 두기도 한다. 집이 없거나 아동보호 센터에 있는 아동들은 부족한 영양분으로 인해 어려움을 겪기도 한다. 특히 히스패닉, 흑인, 인디언 아동들에게 고도의 비만을 가져오는 원인이 되기도 한다. 이러한 집단에서는 안전하고 영양가 있는 음식에 접근성이 떨어짐으로 인해 영양 결핍, 성장 지연, 철 부족 빈혈이 초래된다. 그러므로 학령기의 비만을 위한 성공적인 중재는 경제적, 사회적, 또는 음식에의 접근성과 사용에 영향을 주는 문화적 요소에 중점을 두어야 한다. 몇몇 학령기 아동은 자진해서 새로운 음식을 시도하지만 대부분의 아동들은 지속적으로 야채, 과일, 찜 요리, 매운 음식, 철이 풍부한 음식을 싫어하고, 적은 양의 음식을 선호한다. 따라서 아동들은 비타민 A와 C가 풍부한 음식, 과일, 채소를 매일 섭취하도록 권장하고, 부모, 양육자, 교사는 아동들에게 긍정적 강화를 통해 영양성분 계산하는 방법을 알려주고, 가족의 식단을 계획할 수 있도록 기회를 주며, 건강에 좋은 음식을 선택하도록 교육해야 한다. 이러한 활동들은 현명하게 의사결정 하는 능력, 계산 능력, 건강에 대한 향상감(feelings of empowerment)과 그들의 이후 삶에서 건강한 음식 습관을 기르는 데 도움이 된다. 아동의 영양분 섭취 유형은 대부분 가족의 영양분 섭취 유형을 반영한다. 예를 들면 아침을 거르는 부모는 아동이 아침을 먹도록 설득하는 데 어려움을 가질 수 있다. 부모는 각 가족 구성원이 긍정적 음식 습관을 갖도록 권장해야 한다. 아동에게 집단으로 건강한 음식을 섭취하도록 교육하는 것은 또래집단을 중요시하는 이 시기에 성공적인 방법이다. 예를 들어 캔디 바를 먹는 친구가 있는 아동은 간식으로 사과보다는 친구와 같은 것을 먹고 싶어한다. 학교에서의 영양물 섭취와 선택 교육은 몸무게 조절과 건강에 큰 영향을 미친다.

비만은 40년 동안 지속적으로 증가하고 있으며, 성인과 아동에 있어서의 중요한 영양문제이다. 성인 비만은 유아기 혹은 아동기부터 시작되며, 유전적, 환경적 요인이 크게 영향을 미친다. 과도한 음식 섭취와 신체활동 부족은 비만을 초래하며 과체중 아동은 운동을 덜 하는 경향이 있다. 최근 미국의 연구에서 텍사스 4학년생의 22%와 11학년생의 16%가 과체중이고, 인종별로는 백인 아동보다 흑인과 히스패닉 아동에게 더 많이 발생하는 것으로 나타났다. 비만은 고혈압, 당뇨병, 심장병과 같은 신체적인 합병증을 증가시키며 심리적으로는 또래집단으로부터 놀림과 차별을 경험하게 된다. 이는 낮은 자존감과 부족한 신체 이미지를 강화하고, 개인적 고립을 가져온다. 비만 아동을 위해서는 삶의 방식을 바꾸는 것이 중요하고, 이를 위해 부모와 교사의 적극적인 지원이 필요하다. 비만 프로그램은 환경적, 문화적, 경제적, 심리학적 요소들을 포함해야 하고 합리적인 칼로리 제한, 지방과 콜레스테롤이 적게 포함된 음식 섭취, 일상생활에서의 음식지원 집단, 신체적 운동, 또래 상담 집단, 습관 변화들로 다양하게 구성되어 있다. 또한 비만과는 반대로 이 시기의 영양 결핍은 신체성장 지연, 낮은 지능지수 점수, 운동조정력의 저하, 집중력 저하를 유발시킨다.

(2) 수면과 휴식

대부분의 학령기 아동은 수면에 어려움이 없다. 일반적으로 학령기의 수면 요구와 유형은 어린 유아들보다 성인기와 유사하다. 개인적인 활동, 연령, 건강상태에 따라 다양하나 이 시기의 수면시간은 8시간에서 12시간이며 낮잠은 자지 않는다. 어린 유아들과는 달리 학령기 아동은 수면과 관련된 약간의 어려움을 경험하기도 한다. 가장 흔한 수면문제는 학령 전기와 학령기 동안 발생하는 것으로 몽유병, 잠꼬대, 유뇨가 있다. 이러한 장애는 대부분 잠이 든 후 1시간에서 2시간 내에 발생한다. 수면장애는 가족력이 있고 여아보다 남아가 더 많이 경험한다. 이는 중추신경계의 미성숙을 반영한다. 대략적으로 5～12세 사이에 있는 아동의 여섯 명 중 한 명은 최소한 한 번의 몽유병을 경험하며 종종 유뇨와 동반해서 발생한다. 몽유병의 구체적인 증상으로는 잠이 든 후에, 아동은 침대에서 몸을 갑자기 일으키거나 반복적으로 손가락과 손을 움직이고 짧은 시간 동안 걷거나, 그대로 침대에 있으면서 증상을 보이기도 한다. 혹은 아동은 부모나 다른 사람들에게 간단한 언어로 말을 하는 것처럼 중얼거린다. 또한 아동은 말하거나 걸은 후에 빠르게 다시 잠을 잔다. 이러한 증상이 나타날 때 주의할 점은 아동이 상해를 입지 않도록 주위를 정리 정돈하여 아동을 보호하고, 아동이 잠자리에 들기 전에 이완술을 수행하여 편안하게 수면을 취하도록 할 수 있다.

(3) 운동과 활동

학령기는 근육강화, 균형, 협동심이 발달하는 시기로 신체적 활동이 많다. 운동이나 신체적 활동은 친구들과 어울려 하게 되므로 사회적 상호 작용 발달에도 도움이 된다. 특히, 집단 경기는 공동의 목적을 추구하고 상호간의 협동을 통해 집단의 구성원임을 경험할 수 있는 기회를 제공한다. 많은 아동에게 신체적 활동 참여는 재미있고, 삶에서 중요한 사람들인 또래와 가족 구성원을 연결시켜 주는 계기가 된다. 또한 운동은 근육의 성장 및 균형과 조정 능력 발달을 촉진한다. 이 시기는 근골격계 발달이 진행 중인 상태이므로 잘 맞는 신발 선정, 적합한 크기의 의자나 책상의 선택이 중요하며, 너무 무거운 가방을 매는 것은 좋지 않다. 운동을 할 때는 너무 어려운 기술이 필요하지 않은 것을 하고, 적절한 보호 장비의 착용, 규칙의 조정, 적절한 체력 향상과 기술개발 등에 유의해야 한다. 아동은 여러 가지 격렬한 운동과 장시간의 지구력을 요구하는 운동을 극복할 수는 있지만, 단조롭고 장시간 하는 운동보다는 다양하고 흥미 있는 운동을 단시간에 하는 것을 선호하는 경향이 있다. 운동할 때는 항상 안전에 신경 써야 한다. 이 시기는 신체활동 하는 것을 권장해야 하지만 주의를 기울이지 않으면 이로 인한 상해 가능성이 매우 높다. 무리한 운동으로 인해 부상률이 높고, 지구력 강화운동을 너무 심하게 하면 성장판에 무리가 갈 수 있으므로 주의해야 한다.

(4) 개인위생과 치아관리

학령기 아동은 활동범위가 확대되고 다른 아동, 동물, 식물 등과의 접촉빈도가 증가됨에 따라 감염과 알레르기 발생 위험이 높은 시기이다. 따라서 집에 돌아온 뒤에는 반드시 목욕을 하도록 지도한다. 9세까지는 도움과 감독이 필요하지만 그 이후에는 스스로 하도록 한다.

학령기는 충치를 비롯하여 치주질환, 부정교합 등과 같은 각종 치과적인 문제가 발생하는 시기이다. 따라서 정규적인 건강관리의 일부분으로 정기적인 치과검진을 해야만 한다. 정기적인 치과검진 이외에도 치아건강을 유지하기 위한 올바른 칫솔질, 식이제한 및 치석(plague) 제거 등에 대해서 알 수 있도록 한다. 칫솔질은 충치를 예방하기 위해 불소가 함유된 치약으로 아침, 식후, 자기 전에 반드시 실시하는 습관을 들이도록 한다. 칫솔질의 목적은 치아표면에 형성되어 치아를 손상시키는 세균막인 치석을 제거하는 것이다. 치석이 있으면 세균이 입안의 당분을 산으로 변화시켜 치아 에나멜을 부식시킨다. 충치는 치아의 상아질과 에나멜질이 탈석회화된 것이다. 치아의 에나멜질과 상아질의 산도가 5.6 이하로 떨어지면 세균막(플라크) 속에 있는 산성 미생물은 치아의 상아질을 공격하여 파괴한다. 특히 잠자기 전 칫솔질이 매우 중요하다. 이는 잠자는 동안 구강에서 산을 생성하는 세균의 활동이 증가하기 때문이다. 따라서 막대사탕이나 엿, 캐러멜, 초콜릿 등과 같이 끈적끈적하여 입안에 오래 붙어 남아 있는 음식물의 섭취를 제한하는 것이 좋다. 치석은 치근 주위와 표면에서 자라는 세균의 군집이다. 치석은 잇몸의 혈액순환을 방해하고 세균을 번식시켜 충치와 치주질환을 일으킨다. 사과, 생당근, 무설탕 껌 등의 섭취를 권장하여 치석 형성을 줄이도록 한다. 치석의 형성은 올바른 칫솔질과 치실 사용으로 예방할 수 있다. 치아 사이의 치실 사용법은 부모가 아동에게 시범을 보인다면 쉽게 따라할 수 있을 것이다. 칫솔은 3개월마다 교환하는 것이 좋고, 치과는 6개월마다 방문한다. 매 식후 칫솔질이 잘 행해지지 않을 때는 불소가 함유된 가글액도 도움이 되며, 상황이 허용하지 않는 경우에는 물로 입 안을 헹구도록 한다.

(5) 시력과 청력

아동의 감각 능력은 학령기 동안 지속적으로 발달한다. 이 시기의 배우는 능력을 향상시키기 위해서는 감각 능력이 손상되지 않도록 한다. 시각 능력은 6세 또는 7세에 최적의 기능에 도달하고 주변 시야와 밝은 색상을 구별하기 위한 능력이 완전하게 발달한다. 대부분의 4세 아동이 20/20 시력을 가졌지만, 학령기 아동은 각 눈의 시력이 20/30이 되어야 하고 이를 위해는 Snellen E Chart로 정기적으로 시력을 측정한다. 근시는 망막 앞에 물체의 시각적 이미지가 위치하므로 거리조절에 어려움을 준다. 또한 난시는 시각의 흐림을 발생시키며 이는 렌즈나 각막 표면 안에서의 변화 때문에 망막에 상(像)이 빈약하게 모이기 때문이다.

학령기 동안 눈의 생리학적 변화가 발생하며 성숙과 더불어 눈의 모양이 변하고 확장된다. 그러나 많은 학령기 아동이 책을 가까이서 읽을 때 두통, 어지러움을 호소하며 이를 방지하기 위해 시각적 수정을 필요로 한다. 아동이 어두운 데서 책을 읽거나 너무 가까이 앉아서 TV를 보거나 컴퓨터 화면을 보는 것에 대해 주의시켜야 한다. 너무 가까이에서 책을 읽고 글을 쓰고 컴퓨터를 하는 시간이 많을수록 근시가 되기 쉽다.

청각은 청소년기까지 성숙되기도 하지만 대부분 청력은 7세 정도에 완성된다. 청각 손상은 시각 손상보다 발생빈도가 적지만 미국에서의 통계 결과에 의하면 출생 시부터 21세까지 100만이 넘게 발생했다고 한다. 이 손상은 학교에서의 학습과 중요한 또래와의 사회화를 위태롭게 한다.

장기간에 걸친 심각한 중이염 혹은 중이에 액체가 차는 경우가 학령기와 학령 전기 아동의 청력 손상의 일반적인 원인으로 밝혀졌다. 더불어 큰소리의 음악을 듣는 아동에게는 장기간 청력 손상의 가능성이 있음을 유념해야 한다. 모든 학령기 아동은 특히 중이염 혹은 고막 뒤에 액체의 재발 병력이 있는 아동은 학교에서의 건강 증진 프로그램의 일부로서 주기적인 청력검사를 실시해야 한다. 급성 중이염의 예방과 치료는 자일리톨 껌과 항생제 복용을 포함하여 다양한 중재가 있다. 이 외에도 중이염을 위한 백신접종에 대한 연구가 지속되고 있다. 압력과 소리의 진동에 의해 유도되는 진동을 통해 고막의 감각을 측정하는 고실도(tympanograms)를 활용하는 등 학령기 아동의 청력보호를 위해 정기적인 검진과 조기 결함을 발견하여 신속하게 교정하는 것은 중요하다.

(6) 성 교육

학령 전기는 성에 대해 배우며 여자와 남자 아이에게 기대되는 성적, 사회적 행동들을 따라 하기 시작한다. 학령기는 같은 성의 부모와 강력한 정체성을 가지고 지속적으로 성 역할의 개념과 행동을 배우며, 이를 자아 개념으로 통합한다. 성 역할과 관련한 성적 편견은 학령기 아동의 남성, 여성의 역할에 대한 생각에 지속적으로 영향을 준다. 다행히도 대부분의 아동들은 성이 자신의 선택, 인격, 행동을 결정하지 않는다고 강조하는 성 역할에 대한 조기 교육을 받아들인다. 따라서 성에 따르기보다는 그들의 기술과 흥미에 기초해서 직업을 선택한다. 학령기는 구조화된 성 교육을 실시할 수 있는 가장 이상적인 교육 시기라 할 수 있다. 성적 성숙과 생식 과정에 대한 정보는 아동의 불확실성과 당혹감, 사춘기에 동반되는 고독감을 감소시킨다. 성 교육의 효과를 높일 수 있는 방법 중 하나로 부모와의 대화를 들 수 있다. 만약 부모가 아동의 성적 호기심을 억누르거나 그 문제를 다루는 것을 회피하려 한다면 아동은 또래집단으로부터 성 정보를 얻게 된다. 또래집단이 성적 정보의 주요 공급처라면 비밀스러운 대화가 수반되며 많은 잘못된 정보를 가질 수도 있다.

많은 건강 보호기관들은 지지적인 환경 내에서 사춘기 이전과 사춘기 동안의 신체와 정신적인 변화에 대해 부모와 학령기 후기 아동에게 단기 프로그램을 실시하고 있다. 학령기 후기는 신체의 변화와 사춘기 등장에 대한 교육 시기로 적절하며, 이 시기의 교육 내용은 콘돔 사용, 임신, 성적 전염병, 면역 결핍성 바이러스 등을 포함하고 있다.

(7) 사고예방

사고는 미국과 영국에서 1세 이상 아동의 주요 사망 원인이 되고 있다. 대부분 사고들은 사망과 직접적으로 연결되지는 않으나 중대한 병적 상태와 심각한 장애를 초래한다. 학령기 동안 대부분의 치명적 사고는, 이들이 승객이거나 보행자일 때 오토바이 사고로부터 화재와 화상, 자전거, 익사, 소화기 사고 등이 있다. 일반적으로 치명적이지 않은 사고는 간단한 상해를 발생시키는데 이는 간단한 행위에 의해 야기되는 경향이 있다. 헬멧을 사용해야 하는 자전거, 그네, 스케이트보드, 트램펄린과 같은 오락 장비와 관련해서 두부 손상을 빈번하게 경험한다. 다소 나이가 많은 아동이 스포츠와 관련해서 자상, 낙상, 화상과 화재로부터 상해를 입는 등 사고가 증가하고 있다.

구체적인 사고요인들은 학령기 아동과 직접적으로 관련된다. 이 시기는 될대로 되라는 식의 태도, 호기심, 나이 많은 아동을 흉내 내는 경향이 있기 때문이다. 특히 학령기 여아보다 남아에서 사고 발생률이 높은데, 이는 성격, 사회의 기대, 실제 양육방법, 위험에 대처하는 행동의 차이 때문이다.

학령기 아동은 오토바이나 자전거 사고가 흔하며 아동의 특성상 야외활동을 선호하기 때문에 여름에 좀 더 빈번하게 사고가 발생한다. 사회 · 경제적 수준은 아동의 물리적 환경과 관련된 위험성에 직접적인 영향을 준다. 예를 들면 실내 난방기는 저소득 가족을 화상의 위험에 처하게 하며, 반면 부유한 아동은 개인 수영장에서 익사의 위험에 처하게 된다. 또한 만성적인 가족의 스트레스 혹은 갑작스러운 치명적 스트레스는 5세에서 14세 아동들에게 자살을 불러일으키기도 한다. 아이들은 휴일이나 새집으로 이사 가는 등 부모의 감시가 제한적일 때 사고의 위험이 높음을 알 수 있다.

① 익사

학령기는 유아기와 사춘기보다 익사로 사망하는 확률이 높다. 이를 예방하기 위해서는 물 안전 측정을 통해서 익사를 줄이고 물 주변에서 발생하는 많은 다른 상해들을 방지할 수 있다.

② 화상

해마다 많은 아동들은 크리스마스트리, 난방기, 난로 오작동 때문에 겨울 동안 발생하는 집 화재의 희생자가 되고 있다. 많은 집은 제대로 된 연기 감지기가 부족하거나, 있더라도 제대로 정기적인 검사를 받지 않기 때문이다. 대부분 화상 입은 아동은 생존하나 빈번하게 신체적 · 심리적인 상처를 받는다. 아동은 화재 안전과 화재 훈련을 받도록 한다.

③ 총상

총기를 사용하는 미국 사람들은 살인, 자살, 사고로 치명적인 손상을 받을 수 있다. 미국의 많은 가정들이 권총을 보유하며 청소년에 의한 총기사건으로 인해 아동의 안전에 대한 염려가 잦아지고 있다. 총기사고를 예방하는 가장 확실한 방법은 영국과 같이 개인적 소지를 금지하는 것이다. 그러나 그렇지 못할 경우, 가정에 총을 소지하고 있다면 가족은 총기가 절대 장전이 안 되도록 예방적인 행동을 취하고, 총기는 밀폐되고 안전한 장소에 보관하고, 총알은 치명적이지 않은 것을 사용하는 것도 방법이 될 것이다.

④ 스포츠와 레크리에이션

학령기는 스포츠와 레크리에이션 활동으로 인한 사고가 증가하고 있으며 이는 열상, 타박상, 혈종, 충격, 인대 손상, 골절이 발생한다. 팀 스포츠 활동을 하다가 근골격계의 상해가 일어날 수도 있다. 이 시기는 근골격의 미성숙한 단계이므로 풋볼, 하키, 축구, 농구와 같은 팀 스포츠를 수행할 때 주의를 필요로 한다. 즉, 상해를 예방하기 위해 보호적 장비를 갖추어 경기하도록 하고 팀 스포츠를 통해 이득을 얻도록 심리적인 지원이 동반되어야 한다.

Critical Thinking

9세 민식은 3학년이 되고 나서부터 숙제를 미루는 습관을 보이고 있다. 민식은 활동적이며 날씨가 좋을 때는 방과 후 야외에서 놀고 싶어서 과제가 있어도 부모에게는 학교에서 과제를 끝냈기 때문에 집에서 해야 할 과제가 없다고 거짓말을 하기도 한다. 오후 늦게까지 밖에서 놀다가 집에 돌아와 저녁식사 후에는 밀린 과제로 인해 징징댄다. 부모는 하루 종일 일을 하고 돌아와서 쉬거나 집안일을 해야 했으나 민식의 과제를 도와주느라 가정일도 못하고 심한 스트레스를 느끼며 좌절감과 함께 우울한 가정 분위기를 조성한다.

1. 민식의 행동이 9세 아동에게 전형적인가?
2. 당신이라면 건강관리전문가로서 민식의 과제에 대한 책임감과 가족의 스트레스를 어떻게 줄일 수 있겠는가?
3. 과제 완성에 있어서 어떤 행동 계약이 효과적으로 사용될 수 있겠는가?

2. 청소년기

학습목표

1. 청소년기의 특성을 이해한다.
2. 청소년기의 건강 요구를 이해한다.
3. 청소년기의 건강생활 실천을 설명한다.

1) 청소년기 건강 요구

청소년기는 사춘기의 시작으로 11세에서 13세 정도의 나이에서부터 약 18세에서 21세까지를 말한다. 청소년기 용어는 아동기에서 성인기까지 심리 · 사회적, 감정적, 인지적, 도덕적으로 전이되는 기간을 말하며 사춘기는 재생산적이고, 구조적 과정의 발달과 성숙이 이루어지는 시기이다. 신체적, 심리사회적, 도덕적, 인지적 성장의 급속한 변화는 사춘기의 가장 독특한 특징이며 균형감각이 극단적으로 희박해진다.

(1) 신체적 건강 요구

학령기는 전반적인 신체적 상태가 안정적으로 성장했다면, 청소년기는 급속한 신체 변화를 경험한다. 청소년기에 가장 주목할 만한 변화는 신체적, 성적 성장이다. 이는 제2차 성징의 발현과 발달이다. 이러한 변화들은 예측 가능한 순서로 발생하며, 시작과 연속하는 것의 기간은 개인별로 다양하다. 여아는 대개 남아보다 사춘기가 2세 이르게 시작하며, 성장도 이르게 경험한다.

사춘기에 일어나는 신체적 변화는 호르몬 조절체계에 의해 형성되며 시상하부로부터의 자극에 의한 뇌하수체 전엽에 의해 조절된다. 구체적인 호르몬 조절체계는 사상하부, 뇌하수체선, 성선 그리고 부신선이 관여한다([그림 2-1]). 사상하부는 황체형성호르몬과 여포자극호르몬을 방출하는 뇌하수체 전엽을 자극하는 성선자극호르몬을 방출한다. 이 호르몬은 여아에게 난소의 발달과 에스트로겐 분비를 자극한다. 에스트로겐은 아드레날 안드로겐에 의해 조절되는 액와와 음부의 털을 제외한 모든 2차 성징을 산출한다. 남아의 경우는 황체형성호르몬이 작용하여 남아의 고환이 커지고 테스토스테론을 생산한다.

황체형성호르몬은 고환에 있는 정자관 발달을 자극한다. 이는 결과적으로 정자 형성과 수정을 할 수 있도록 한다. 여아는 성적 성숙이 완성되면 월경, 임신, 유즙 분비 조절 호르몬 방출이 시작된다.

성장 급등기 이전에 많은 청소년들이 체지방 혹은 지방조직의 일시적인 증가를 경험한다. 사춘기가 되면서 여아는 남아에 비해 지방축적비율이 증가한다.

심혈관과 호흡기계의 변화를 살펴보면, 심장의 경우는 크기가 커지고 강해진다. 혈류량과 압력은 증가하고 심장 속도는 성인에 비해 감소한다. 이러한 심혈관의 변화는 여아에게 먼저 나타나며, 여아는 남아보다 높은 맥박률과 다소 낮은 수축기압을 보인다. 호흡은 청소년기 동안 분당 15~20회이며 호흡의 양과 용적은 여아보다 남아에게서 현저한 증가를 보인다. 후두와 성대가 성장하여 사춘기의 특징적인 목소리 변화를 가져온다.

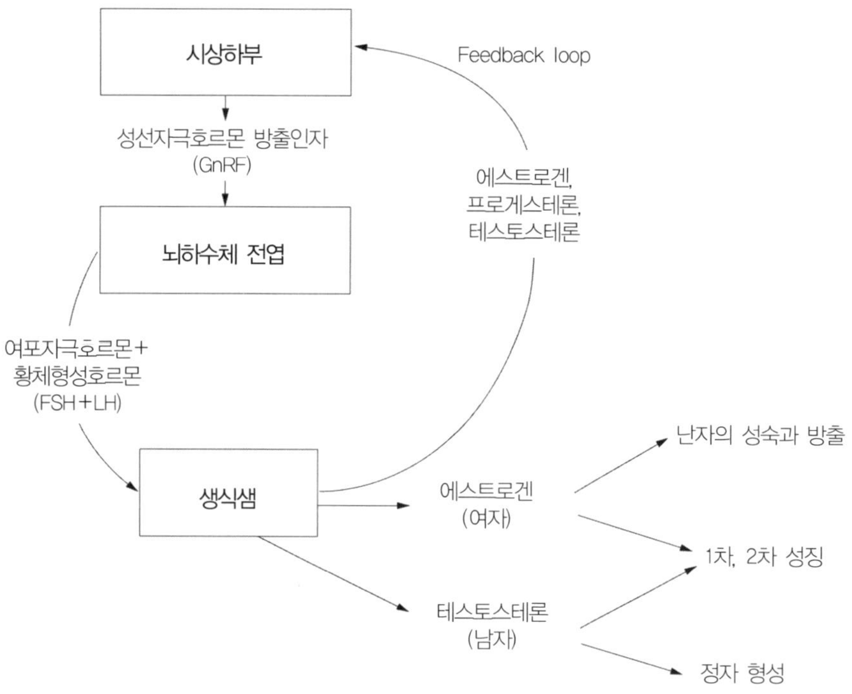

[그림 2-1] 사춘기의 호르몬 조절체계

소화기계 변화를 살펴보면 위와 장의 크기와 용적이 증가하여 식욕이 왕성해지고 음식물 소비가 증가하며, 치아는 12세까지 3개 영구치 중 26~27개가 발생하고, 12~14세에 제2대구치, 18~25세 사이에 제3대구치가 나면서 영구치의 분출이 완료된다. 하악은 청소년 중기에서 청소년 후기에 걸쳐 성인 크기로 발달한다.

청소년기 동안 땀샘 분비와 피지 모양의 분비선이 왕성하게 작용한다. 땀샘분비선은 겨드랑이, 생식기와 치골부위를 중심으로 발달해서 체취의 근원지가 되고 피지 모양의 분비선은 얼굴, 목, 어깨, 등위, 가슴, 생식기에 생겨 여드름과 같은 다양한 피부문제가 나타난다. 여드름은 80~85%가 이 시기에 발생하며 남아보다 여아에게서 보다 흔하게 볼 수 있다.

(2) 심리·사회적 건강 요구

청소년기의 발달위기를 나타내는 정신 사회적 발달이론은 정체성 형성이다. 이 시기는 고유한 개인으로서 개개인이 독특하고 별개의 존재임을 알게 된다.

사춘기는 청소년 초기에 시작되고, 이 시기에 청소년들은 집단 정체성 대 소외감의 위기에 직면한다. 이 시기에는 가족으로부터 자율성을 얻기를 희망하고, 역할을 넓히기보다는 개인 정체성을 발달시킨다. 집단 정체성은 개인 정체성에 선행되어 나타난다. 청소년 초기에 가족과 사회와의 관계 속에서 동료집단과의 관계에 더 많은 관심을 갖고 정체성을 확립하려고 노력한다.

① 집단 정체성

청소년 초기에는 집단소속감에 대한 욕구가 강하다. 10대는 소속감을 느끼고, 그들에게 참여를 허용하는 집단을 갖는 것이 필요하다. 집단에 속함으로써, 부모와의 사이에 차이를 확인하게 된다. 청소년은 집단이 입는 옷을 입고, 집단의 기준에 따라 화장과 머리 모양을 하고, 그 모든 것이 부모세대와는 다르다는 것을 나타내려고 한다. 언어, 음악 그리고 춤은 청소년의 독특한 문화를 반영한다. 청소년이 동료집단과 다른 이질적 모습을 갖는 것은 집단에 수용되지 못하고 집단에서 소외됨을 의미한다.

② 개인 정체성

개인 정체성 추구는 정체성 형성의 과정이다. 집단 안에서 정체성을 확립한 후 자아상 속에서 신체 변화를 통합하려고 시도한다. 신체에 대한 인식은 자아 인식의 한 부분이다. 정체성을 추구함에 있어서 과거에 형성된 대인관계뿐만 아니라 미래에 갖게 될 방향을 생각하게 된다.

청소년에게 중요한 사람은 청소년의 행동에 기대를 갖게 된다. 이러한 기대나 요구는 청소년 개인의 결정에 영향을 주지 않는다 해도 정체성 형성에 영향을 줄 수 있다. 외부의 기대는 자신의 개인적인 인격 형성 목표와 상관없이 자기 역할 형성에 영향을 줄 수 있다. 왜냐하면, 개인은 부모나 타인이 원하는 바에 따라 쉽게 자신을 맞추어 가기 때문이다.

청소년들에게 사회나 지역사회의 가치에 반대되는 자아상을 제공할 때 부정적 자아상을 형성하게 된다. 청소년 범죄자, 폭력배, 또는 실패자와 같은 딱지를 가진 청소년들은 이것을 받아들이고 이것에 맞는 행동을 강화시키려고 한다.

개인 정체성을 발전시키는 과정은 혼란, 우울 그리고 좌절의 시간들을 수반하게 된다. 청소년이 정체성을 찾고 세상에서의 위치를 결정해야 하는 작업은 매우 중요한 것이다. 그러나 혼란스러운 시기가 정착되면 결국 긍정적 정체성이 드러나게 된다. 역할 혼란이 생기는 것은 개인이 여러 가지 포부와 역할 그리고 동일시로부터 만족할 만한 하나의 정체성을 형성하지 못했기 때문이다.

③ 성 역할 정체성

청소년기는 성 역할 정체성을 정착시키는 시기이다. 청소년 초기에 동료집단은 이성 관계에 대해 이야기하며, 동료와 성인들로부터는 성숙한 성 역할 행동에 대한 기대를 받는다. 이 기대는 문화, 지리적 영역 그리고 사회 경제적 단체들에 따라 서로 차이가 있다.

(3) 인지적 건강 요구

청소년은 피아제의 형식적 조작기 단계로 사고, 사물, 경험에 대해 형식적 용어를 사용한다. 이러한 새로운 인지적 능력은 여러 가지 방법으로 청소년의 행동에 나타난다. 첫 번째 변화는 '생각에 대해 생각하는 것'을 위한 새로운 능력 때문에 청소년은 고도로 내성적이 되고 청소년들은 "나는 누구인가", "다른 이들이 나를 어떻게 보는가", "나는 어디로 향하는가"와 같은 질문들을 하면서 내면화를 통해 자아를 재형성한다. 이 시기에는, 생각이 그들 자신의 개념과 경험보다는 논리적 원칙에 의해서 영향을 받게 된다. 따라서 과학적 사고와 형식적 논리의 역량이 증가한다. 청소년은 동시에 두 가지 범주 이상을 처리할 수 있는 능력이 있다. 예를 들면 그들은 여행을 계획하면서 속도, 거리 그리고 시간과의 관계를 고려할 것이다. 이들은 타인이 그들에 대해 어떤 생각을 갖고 있는지 궁금해 하고, 점차적으로 다른 사람들에 대한 생각을 유추할 수 있다. 이러한 능력과 함께, 다른 사람과 자신의 생각과의 차이를 알 수 있는 능력이 있으며 더욱 정확하게 다른 사람들의 생각을 해석할 수 있다. 다른 문화나 지역사회가 그들 자신의 규범이나 표준과 다른 것을 알고, 다른 문화의 구성원을 쉽게 받아들인다. 그리고 자신의 문화 안에서 수용되는 방식의 행동보다는 그 문화에 맞게 의식적으로 행동하게 된다.

(4) 도덕적 건강 요구

가치와 신념은 청소년에게 의사결정과 행동결정을 위한 지침서 역할을 한다. 추상적 생각의 발달과 더불어, 청소년은 좋고 나쁨 혹은 옳고 그름의 이해를 확장하기 시작하고 개인의 신념에 기초하기보다는 부모 혹은 사회의 권위로부터 분리된 타당성을 가진 자발적인 도덕 원리를 찾기 시작한다.

콜버그의 도덕발달 이론에 따르면, 청소년은 이후 전통적인 단계로 전이되기 시작하며 무엇이 옳은 것인지, 정의가 무엇인지를 생각하여 법과 사회의 동의 안에서 세계적인 원리들을 인식한다. 도덕적 추론이 성숙해 감에 따라 여성 청소년은 무엇이 여성을 위해 좋은 것인지와 그녀의 관계망에 있어서 다른 이들을 위해 무엇이 좋은지 사이에서 균형을 이루어 나간다.

(5) 사회적 건강 요구

청소년이 될 때까지 어린 아동들은 부모와 다른 성인들에게 많이 의존한다. 정체성과 독립성을 위해 노력하면서 청소년들은 가족으로부터 떨어져 있는 시간이 증가한다. 청소년들이 또래와 이성교제를 선호하고 가족의 신념과 가치에 의문을 던지기 시작하면서 부모의 영향력이 한정됨을 느낀다. 청소년은 정체성과 독립성을 위해 노력하고 부모는 허용하는 것을 배우게 된다. 청소년과 부모의 관계가 일시적으로 불안하며 가족은 이 시기에 큰 스트레스를 경험할 수도 있다.

부모가 자녀의 말을 경청하려고 노력하는 가족은 자녀를 수용하면서 지속적인 영향력을 미칠 수 있을 것이다. 이러한 것은 부모가 필수적으로 청소년의 생각 혹은 행동에 동의해야만 한다는 것을 의미하지 않는다. 그러나 청소년이 말하고자 하는 것과 협력해야 하는 것이 무엇인가를 듣는 것을 기꺼이 해야 한다는 것을 의미한다. 부모들은 협상적인 것과 비협상적인 규칙들을 결정하고 그들이 염려하는 바를 말할 수 있도록 개방된 태도를 취해야 한다.

■ 또래

청소년은 자율적이 되어 가면서 정체성을 찾고 생산적으로 성장하기 위한 안전한 심리·사회적 안식처를 가족으로부터 또래집단으로 향하게 된다. 파벌, 군중, 갱, 집단에 비공식적으로 속하는 것은 가족 내에서의 아동의 역할에서 집단의 구성원으로 전이됨을 의미한다. 집단의 정체성은 옷을 입는 것, 행동, 언어 가치 기준의 일치를 통해 공표한다.
또래집단은 외부로의 이동을 표현하는 것이고 가족집단으로부터 벗어나는 이동수단이며 독립성과 개별화를 성취하는 수단이 된다. 그들은 또래들과 생각을 공유하고 많은 대화를 한다. 한편, 또래집단에 소속되지 못하거나 친구관계에 문제가 있는 청소년들은 외로움, 상실감, 대인관계 실패, 낮은 자존감, 부적절함 등을 경험하며 학업성취도가 떨어지고 사회적으로 고립됨에 따라 청소년 비행, 물질남용, 우울 등과 같은 다양한 문제행동이나 부적응을 보인다.

(6) 자아 개념과 신체상 건강 요구

자아 인식, 이는 종종 자아 개념과 자아존중감이라는 용어와 병행 사용되고 있다. 다른 한편으로 신체상은 구체적으로 자신의 신체에 대한 그림과 감정을 일컫는다. 그들은 자아 개념과 신체상 둘 다 지배하고 영향을 주며 개별, 또래, 사회적 규범과 기대들에 의해 영향을 받는다. 청소년기는 신체상이 확립되는 시기이다. 정체성에 대해 그들이 누구인가 그리고 타인에게 어떻게 보이는가를 통해 자신의 모습을 찾는다. 청소년기는 얼굴표정과 자세를 연습하고, 머리정돈을 하며, 여드름에 대해 고민하고, 진정한 자아를 찾으려고 여러 가지 시도를 한다. 자아상은 점차로 더 개인화되고 다른 사람과 뚜렷이 구별된다. 따라서 청소년들은 개별적으로 유일하다는 것에 가치를 두도록 하고, 성장하고 발달하기 위해 그들에게 충분한 능력이 있음을 알려주고 그들의 존재에 대해 칭찬해 주도록 한다.

2) 청소년기 건강생활 실천

(1) 영양

많은 청소년들이 신체, 적당한 영양, 운동에 대해 관심을 갖는다. 사회적으로 날씬한 몸을 선호하는 것처럼 이상적 신체를 원할 뿐 아니라 인스턴트 음식, 콜라, 단것, 알코올 소비량도 증가한다. 청소년은 독립성을 얻기 위해 혹은 새로운 정체성을 시험하기 위해 채식주

의자와 같이 되기 위한 음식물의 섭취를 선택할 수도 있다. 청소년기는 급성장하는 시기이므로 가장 높은 영양분과 에너지가 요구된다. 또한 스포츠 혹은 다른 활기찬 신체적 활동이 많아지므로 영양에 대한 요구들이 증가된다.

이 시기의 섭식장애로 신경성 식욕부진(anorexia nervosa)이 있다. 일명 거식증이라고 말하며 이는 섭식을 의도적으로 거절하는 것으로 여자 청소년에게 흔히 발생한다. 증상은 두드러진 체중감소와 자가 굶주림, 무월경, 강압적인 신체적 활동, 음식에 몰두하고 왜곡된 신체상을 갖는다. 전형적으로 신경성 식욕부진 청소년은 완벽주의자 혹은 학문적으로 예상 이상의 성적을 올린 자가 많고, 그들의 가족은 성취 지향적인 경향이 있다.

신경성 식욕부진의 시작은 전형적으로 실제 혹은 상상된 비만 때문에 발생한다. 다이어트와 함께 청소년은 살을 빼기 시작한다. 개인적 자존심과 다른 것으로부터의 긍정적 강화는 다이어트를 지속하게 하고 다이어트는 이들의 삶에 중심이 된다. 결국 청소년은 심각한 영양 부족상태가 된다. 일반적인 합병증은 전해물 불균형, 저혈압, 변비가 나타나며 만약 치료되지 않을 경우 사망에 이를 수도 있다. 회복되기까지는 오랜 시간이 소요되며, 치료는 청소년 및 가족을 대상으로 심리요법이 필요하다.

다른 섭식장애로는 이상식욕항진증(bulimia nervosa)이 있다. 일명 폭식증이라고 하며 스스로 섭식을 조절하지 못하여 엄청난 양의 음식을 섭취한 후 스스로 구토를 유발하거나 하제를 이용하여 음식물을 배출하는 것을 반복하는 식이장애의 한 유형이다. 이 또한 남성보다 여성에게 흔하며 체중에 대한 지나친 관심에서 비롯된다. 합병증으로는 급성 전해질 불균형으로 대사성산증이 발생하여 2차적으로 치아 에나멜을 침식시키기도 한다.

비만 또한 섭식장애로 볼 수 있다. 비만은 TV를 보거나 컴퓨터 게임을 하는 것, 인터넷 서핑 같은 비활동과 긴밀한 관련이 있다. 비만은 청소년들의 자아존중감과 사회적 발달에 악영향을 미칠 수 있고 사회적 거부, 고립, 비활동, 계속되는 비만으로 악순환이 반복될 수 있다. 청소년 시기의 비만은 성인기 비만으로 갈 확률이 높다. 더욱이 비만은 2유형 당뇨병 발생을 증가시킨다. 따라서 청소년이 비만에 대해 심각하게 인식하고, 신체상, 식단, 몸무게 문제, 운동 등 개별화된 건강계획을 세울 수 있도록 도와야 한다.

(2) 수면과 휴식

청소년기는 휴식과 수면에 대한 요구가 다양하다. 빠른 신체성장, 무리한 운동 그리고 갑자기 증가된 활동은 청소년을 피로하게 만든다. 수면방식은 매우 다양하나 평균적으로 8시간을 잔다. 그러나 일하는 청소년들은 수면 부족과 졸음으로 인한 사고위험에 직면하고 있다.

(3) 운동과 활동

청소년기는 근골격계, 호흡기계와 심혈관계에 있어서 조직의 크기 및 기능 향상으로 운동에 대한 신체적 내구력과 지구력이 증가하는 시기이다. 특히 심혈관계의 발달은 조직에 필요한 충분한 산소를 공급해 주고, 운동 후 피로한 신체를 빠르게 회복할 수 있도록 해 준다. 신체적 성장은 청소년들로 하여금 다양한 스포츠 활동에 참여할 수 있는 능력을 마련해 준다. 청소년들은 신체적 활동이 현저한 스포츠에 참여하기를 원하며, 조직적이고 경쟁적인 스포츠 활동을 선호한다. 청소년들은 다양한 운동경기에 참여하면서 자신의 신체가 스포츠를 하는 데 적절함을 실험하고 파악하는 계기가 된다. 특히 청소년의 활동 수준은 신체적 · 성적 성숙 수준에 의해 좌우되기 때문에 이들의 성숙 수준을 주기적으로 파악하여 수준에 맞는 스포츠 활동에 참여하도록 안내한다. 또한 운동 능력에 있어서의 개인차를 고려하고 운동이나 활동으로 인한 상해를 예방할 수 있도록 한다. 이 시기의 정기적 운동은 인내심과 외모, 일반적 건강상태를 향상시킬 수 있으며, 이는 성인기의 신체적 건강에 긍정적인 영향을 미칠 것이다.

(4) 치아관리

이 시기는 유년기만큼 충치발생률이 높지는 않지만, 청소년 초기에는 대개 치열교정기구가 입혀지는 때이고, 때론 이것이 청소년에게 걱정의 원인이 되기도 하지만 더 나은 외모를 위해 참을 수 있는 정도이다. 치아기구의 사용과 관리를 포함한 치과의사의 지시를 잘 이행하도록 강화시키는 것이 중요하고, 이 시기에는 칫솔질에 세심한 주의가 필요하다.

(5) 스트레스 적응

청소년기의 급속하고 다양한 변화는 스트레스의 원인이 된다. 이 시기는 어른들의 권위에 도전하도록 동료들의 압력에 직면하거나 건강상 위험한 모험을 감행할 수도 있다. 청소년에게 발생하는 모든 변화들은 부모에게 벗어나서 독립하는 하나의 과정일 수도 있다. 그러나 종종 청소년들은 스트레스를 조절할 수 있는 적절한 기술 부족, 적절한 지원체계 혹은 정신건강의 균형을 맞추지 못해서 우울증, 자살, 약물 남용 등 다양한 상황에 처하게 된다.

① 우울증

많은 다른 질병들처럼 우울증의 비율은 연령별로 증가하며, 청소년기 동안에도 지속적으로 증가한다. 우울증이라는 용어는 주요 우울과 기분변조장애(dysthymic) 둘 다를 포함한다. 기분변조장애는 적어도 2년 동안 지속되어 온 만성적인 기분장애로 침체되고 화를 잘 내는 감정인 반면, 우울증은 의기소침 혹은 화를 잘 내는 감정, 일상적인 활동에서 흥미와 기쁨이 감소되는 것을 말한다. 청소년의 기분이 '가라앉은, 슬픈, 낮은, 우울한, 희망 없음, 걱정되는, 지루한, 혹은 격하되는'과 같은 상태에 놓이거나, 다음에 제시한 증후들을 보일 때는 우울증을 의심할 수 있다.

- 체중과 식욕의 변화
- 불면증 혹은 과다수면
- 피곤으로 감소된 에너지
- 일상적인 활동에서 흥미와 기쁨 상실
- 자책 혹은 죄책감
- 집중력 부족, 학업수행능력 감소
- 죽음과 자살적 관념화에 집착

② 자살

청소년기는 상당한 스트레스를 느끼는 시기로, 스트레스를 조절하는 방법과 사회적 지원들이 부적절할 때 자살은 그 결과로 나타날 수 있다. 자살은 청소년기 사망의 세 번째 주요 원인이며, 이는 지난 10년 동안 지속적으로 증가하는 경향을 보이며, 특히 남아에게서 극적인 증가추세를 보이고 있다.

다행히도 청소년 자살은 예방할 수 있다. 자살을 생각하고 있는 청소년은 언어적·비언어적으로 증거를 나타내는 경향이 있다. 어떠한 하나의 증거는 아무것도 의미하지 않으나 여러 개의 증거들이 나타나면 자살의 중요한 경고 징후로 인식해야 한다. 자살 가능성이 있는 청소년은 혼자 있도록 해서는 안 된다.

(6) 성 교육

2차 성징의 발현은 청소년으로 하여금 성에 대한 관심을 자극하게 한다. 청소년 초기에는 성에 대한 환상을 갖기도 하고, 점차 그들의 가치나 신념, 관습에 근거하여 데이트, 성적 접촉, 성교 들을 탐색하기 시작하면서 성적 친밀감을 발전시켜 나간다. 특히 청소년기의 심리적 발달특성인 개인적 우화, 불멸의 신념, 또래집단의 압력, 성숙의 증거를 보여 주기 위해, 자연스러운 성적 탐색의 일환으로, 친밀감의 표현 및 성교를 하면 기분이 좋기 때문에 등과 같이 감정적 요인에 의해 무모한 성행동에 가담하는 경우가 흔히 발생한다. 생식기 발달이 진행 중인 청소년들이 성행동에 가담하는 경우 생식기의 취약성으로 인해 임신이나 성 전파성 질환 감염 등 성 건강을 위협하는 다양한 위험요인에 노출되기 쉽다. 또한 이 시기의 건강문제가 일생 동안 지속되기 때문에 적극적인 성 교육을 통해 예방과 관리 능력 부여가 매우 중요하다. 청소년의 성 건강발달을 격려하기 위해서는, 성에 대한 정확한 정보 제공과 교육, 책임 있는 의사결정기술, 청소년의 가치추구 및 발견 지지, 성에 대한 건전한 태도와 행동의 본보기 등이 요구된다. 즉, 사회는 청소년들이 신체적 · 인지적 · 정서적으로 준비가 되어 성숙된 성관계 및 그로 인한 결과를 예견할 수 있을 때까지 성행위를 연기할 수 있도록 도와주기 위해 친밀감, 성적 한계 설정, 사회, 대중매체 및 파트너의 압력 극복하기, 금욕의 이점, 임신과 성 전파성 질환 예방 등에 관한 교육과 관리를 통해 건강한 성인으로 성장 · 발달할 수 있도록 도와주어야 한다.

① 청소년기 임신

청소년기 임신은 심각한 건강 위험과 임산부와 태아 둘 다에게 영향을 미칠 수 있는 합병증 때문에 매우 위험한 상황으로 간주된다. 청소년 임신은 청소년들과 가족들에게는 긍적적이고 정상적으로 보일지 모르나 장기적으로 미치는 영향으로 인해 많은 우려가 따른다. 청소년기의 임부와 태아는 높은 이환율, 사망률, 빈곤, 재임신의 위험에 놓이게 된다. 구체적으로 살펴보면, 임부에게는 심각한 건강 위험, 비만의 가능성과 고혈압, 독신 부모나 가난을 초래할 수 있고, 아동에게는 저체중의 위험과 저체중으로 인한 사망 가능성, 뇌성마비, 정신적 지체, 난독증, 주의력 결핍과 행동장애 등이 나타날 수 있다. 더 나아가 이러한 아동들은 종종 학대받는 희생자가 되거나 무시받고 미흡한 학교생활 수행으로 인해 어려움을 겪을 수 있다. 반면 청소년 임신의 긍정적인 측면으로는 모성으로 인해 삶의 목적, 의미, 관계 형성 능력이 강화되는 점을 들 수 있다.

② 피임

남녀 청소년들은 2차 성징의 발현과 더불어 성에 대한 관심이 증가하고, 생식 능력을 갖게 된다. 청소년들은 청소년기의 발달특성과 동료집단의 압력이나 친밀감의 표현 등과 같은 감정적 요인에 의한 무분별한 성 행동의 결과로 원치 않는 임신을 할 수 있다. 따라서 원치 않는 임신을 예방하고, 성적 자율성과 성 건강을 유지 · 증진하기 위한 사전 교육과 지도는 청소년들로 하여금 올바른 성적 판단과 행동을 하는 데 중요하다.

피임은 기구나 약물, 혹은 수술을 통해 수정이나 착상을 방해함으로써 원치 않는 임신을 예방하고, 성적 자율성과 성을 주도적으로 관리하기 위해 의도적으로 행해지는 방법이다. 피임은 생명의 존엄성을 보장하고, 우리의 몸을 잘 알고 활용하는 방법이며, 남녀 상호 간의 책임을 전제로 한다. 어떤 피임방법도 완전한 것이 없기 때문에 피임의 종류와 방법, 효과, 장단점 등을 잘 알고 각자에게 맞는 피임방법을 선택하는 것이 매우 중요하다. 피임방법을 선택하는 데 가장 중요한 것은 피임효과가 확실하고 안전하며, 비용이 저렴하고, 남녀가 편안하게 지속적으로 정확하게 사용할 수 있는 것이어야 한다. 간혹 피임의 종류와 방법을 알고 있으면서도 지속적으로 피임방법을 사용하지 않아 실패하는 경우가 종종 있다.

(7) 사고예방

자살, 살인과 같은 사고는 청소년기를 죽음과 상해의 위험에 놓이게 한다. 청소년기 동안에 최고조에 달하는 신체적, 감각적 그리고 정신운동기능은 그들에게 자신감을 준다. 그리고 이때의 생리적인 변화는 힘의 원동력이 된다. 즉 논리와 통제가 아닌 단순한 행위로 에너지를 사용하고, 위험한 행동을 하는 경향이 두드러지게 나타난다. 이 시기에 가장 흔한 사고의 원인으로는 차량 관련 손상, 스포츠, 폭력 등이 있다.

① 차량

청소년기는 독립적이면서 기동력이 증가된다. 이동수단으로는 특별히 오토바이와 자동차의 사용이 증가한다. 따라서 심각하고 치명적인 손상의 가장 큰 원인이 차량충돌에서 비롯된다. 이런 치명적인 손상은 대부분 운전할 때 약물과 음주상태인 경우가 많다. 이 외에 야간 운전 시에도 사고발생률이 높은 것으로 나타났다. 따라서 사고를 줄이기 위해서는 안전벨트 착용을 법제화하고 이륜차 이용 시 헬멧 착용, 운전 중에 음악과 핸드폰 사용 금지와 약물과 음주상태에서의 운전을 피하고, 10대 운전자를 위한 야간통행금지가 있다.

② 스포츠

학교 안팎의 조직적인 스포츠 경쟁은 청소년에게 팀과의 협동과 노력, 분쟁해결을 배우게 하고, 자아존중감을 상승시키는 효과도 있다. 그러나 스포츠는 상해의 원인이 되기도 한다. 청소년기에 신체의 조정기술들은 발달하고 있으며 그들의 판단은 종종 미성숙하고 부적절한 상태이다. 청소년들은 제각기 신체의 성숙, 크기, 조화의 정도 그리고 지구력의 다양성을 가지고 있기 때문에, 스포츠 경쟁이 위험요인으로 작용될 수 있다. 스포츠 시합은 신체적 성숙, 키, 몸무게 그리고 신체적 운동 정도와 기술에 따라 상대적으로 이루어지며, 특히 혹독한 신체접촉을 하는 스포츠의 경우는 더욱 그러하다. 모든 스포츠는 손상의 잠재적 위험성을 지니고 있다. 사람들이 심각한 경쟁에 참여하느냐 또는 단순히 즐거움을 위해 참여하느냐에 따라 달라진다. 하지만 신체적으로 준비되지 않은 사람에게서 심각한 또는 치명적인 손상이 발생한다.

③ 폭력

오늘날 청소년들은 가정, 학교, 지역사회의 폭력으로부터 전례 없는 상해와 죽음의 위험에 직면하고 있다. 아동들은 갱 참여에 대한 압력을 느끼거나 위협을 느끼고, 스스로를 보호하거나 친밀한 사람들을 보호하기 위해 무기를 지닌다. 청소년은 종종 폭력의 두려움을 느끼고 상처입기 쉬운 상황을 피하려고 한다.

원인을 알 수 없는 불확실한 두려움, 예를 들어 거리의 살인자, 은행 강도, 테러로 인한 국가적 위기 상황 등은 아동들과 청소년의 폭력적 행동 증가의 매개체가 된다. 따라서 청소년들을 위해 비디오, 음악, 영화, 텔레비전 프로그램에서의 폭력적 메시지에 대해 검토하고, 그들과 논의하는 과정을 통해 두려움이 폭력적으로 변하는 것을 예방하도록 한다.

Critical Thinking

성적 활동이 왕성해지면서 피임법을 사용하지 않는 청소년이 증가하고 있다. 또한 이 시기는 학령기에 비해 사망률이 3배나 높다. 특히 청소년기 자살은 전 세계적으로 심각한 문제가 되고 있다.

1. 청소년기를 이러한 위험한 상황에 쉽게 노출되게 만드는 성장 및 발달적 요인은 무엇인가?
2. 이러한 위험한 행동을 예방할 수 있도록 청소년과 가족에게 제공할 수 있는 전략은 무엇인가?

■ 참고문헌

김태임 · 김희순 · 신영희 · 심미경 · 오원옥, 2007, 『성장발달과 건강』, 파주: 교문사.

김태임 · 이강이 · 박영임 · 김동옥 · 김인자 · 김은주 · 이미경 외, 2008, 『생활과 건강』, 서울: 파워북.

박정한 · 이주영 · 이정애 · 신손문 · 서경 · 신유전 · 안명옥 외, 2002, 『여성과 어린이 건강증진—관리자를 위한 이론과 실제』, 춘천: 아리스크.

손영희 · 양선의 · 양승희 · 유재희 · 원종순 · 전미양 외, 2003, 『기본간호학(상)』(제3판), 서울: 현문사.

이자형 · 김신정 · 강숙현 · 김동욱 · 문선영 · 박현주 외, 2002, 『아동과 청소년을 위한 사고예방』, 서울: 현문사.

Edelman, C. L. & C. L. Mandle, 2006, *Health Promotion: Throughout the Life Span* (6th ed.), St. Louis, Mo.: Mosby Elsevier.

Pender, N. J., 1996, *Health Promotion in Nursing Practice* (3rd ed.), 최명애 · 이인숙 역, 『건강증진과 간호실무』, 서울: 현문사.

II. 성인 건강생활

학습목표

1. 성인기의 특성을 이해한다.
2. 성인기의 건강 요구를 이해한다.
3. 성인의 건강생활 실천을 설명한다.

1. 성인 건강 요구

성인기에 들어간다는 것은 인생의 중요한 변화를 의미한다. 지금까지 획득해 온 모든 것은 성인기를 위한 준비였다고 볼 수 있다. 성인이란 개인 및 공동생활을 창조적이고 건설적이며 생산적으로 영위할 수 있도록 성장된 인격을 가진 사람이라고 정의한다(Peplau, 1952). 성인기에는 감각기능의 변화와 각종 만성질환의 발생빈도가 높아지는 시기이다. 따라서 성인에 대한 건강생활 실천은 단순히 질병이나 장애에 초점을 두기보다는 가지고 있는 능력이나 힘에 초점을 두므로 잠재력을 최대한으로 활용하며 기능저하의 영향을 최소화하기 위한 노력을 뜻한다. 성인들에게 적절한 건강증진 활동에는 신체적, 정신적 그리고 사회적인 규칙적인 활동, 적절한 영양 섭취, 체중 조절, 성인병 예방 조기검진 그리고 스트레스 관리 등을 들 수 있다.

1) 성인기의 특성

(1) 친밀성 대 고립

이 시기에 신뢰가 형성되고 자기 자신에 대한 역할 확립이 이미 형성되었을 때는 친밀감을 느끼게 되고 그렇지 못했을 경우 고립감을 경험할 수 있다. 성인은 서로의 관계에 동등한 힘과 자원을 갖고 있지 않으면 친밀성을 얻기가 어려워진다. 친밀성이 있어야 서로의 욕구가 충족되며 서로의 약점을 인정해 주는 능력이 형성된다.

또한 이 시기의 특성은 자기가 이룬 가정과 사회적 지위, 경제적 여유 등으로 가장 안정되고 만족스러운 시기이지만 자녀와 노부모에 대한 책임이 있고 국가와 사회적 중책을 맡아야 하며 신체적으로는 점차 기능저하 현상이 나타나므로 감소되어 가는 체력에 적응해야 하는 시기이다. 자녀의 독립을 받아들이기 어려운 부모가 종종 있으나 이 시기의 부모는 자녀가 건강하고 책임감 있는 성인이 되도록 돕고 그들의 독립을 받아들이는 것이 과업이다.

아울러 신체적, 심리적, 경제적 지지가 필요한 고령의 부모를 모시는 것은 또 하나의 중요한 과업이 되는 동시에 큰 스트레스원이 된다. 가정을 부양하며 사회적인 역할을 맡아야 하는 성인기는 만족스러운 만큼 스트레스도 높은 시기이다.

(2) 생산성 대 정체

에릭슨은 생산성이란 후세대를 이끌어 가는 것과 관련되는 사려 깊은 영향력으로서 직업에 성공하고 가정관리를 성공적으로 수행하며 자녀양육을 끝마친 중년에 대하여 사회로부터 부여된 요청 혹은 압력이라고 했다. 생산력이 있는 개인은 자기의 요구뿐만 아니라 미래 세대의 요구도 해결할 수 있는 헌신과 창조성을 포함한다.

이 발달과업이 성공적이지 못할 경우 자기정체에 빠지며 우울하게 된다. 자기 자신에 대해서 낮게 평가하며 미래 세대에 제공할 것을 자기는 갖고 있지 않다고 인식한다. 이러한 부정적인 태도는 노년기 발달단계의 성취를 어렵게 만든다. 자기 자신에 대해 만족하지 않는 중년은 좌절하며 사소한 일도 문제가 될 수 있고 자기 연령층이 사회로부터 밀려나는 것을 보고 분노감정을 갖게 된다. 그러나 다른 사람과의 관계나 자기 자신의 일과 가정, 자기성취를 만족스럽게 받아들이는 사람은 흥미나 취미를 개발함으로써 그러한 좌절도 문제가 되지 않게 된다.

2) 성인기의 건강 요구

(1) 신체적 건강 요구

① 시력과 청력의 변화

40세가 넘으면 점차 수정체의 조절력 감퇴로 노안이 오게 된다. 청력장애는 시력장애보다 좀 늦게 오는 경향이 있다. 남성은 여성보다 고음을 감지하기가 더 어려울 수 있다. 맛, 냄새, 촉각, 온도, 동통 등에 대한 민감성은 비교적 안정적이어서 45~50세까지 변함이 없다. 청력장애가 있는 환자를 돌보는 경우에는 자신의 입 움직임이 환자에게 보이도록 얼굴을 환자 쪽으로 향하여 말하도록 한다.

② 피부, 모발, 체형의 변화

피부의 탄력성 상실과 근력 감소, 흰 머리카락의 증가, 지방축적으로 인한 체형의 변화 등이 나타나게 된다. 피부 바깥층인 표피는 연령이 증가하면 얇아지고 팽팽해지는데 그 이유는 진피의 주요 물질이 섬유질화하기 때문이다. 콜라겐과 탄력소 섬유가 파괴되어 탄력을 잃으면 팽팽하던 피부는 주름이 생기고 처지기 시작한다. 중년기에는 피부가 손상되기 쉽고 잘 낫지 않는다. 피지선은 기능이 거의 퇴화하지 않지만 피지 분비는 감소하며 땀샘은 크기, 수, 기능면에서 감소하기 시작한다.

대부분의 성인은 50세가 되면 흰 머리카락이 많이 생기는데 이와 같이 머리카락 색깔이 변화하는 것은 머리에 있는 멜라닌 색소가 점차 감소하기 때문이다. 모발이 가늘어지고 성장도 느려지며 모발의 휴지기와 성장주기가 변화를 겪는다. 모발의 휴지기가 길어지는데 이때 휴지기 상태의 모발이 빠지는 경우가 많아진다. 모발 손실을 늦추기 위해서는 빗질을 부드럽게 하고, 지나친 열을 피하며 샴푸 후 잘 헹구어주는 것이 중요하다.

이러한 신체적 변화를 매우 품위 있게 받아들이기도 하지만 나이가 들어간다는 것을 상당한 상처로 받아들이고 혐오와 공포로 바라보기도 한다. 따라서 이러한 신체적인 매력이 감소되는 것을 긍정적으로 받아들이고 이에 적응할 수 있도록 도와주어야 한다.

③ 심맥관계 변화

나이가 들수록 심장조직이 딱딱해지고 탄력성이 감소하며 심박동력과 혈액의 양은 감소한다. 30세에 심장의 기능이 100%의 능력을 가진다고 가정하면 50세에는 기능이 80%로 떨어지고, 80세에는 70%로 감소한다.

그러나 심장 기능의 감소는 노화 과정보다는 공기조절의 부족과 더 관련이 있으므로 규칙적인 운동의 필요성이 강조된다. 많은 중년기 성인은 혈압이 증가하며 이 시기에 동맥경화가 시작된다.

④ 신경계 변화

신경자극이 뇌에서 신체의 근육조직으로 전달되는 속도가 일생 동안 약 10% 감소한다. 50세까지는 그중 5%가 감소된다. 중년기에 뇌와 척수의 신경세포가 점차 감소하며, 이는 대뇌피질 특히 전두엽에서 가장 두드러진다. 신경의 감소가 반드시 뇌의 기능에 영향을 주는 것은 아니지만 시간이 흐름에 따라 뇌의 무게가 감소하는 원인이 된다. 또한 신경계의 장애는 정신착란과 치매의 주요 원인이 되기도 한다.

⑤ 호흡기계 변화

중년기의 호흡 능력은 30세를 100%로 보았을 때 75%로 감소한다. 폐의 탄력성도 서서히 감소하고 흉곽도 작아지기 시작한다. 흉곽이 딱딱해지고 숨을 들이마시고 내쉬는 동안 가슴을 움직이게 하는 근육도 더 약해지는 경향이 있다. 심맥관계와 마찬가지로 호흡기계도 운동 부족의 영향을 받기 때문에 규칙적인 운동에 의해 강화될 수 있다.

⑥ 근골격계 변화

신체적인 힘과 지구력도 어느 정도 감소하여 젊음의 특징인 활력을 잃어간다. 특히 등과 다리의 근육 강도의 상실이 나타나 근육과 관절강직이 일어날 수 있다. 또한 골격의 밀도가 감소하고 척추의 압박으로 요통이 발생하게 되며, 뼈의 칼슘 함량이 줄어 골다공증이 잘 오게 된다. 골다공증은 에스트로겐의 감소로 인해 뼈가 약해져서 부서지기 쉬운 상태로 되는 것을 말한다. 골다공증은 여성이 남성보다 그 위험도가 훨씬 높으며 특히 마르거나 흡연을 하거나 충분한 칼슘 섭취나 운동을 하지 않는 여성, 과음, 과다한 카페인을 섭취하는 여성에게 흔히 나타난다.

⑦ 비뇨생식기계 변화

여성의 경우 폐경기가 오게 되는데 이때가 여성에게는 생의 위기 혹은 생의 전환기라고 할 만큼 신체적으로나 심리적으로 미치는 영향이 커서 어려움이 따를 수 있다. 여성의 갱년기 증상은 에스트로겐의 감소로 인하여 피하 혈관의 보호 작용이 저하되어 얼굴이 화끈거리고 발한, 손발의 감각이 얼얼함, 쑤심, 손발이 차고 심계항진, 두통, 어지럼증 등이 나타나며 신경이 예민해지고 불면증, 모든 일에 근심이 많아지고 집중력이 저하되며 초조하고 우울해진다.

폐경기는 45~55세 사이에 일어나는데 사람들마다 상당한 차이가 있다. 폐경은 월경이 중단되고 난자 생산의 중단으로 출산 능력이 끝나는 것을 의미한다. 즉 폐경은 생물학적 연령의 한 단계로 어머니 역할로부터의 해방, 출산 능력 상실, 노년기의 시작 등을 의미하는데 이것은 여러 가지 신체적 증상과 심리적 불안감을 수반한다.

남성들은 일부에서 수정 능력이 감소하고, 젊은 남성에 비해 남성호르몬인 테스토스테론의 분비가 감소한다. 하지만 이러한 변화는 아주 미약하고 서서히 일어나므로 중년기 남성의 성 능력의 소실은 생리적 변화보다는 심리적인 변화, 스트레스, 질병, 불구 혹은 투약으로 기인될 수 있다. 남성의 생식체계와 그 밖의 신체, 생리적, 정서적, 심리적인 변화가 나타나는 남성의 갱년기는 일반적으로 여성의 갱년기보다 10년 정도 늦게 시작된다. 그리고 그 변화는 보다 점차적이고 보다 다양하다. 약 5%의 중년기 남성들이 우울증, 피로, 성적 무력감 그리고 정의하기 힘든 신체적 이상을 호소한다. 여성처럼 심하지는 않으나 남성들도 화끈거림을 경험하기도 한다. 남성은 개인에 따라 차이는 있으나 여성만큼 심한 변화는 없고 성적인 열정이 점차 줄어드는 경향을 보이게 된다.

폐경기 중년 간호에서는 우선 심리적으로 안심시키고 격려하는 것이 중요하다. 난소기능의 퇴화로 호르몬이 감소되어도 부신에서 보충이 되므로 성생활에 지장이 없고 여자로서의 여성성도 지속할 수 있다는 것을 설명해 주는 것이 필요하다.

⑧ 각종 만성질환의 발생 증가

정서적 심리적 요인으로 인한 알레르기성 피부염, 기관지천식, 위궤양, 신경성 대장염, 관절염 등 만성질환의 발생빈도가 높아진다. 신진대사율이 느려지면서 에너지 축적으로 피하 지방층이 두꺼워지고 체중이 증가한다. 이에 따라 심장의 부담이 커지면서 심혈관계 질환으로 동맥경화증, 고혈압, 심근경색증 등이 발생한다. 또한 체중 증가와 함께 인슐린의 요구량이 높아져 당뇨병이 올 수 있다.

신체적 운동을 게을리 했던 사람이 이때 갑자기 운동을 시작할 경우에는 건강전문가의 조언을 받아 적절한 운동을 선택하여 점진적으로 운동량을 증가시켜 가며 꾸준히 실천해야 한다. 이러한 체중 조절이 만성병 예방과 치료에 도움이 된다.

(2) 인지적 건강 요구

성인기는 높은 수준의 추상적 사고와 새로운 문제해결방법을 통해 사회적, 직업적으로 공헌할 수 있는 정신력을 갖는다. 지식을 획득하여 활용하는 능력은 성년 초기가 되어야 성숙한 상태에 도달하며, 이러한 지적 능력의 발달은 개인이 성년기의 여러 가지 정신적인 도전들에 대처하기 위하여 필수적인 것이다.

사회 경제적 지위와 교육수준이 지능지수에 큰 영향을 준다. 성인세대는 영양상태의 개선 및 건강관리, 교육수준의 향상, 대중매체의 발달 등으로 많은 지식을 흡수할 가능성이 높다. 성인은 생산적이고 재치 있는 대화를 좋아하며 평생 교육을 충분히 받으면서 자신의 잠재력을 발휘하고 싶어 한다.

피아제는 인지발달에서 형식적인 조작단계가 인지적 성장의 끝이라고 보았으며, 형식적, 조작적 사고는 과학적, 체계적, 연역적 추론이 가능하게 되면서 인지발달 전 단계의 사고와 구별되며, 성인 인지의 주요한 특징이 된다고 제시하였다. 성인기 동안 지적 발달의 경로에 심각한 영향을 주는 것은 질병과 사회적 환경이다. 지능에 영향을 주는 주된 질병은 순환계 질환이며 사회적 환경 중 개인이 사회적 활동에 참여하는 정도는 지능지수의 증가 또는 감소와 관계가 있다.

성인기 동안 새로운 지식을 습득할 수 있는 능력은 감퇴되지만 이는 이미 존재하고 있는 영역 내의 전문적인 지식의 발달과 그 지식에 대한 탈 형식적 관점의 발달에 의해 보상될 수 있다.

중년기 동안 지적 능력에 대한 보편적인 믿음은 첫째, 아주 늙지 않는 한 지혜라는 지력과 정보의 가치 있는 결합을 갖게 되며, 둘째, 지적인 감소가 대개 30세경부터 신체적으로 쇠퇴하기 시작하는 것과 거의 같은 시기에 시작된다는 것이다.

지혜를 가지고 있는 사람들은 자기 분석이나 내성 같은 성찰적 능력과 함께 감정이입, 관대함, 온화함과 같은 감정적인 요소를 겸비하고 있는 특징이 있다.

(3) 사회 심리적 건강 요구

일반적으로 성인기에는 정체감이 안정되어 가는 시기이다. 젊은 성인은 자신의 축적된 경험을 기초로 자신에 대해 확신을 갖고 주어진 상황에서 자신이 어떻게 행동할 것인가를 판단할 수 있다. 그래서 자신의 가치, 목표에 대해 보다 분명하고 자신의 발달 가능성을 잘 파악하는 것은 매우 중요하며 이 시기에는 직업선택, 결혼, 주위의 친구들로 인해 풍부한 개인적 생활을 하게 되는 것이다.

반면 자아정체감이 안정되지 못하고 자신에게 확신을 가지지 못하면 상호 작용은 불안하고 방어적이며 자아노출을 꺼리게 된다. 건강한 대인관계를 위해서는 상대방에 대한 긍정적 관심과 공감으로서 상대방이 무엇을 생각하고 느끼고 있는가에 대해 정확하게 지각하는 것이다.

이 시기는 모든 부분에서 생산적이 되고 창조적이 되어야 한다. 생산성이란 성숙한 성인이 다음 세대를 구축하고 이끄는 데 관심을 기울이는 것을 말하며 생산적인 중년들은 다음 세대와의 연결을 통해 사회의 존속과 유지를 위해 헌신한다.

생산성은 자녀출산뿐만 아니라 직업을 통해 다음 세대에게 기술을 전수하거나 문화를 창조하고 보존하는 행위 등 매우 넓은 개념이다.

(4) 영적 건강 요구

종교적인 관심은 성인으로서 좀 더 성숙된 마음으로 관심을 가질 때 점차 확고해져 간다. 30대 중반이나 40대에 이르면 비로소 개별적이고 반성적인 신앙단계가 된다. 이 단계는 인간관계에 의해 형성된 자기정체성과 신앙 속에서 영위되어 온 자아가 더 이상 타인에 대한 제한 없이 자기정체성을 주장하게 되는 것이다.

자신의 의미 구조를 형성하게 되고 이것을 세계관으로 인식하며 자기정체성과 세계관을 구분하게 되고 자신의 판단과 행동에 영향을 미치는 무의식적 요인들에 대해서는 별로 신경을 쓰지 않는다.

종교적으로 성숙한 사람이 갖고 있는 성향은 개별화되고 통합되며, 추상적인 지식을 실제행동으로 옮긴다. 이는 목표에 도달하도록 돕고 삶의 여러 측면이 서로 조화를 이루도록 돕는다. 또한 종교적으로 성숙한 사람은 일관성이 있으며 도덕성과 행동을 위한 기본적인 기준을 제시한다. 포괄적이며 역동적이고 융통성이 있어서 끊임없이 새로운 태도와 이념을 추구한다.

2. 성인 건강생활 실천

성인의 건강증진 활동은 일상생활 속에서 규칙적인 활동, 적절한 영양 섭취, 금연 및 절주, 체중조절 그리고 스트레스 관리, 정기적인 검진, 질병예방행위 등의 건강생활 실천이다.

1) 신체활동과 운동

편리함을 추구하는 현대인의 삶의 방식은 신체적 활동량의 부족을 초래하는데, 이러한 신체활동 부족은 모든 연령대에서 사망률을 증가시키고, 심혈관질환, 제II형 당뇨, 비만의 위험도를 2배나 증가시키며, 또한 대장암, 유방암, 고혈압, 지방간, 골다공증, 우울증, 불안의 위험도를 증가시킨다. 아울러 인구밀집, 빈곤, 범죄, 사고, 대기오염과 차량 이용의 증가 등은 신체활동을 어렵게 만든다.

성인은 하루에 15~19시간을 깨어 있는데 그중 1시간만이라도 신체활동을 하는 것이 중요하며 규칙적으로 운동하는 것은 더욱 중요하다. 이는 상당한 심리적, 사회적, 정신적인 건강과 안녕을 주기 때문에 적당한 강도와 적절한 양의 운동이 병행된 신체활동은 건강의 위험 요소를 줄이게 된다.

규칙적인 신체활동은 주요 비전염성 만성질환을 예방할 뿐만 아니라 비만을 줄이고 알코올 중독자, 물질남용자와 다양한 중독행위에 도움이 되고, 스트레스, 불안, 우울증과 외로움을 줄이며 자존감이 향상되어 보다 활기찬 생활을 하는 데 도움이 된다.

건강을 향상시키는 데 신체활동을 힘들게 할 필요는 없다. 지역사회에서 적당한 운동과 활동성 있는 생활을 선택한다면 의료비를 줄이고 신체적, 사회적 환경을 건강하게 하여 학교와 직장에서 더 나은 일을 수행할 수 있고 스포츠와 레크리에이션에 더 적극적으로 참여하게 되어 경제적인 이익을 가져다주기도 한다.

체중조절을 위해 가장 좋은 운동은 유산소운동이다. 이것은 운동 중에 필요한 에너지를 유산소 대사 과정을 통해서 만든다는 것을 의미한다. 그러므로 체중조절을 위한 운동은 산소를 섭취하는 데 무리가 없어야 하며 오랜 시간 운동을 지속할 수 있어야 한다. 이러한 점이 바로 유산소운동이 체중조절에 효과적인 이유라고 할 수 있다.

일반적인 건강증진을 위한 운동은 자신의 최대 운동 능력에서 50~80% 범위 내의 강도로 하는 것이 좋다. 운동량은 한 번에 30~60분 정도, 횟수는 주 3~5회 하는 것이 바람직하지만, 비만인 경우 운동의 강도를 50~60%로 낮추고 운동시간은 60분 이상 지속적으로 꾸준히 실시하며, 운동량은 주 5회 이상 하는 것이 체지방 감소에 가장 이상적이다. 그것은 낮은 강도의 운동일수록 체지방을 에너지로 더 많이 이용하기 때문이다.

최근의 연구결과에서 운동은 신체뿐 아니라 정신기능의 감소 방지효과도 있는 것으로 밝혀졌다. 정보처리 능력 테스트에서 유산소운동을 한 사람의 인지기능이 더 높게 나타났으며 이는 운동이 뇌로 가는 혈액순환을 좋게 하고, 신경호르몬 기능을 왕성하게 하며, 또 숙면을 취할 수 있게 해주기 때문이다.

운동요법을 적용할 때는 운동을 시작하기 전에 심장 기능을 중심으로 철저한 사정이 필요하며, 운동계획은 기능적 상태, 건강 요구 및 의학적 문제를 고려하여 운동의 형태, 운동 빈도 및 기간 그리고 운동 강도를 포함한 계획을 세워야 한다.

2) 절주 및 금연

술은 어떻게 마시느냐에 따라 약이 되기도 하고 독이 되기도 한다. 인체의 술을 분해하는 효소는 1시간에 알코올 10g 정도를 분해할 수 있는데 이 양이 대략 술 1잔에 해당한다.

평생 술을 한 잔도 안 마신 사람은 적정 음주자보다 심장질환의 가능성이 높다는 연구결과가 있다. 일부에서는, 술은 용혈을 막고 동맥에 플라크 형성을 늦춰 심장질환으로부터 사람을 보호하기도 한다고 하였다.

적정 음주를 하지 않으면 사고, 폭력, 각종 암, 간질환, 뇌졸중의 가능성이 있다. 음주량이 증가하면 그 질병들 이외에도 각종 위험과 사망의 위험이 뒤따른다. 임신한 여성이 음주를 하게 되면 태아 알코올 증후군에 걸릴 가능성이 있다. 이러한 가능성은 적정 음주를 하더라도 항상 존재한다. 수유를 하고 있는 여성은 적정 음주가 아니라 최소 음주를 해야 한다.

또한 특정한 정신적 질환이나 신체적 질환을 앓고 있는 사람, 다른 약물, 특히 향정신성 약물을 복용하고 있는 사람, 운전을 하거나 기계를 조작하고 있는 사람, 공중의 질서와 안전을 책임지고 있는 사람, 소방시설이나 위험물질을 취급하고 있는 사람, 음주량을 자신이 통제하기 어려운 사람, 미성년자 등은 음주를 하지 않아야 한다.

과음은 폭력, 사고로 인한 상해는 물론 죽음까지도 초래할 수 있으며, 폭음은 심장질환에 위험부담을 증가 시킨다. 과음과 폭음은 항상 피해야 하며 적정 음주가 아무리 건강에 좋아도 최소한 1주일에 1번 이상은 술을 한 방울도 마시지 말아야 한다. 이 방법만이 알코올 중독을 예방할 수 있다. 매일 계속 마셔야 한다면 문제가 심각해질 가능성이 크므로 전문적인 상담을 받아야 한다.

성인들은 개인적으로 긴장을 풀기 위해서나 좀 더 편한 마음으로 안정감을 갖기 위해 혹은 집안일로 제사나 각종 잔치 등을 치르기 위해, 주변 사람들과 잘 어울리기 위해 본인이 원하든 원하지 않든 부득이하게 술을 마시게 되는 경우도 있다. 하지만 어떤 경우이든지 건강을 해치지 않는 음주 요령을 알아둔다면, 술을 마시는 본인이나 그의 가족 그리고 같이 술을 마시는 사람들이 음주로 인해 겪게 될지도 모르는 개인적, 사회적 문제의 발생을 예방하는 데 큰 도움이 될 것이다.

우리나라 성인 남성의 흡연율은 2005년 우리나라가 담배규제기본협약(FCTC) 비준국이 되면서 담뱃값 인상 등 규제정책을 편 이후 2005년 52.3%, 2006년 44.1%, 2007년 42.0%로 꾸준히 하락하다가 2008년 40.9%에서 2009년 하반기 43.1%로 상승세로 돌아섰다. 그러나 2010년 상반기 42.6%로 하락했고 하반기에 39.6%로 처음으로 30%대로 떨어졌다.

흡연을 하게 되는 다양한 원인들은 심리적 요인, 환경적 요인, 유전적 요인, 생리적 요인들로 구분할 수 있다. 어떠한 원인에 의해서 흡연을 하더라도 흡연은 당사자뿐만 아니라 흡연자의 배우자, 자녀 및 동료에게도 간접흡연으로 인한 다양한 질병 유발요인이 되게 한다.

간접흡연에 노출된 사람은 천식의 위험이 높아진다. 흡연자의 배우자는 비흡연자의 배우자보다 폐암에 걸릴 위험이 약 30% 높고 심장병에 걸릴 위험은 50% 더 높다.

고혈압, 고지혈증과 함께 심혈관질환의 3대 위험인자인 흡연을 줄이는 것은 심혈관질환 예방과 치료에 효과적이다. 금연 성공은 국가적인 금연운동, 지역사회 금연 프로그램, 금연 관련 법규, 담배 가격 인상, 흡연 관련 질병으로 인한 유명인의 사망, 흡연과 건강에 관한 새로운 연구결과 발표 등의 영향을 받는다. 대중매체를 이용한 금연방법도 개인에 대한 교육과 함께 시행하는 것이 대중매체 하나만을 이용하는 것보다 흡연율을 감소시키는 데 효과적이다.

■ 금연을 위한 생활지침

· 영양소를 골고루 섭취한다.

단백질, 탄수화물, 지방이 적절하게 분배된 각종 영양가가 골고루 갖춰진 식사를 하도록 한다. 고열량 음식이나 음료에 대한 유혹이 너무 강하다면 주말을 금연일로 삼지 않도록 한다. 식사 전에 물을 한 컵 마시며 매일 물을 8컵은 꼭 마시도록 한다. 단음식이 먹고 싶을 때는 무설탕 껌을 씹는다. 식단을 주의 깊게 짜고 칼로리를 계산한다. 지방 섭취를 줄이는 것도 도움이 되며 양치질을 자주 하여 구강상태를 청결하게 하면 금연유지에 도움이 된다.

· 규칙적인 운동을 한다.

매일 운동을 하거나 운동 프로그램에 참여하는 것도 도움이 된다. 엘리베이터 대신 계단을 이용하고 자동차를 직장에서 약간 떨어진 곳에 주차하여 조금이라도 걸어 다니는 것이 좋다. 매주 체중을 측정하여 자가 점검하는 계기로 삼는다.

· 절주(금주)한다.

술은 열량이 많고 금연 결심을 약화시켜 다시 흡연할 위험을 증가시키므로, 술을 줄이거나 끊는 것이 바람직하다.

· 보상과 강화를 한다.

흡연하지 않고 운동 및 식사계획에 잘 따랐다면 주말마다 자신에게 상을 주는 것도 좋다. 다만 음식이 아닌 것으로 보상하는 것이 좋으며 성대한 저녁식사보다는 영화를 보는 편이 더 도움이 되기도 한다. 흡연자가 금연을 시작하면 금연 20분 만에 혈압과 맥박이 정상이 되며 손발이 정상체온을 갖게 된다. 금연을 성공적으로 실천하면 건강에 유익한 점이 늘어난다. 금연을 하면 수명이 연장될 수 있고 암과 심장병, 뇌졸중, 만성 폐질환, 호흡기질환의 위험을 줄일 수 있다. 또한 흡연자에 비해 건강상태가 호전되는 것을 볼 수 있다.

3) 영양

성인기 남성과 여성의 칼로리 섭취는 직업, 신체활동량, 정신소모량, 정서적 상태, 나이, 체격, 기후, 개인의 신진대사 등과 같은 요인에 기반을 두어야 한다. 성인기의 남성은 단백질과 비타민 C, 리보플래빈, 비타민 E, 비타민 B_6가 더욱 많이 요구되며 반면에 니아신, 티아민, 칼슘, 인, 요오드, 철, 마그네슘은 덜 요구되고 비타민 A와 비타민 B_{12}의 요구량은 변함이 없다.

성인기의 여성은 청소년기에 비해 아스코르브산이 더욱 요구되는 반면에 니아신, 리보플래빈, 칼슘, 인, 요오드, 마그네슘은 덜 요구되며, 단백질, 비타민 A, 비타민 E, 비타민 B_6, 비타민 B_{12}, 리보플래빈, 철의 요구량은 변함이 없다. 필요량이 감소되는 이유는 급속한 성장기가 끝나고 신체적 성숙에 도달했기 때문이다. 특히 여성의 경우에는 임신과 수유기간 동안 증가된 칼로리와 영양을 섭취해야 한다.

중년기는 생물학적인 변화로 칼로리, 포화지방, 콜레스테롤의 감소가 필요하다. 특히 음료수나 후식, 기름진 음식, 알코올 등을 제한해야 한다. 30~50세 사이에는 10년마다 5%, 70세 이후에는 매 10년마다 7%의 칼로리를 감소시켜야 한다. 신체요구량과 관련한 과도한 칼로리 섭취는 관상동맥질환, 고혈압, 신부전, 당뇨병의 위험요인이 되는 비만과 동맥경화증을 초래한다.

식이는 다섯 가지 기초식품군을 포함하고 칼로리 섭취는 나이, 신체 상태, 체표면적, 활동양상에 기초하여야 한다. 포화지방과 콜레스테롤이 많이 포함된 육류 대신 불포화지방, 닭고기, 생선, 유제품을 권장한다.

적절한 수분 섭취는 변비 예방을 돕고 균형 잡힌 식이는 체중조절에 도움이 된다. 중년의 칼슘 요구량은 뼈의 재흡수 때문에 특히 여성에게 있어 증가된다. 골다공증을 예방하기 위해서는 1일 칼슘 섭취량이 폐경기 이전 여성에게 1,000~1,200mg/dL가 요구되고 폐경기 이후 여성에게 1,500~2,000mg/dL가 요구된다.

고혈압 환자, 가족 중에 고혈압이 있는 사람, 과잉의 나트륨에 더 민감할 수 있는 사람에게 소금량 제한이 권고된다. 요리에 사용되는 소금은 줄여야 하며, 식탁 위의 소금통도 없애는 것이 좋다. 염분 섭취와 혈압 사이의 전형적인 관련성을 고려할 때, 염분 섭취제한이 중요하며 중년에게는 젊은이들에 비해 이 관련성이 더욱 크다. 또한 염분이 칼슘 배출을 증가시켜 골다공증의 위험을 높인다.

한 달 내에 체중의 5% 이상 감소하거나 정상체중의 20% 이하의 체중, 10% 미만의 상완둘레 및 피하지방 두께, 3.5mg/dL 미만의 혈청 알부민, 160mg/dL의 혈청 콜레스테롤일 때 단백질과 열량 섭취의 부족으로 인한 영양 불량상태임을 알 수 있다.

건강생활 실천을 위한 건강하고 효과적인 식사는 식물성 식품을 충분히 섭취하고 육류보다는 생선을 적당히 섭취하며 우리 몸에 필요한 영양소인 탄수화물, 단백질, 지방의 적정 섭취와 필수기능을 수행하는 비타민, 무기질 등의 섭취도 중요하다.

■ 만성질환을 예방하는 건강한 식사법

- 다양한 식품을 잘 배분하여 적당량을 섭취한다.
- 정상체중을 유지한다.
- 신선한 채소와 과일을 매일 섭취한다.
- 동물성 지방을 줄이고 올리브유를 활용한다.
- 싱겁고 달지 않게, 인공감미료를 천연감미료로 대신한다.
- 음식을 태우지 않는다.
- 규칙적으로 천천히 즐거운 마음으로 식사한다.

4) 수면과 휴식

성인은 신체적, 정서적 상태, 직업, 신체활동량과 같은 요소들이 휴식과 수면의 필요성을 결정하는 요인이 된다. 젊은 성인들은 직업, 사회활동, 가족에 대한 책임, 학업 등에 시간을 할애해야 하므로 많은 활동에 쫓기게 된다. 그렇다 해도 이 시기는 신체적으로나 정신적으로 건강에 손상을 받지 않으면서 오랫동안 견디어 나갈 수 있다.

그러나 부족한 수면으로 자신의 기능을 수행해 나가기 어려울 때는 더 많은 휴식시간을 가져야 한다. 휴식과 활동을 위한 생리적 리듬을 인식해야 한다는 의미이다.

성인의 수면은 제1단계에서 제4단계 수면으로 떨어졌다가 다시 제1단계의 REM수면으로 돌아온다. 제1단계 REM으로 돌아온 후 10~15분 후에 다시 제4단계로 돌아간다. 이렇게 3~5차례 REM수면을 반복한다. 각 수면단계에서 소요되는 시간은 나이에 따라 다르다. 제1단계 REM은 일생 동안 변동 없이 수면시간의 20~25%를 이루고 있다. 3, 4단계 수면은 수면시간의 약 20%를 차지한다. 4단계 수면은 나이와 함께 감소하여 나이가 들수록 수면시간이 적고 자주 깬다. 4단계 수면이 짧아지는 이유는 동맥경화로 인한 경우가 많은 것으로 알려져 있다.

성인에게서 수면 박탈은 피해야 하는데 충분한 수면을 취하지 못하는 경우 성격의 변화를 초래하여 위축, 우울, 냉담, 피로, 압박감을 느끼거나 일시적 착각에 빠지기 쉽고, 일을 집중하기 어렵게 되어 여러 가지 역할이나 책임을 잘 수행하지 못하게 된다.

한편 불면증은 대표적인 수면장애인데 그 원인으로는 여러 가지 신체리듬의 장애, 각성제의 사용, 정서적 충격, 환경 등이 있으나 이 중 심리적인 원인이 으뜸이다. 불면증의 유형 중 성인기에는 처음에 잠을 청하기 힘든 초기 유형이 가장 흔하다.

신체기능을 최상으로 유지하기 위해 휴식과 수면은 신체적 활동과 균형으로 유지되어야 한다. 수면시간은 초기 성인과 마찬가지로 중년기 성인에게도 하루 6~8시간이 적당하다. 수면과 휴식은 작업 스케줄과 스트레스 질병에 의해 영향을 받을 수 있다. 만약 수면장애를 경험한다면 카페인 섭취를 줄이고 스트레스를 감소시키며 더운물 목욕과 잠을 잘 오게 하는 이완요법 및 심상요법을 실시할 수 있다.

적절한 운동을 통해 혈액순환을 증진시키고 생리적 기전을 자극함으로써 심맥관 장애를 예방할 수 있으며 근육과 관절의 강직 및 약화를 예방할 수 있다. 또한 적절한 체중을 유지하도록 돕고 작업 수행력을 증가시키고 만성피로를 감소시키며 심폐 효능의 증가와 이완을 증진시킨다.

운동의 종류는 자신이 즐겨하는 것으로 하며 규칙적으로 해야 한다. 운동을 할 때에는 운동량은 점차 늘려 나가야 하며 지나치게 운동하는 것은 피해야 한다. 간헐적인 운동은 효과적이지 못하며 부정확하게 수행하거나 과도신전을 유발하는 운동은 건강에 해로울 수도 있다. 심장과 호흡률은 운동이 끝난 후 10분 이내에 정상상태로 돌아와야 한다.

운동 프로그램을 시작하기 전에 건강상태를 포함한 건강사정을 실시한다. 매일 활동양상에 대한 사정과 좋아하는 운동에 대한 토의는 바람직한 운동 프로그램을 계획하는 데 유용하다. 비만증이 있거나 가족 중 심혈관계 질환의 기왕력이 있는 경우와 활동량이 적은 생활을 해 온 사람은 운동을 시작하기 전에 전문가의 자문을 받아 볼 필요가 있다.

5) 안전

사고는 이 시기의 흔하게 접하게 되는 안전문제이다. 골절과 탈골은 남녀 모두에게 손상의 원인이 된다. 골절은 낙상, 자동차 사고 등 외부의 과도한 힘에 의해 발생하는 경우가 많으며 골다공증 때문에 뼈가 약해진 경우에는 정상활동 중이거나 약간의 손상 후에도 골절이 나타난다. 이러한 사고를 예방하기 위해서 가정과 직장의 환경을 안전하게 바꾸고 피로가 쌓이지 않도록 충분한 수면을 취하고 운동을 지속적으로 실시하며 이완요법, 명상, 심상법 등을 이용하여 스트레스를 해소하도록 한다.

중년기에는 뼈의 칼슘함량이 줄어들어 골다공증이 잘 오며 요통이 쉽게 발생되므로 직장에서도 요통을 방지하기 위해 올바른 작업 자세를 유지해야 한다. 신체역학을 적절히 이용하면 과도한 근육 에너지를 사용하지 않고도 신체적 활동을 할 수 있기 때문에 에너지를 절약할 수 있을 뿐만 아니라 요통 등 근골격계 손상위험도 감소시킬 수 있다. 물체를 들어 올릴 때나 내려놓을 때는 허리를 곧게 펴고 무릎을 구부리면서 물체를 바닥에 내려놓는다.

요통은 어떤 활동을 하였는가보다는 활동 시 어떤 자세였는지가 더 중요하다. 그러므로 성인들이 작업장에서의 올바른 자세는 요통을 예방하기 위한 중요한 방법임을 알 수 있다.

6) 스트레스 관리

정신건강 유지를 위하여, 스스로가 인간으로서의 자존감과 매력이 저하된다고 느끼며 가족이나 사회에 대한 부담이 되는 것을 두려워하는 경우 스트레스 관리가 필요하다. 자존감의 저하, 외로움과 우울 등이 다양한 신체적 증상으로 나타나며, 사소한 신체적 문제점으로 우울이 나타날 수 있다. 우울증은 정확한 진단은 물론 적극적인 치료가 필요하며 적어도 12개월 정도의 약물요법이 필요하다.

갱년기 여성들이 경험하는 심리적, 정서적인 고통을 완화시켜 주기 위해서 간호사는 갱년기 과정이 정상 과정임을 이해시키고 폐경 후에도 심한 변화가 없다는 것을 알려준다. 성 활동의 감소는 점차적으로 나타나는 문제이며 개인에 따라 차이가 있다. 개인에 따라서는 폐경을 완숙의 개념으로 이해하고 월경이 없어짐으로 인해 더욱 자유롭게 살 수 있다고 긍정적으로 받아들이는 경우도 있다.

갱년기는 자녀 양육의 무거운 책임에서 벗어나 자기실현의 기회임을 알려 적극적인 생활을 하도록 하고 또한 사랑의 대상을 자녀에서 배우자, 친구 또는 종교적 활동에 돌리고 지금까지 제한되었던 인간관계나 행동반경을 넓혀 취미활동에 적극 참여함으로써 자기실현의 기회를 갖도록 한다.

또한 갱년기 여성들의 자조그룹을 만들어 유사한 경험을 서로 나누고 극복방법을 배우도록 지지해 준다. 또한 갱년기 여성의 심리적 불안의 극복은 배우자의 역할이 중요하므로 배우자 및 가족에게도 갱년기에 대한 지식과 정보를 제공하여 가족의 지지체계를 강화시켜 준다.

남성 갱년기는 45~55세 사이의 노화현상으로 남성호르몬 감소로 인하여 중년 이후 신체적 변화와 더불어 정신 및 심리적 상태, 대인관계 및 사회생활 전반에 걸친 변화가 나타나는 것을 말한다. 남성 갱년기에 나타나는 증상은 여성과 마찬가지로 안면홍조, 신경질, 우울감, 기질적 뇌기능장애, 성욕 감소 등의 여러 증상을 동반한다. 그러나 남성호르몬의 저하는 여성에서와 같이 급격한 변화가 일어나는 것이 아니기 때문에 갱년기 증상은 천천히 나타나며 진행 또한 서서히 이루어진다.

남성호르몬의 부족으로 인해 나타나는 증상을 치료하기 위해서 남성호르몬 보충요법이 있으나 간 기능, 조혈기능, 전립선 등에 영향을 미치므로 투여 여부는 전문의와 상담 후 신중하게 결정해야 한다.

7) 적극적인 질병예방행위

질병은 발생한 뒤에 치료를 위해 노력하는 것도 중요하지만 그보다는 미리 질병이 발생하기 전에 질병의 원인을 적극적으로 제거하고 면역력을 증진시켜 질병이 발생하지 않도록 하는 것이 더욱 가치 있다고 할 수 있다. 이를 위하여 금연, 절주, 영양관리, 위생관리, 면역력 증진, 꾸준한 운동, 건강관리, 예방 백신 등의 지속적인 예방을 위한 노력이 요구된다.

질병예방행위란 특정 질환의 예방에 초점을 두는 건강행위로서 정기적 건강검진 및 적절한 약물 사용 등이 해당된다. 건강증진행위인 동시에 질병예방행위가 될 수 있는 활동은 규칙적인 신체적 운동으로서 심혈관계 질환, 우울증, 비만에 의한 성인 당뇨병 및 골다공증에 대한 노출을 저하시킬 수 있다. 저콜레스테롤 식이 또는 고섬유질 식이 등은 심혈관계 질환 또는 암과 같은 질병의 예방행위 활동이 된다.

■ 질병의 예방대책

· 1차 예방

질병 발생 억제단계이다. 질병 예방을 위한 1차적 예방대책은 우선 예방접종, 환경개선, 영양 섭취, 안전관리 등의 대책을 강구하여 건강을 저해할 수 있는 인자들을 제거하는 것이고, 또한 생활조건을 개선하고 환경에 적응할 수 있는 체력을 배양하고 생리기능을 향상시키고 보건 지식을 함양하는 과정이 필요하다.

· 2차 예방

조기발견 및 조기치료단계이다. 질병의 발생을 억제하지 못한 경우에는 조기에 질병을 발견하고 치료하기 위해 노력해야 한다. 전염성질환의 경우에는 질병의 전파를 차단하고 신속히 치료해야 하며 비전염성질환의 경우에는 질병을 조기에 진단하여 치료기간을 단축하고 생존율을 증가시킬 수 있다.

· 3차 예방

재활 및 사회복귀단계이다. 질병으로 인하여 발생한 정신적, 신체적 손상의 후유증을 최소화하고 장애가 남은 경우에는 신체기능을 신속히 회복시키고 남아 있는 기능을 최대한으로 활용하여 정상적인 사회활동이 가능하도록 재활에 힘써야 한다.

질병의 예방방법으로는 적정한 체중을 유지하거나 꾸준한 신체활동, 금연, 절주, 건강식 섭취, 자외선 노출 주의, 건전한 성생활 등이 있다.

· 적정한 체중 유지를 위해서는 영양의 섭취와 에너지 소비 사이의 균형을 조절하여 영양 결핍 또는 영양 과다에 의한 저체중 혹은 비만이 발생하지 않도록 하는 것이다.

· 꾸준한 신체활동이 중요한데, 매일 30분 이상 꾸준하게 신체활동 및 운동을 하여 근육을 단련하고 각 신체기관들이 원활히 유지될 수 있도록 한다.

· 흡연으로 인하여 폐암을 포함한 다양한 질환이 유발될 수 있으므로 흡연의 위험성을 항상 기억하고 적극적으로 금연한다.

· 적당한 음주는 신진대사를 원활하게 하는 작용이 있으나 과도한 음주는 뇌손상, 간 손상, 알코올 중독증을 야기하므로 음주를 줄이도록 노력한다.

· 비타민이 많이 함유되어 있는 신선한 과일과 채소를 중심으로 식사를 하고 육류를 가능한 한 줄이고 등푸른 생선이나 콩을 많이 섭취하도록 한다.

· 자외선 노출은 인체에 유해하므로 태양광이 강한 시간대에 노출을 삼가고 태양광선에 노출될 경우에는 모자나 선글라스를 착용하며 일부러 선탠을 하지 않도록 한다.

• 안전하지 않은 성행위는 다양한 생식기 질환의 원인이 되므로 주의하고 자신을 보호하기 위해서 절제가 중요하다.

세계적인 환경오염이나 자연법칙을 파괴하는 인간의 행태에 의해 일어나고 있는 질환들을 예방하기 위하여 발생 지역에 접근을 삼가고 환경을 보호하고 개인위생에 노력을 기울여야 할 것이다.

8) 정기적 건강검진

스스로 자신의 건강관리에 충분한 관심, 정보와 지식을 갖게 되면 불안 및 우울을 완화시키는 데에 도움이 된다. 생애주기별 대상자마다 그 연령단계에서 검진해야 할 정기적인 신체검진을 받도록 하는 것이 좋다.

그 가운데에서도 생애전환기 건강검진사업은 생애전환기 국민을 대상으로 성별, 연령별 특성에 적합한 맞춤형 건강진단을 도입하여 만성질환 및 건강 위험요인을 조기발견, 치료 및 관리하여 건강증진을 도모하기 위하여 실시되었다. 일생에 몇 차례 찾아오는 생애전환기에 건강을 위협하는 위험요소를 예방하지 못한다면 돌이킬 수 없는 결과를 초래할 수 있다. 전환기의 연령별 의학적 특성에 부합하는 건강진단으로 암·혈관질환 등 만성질환 발병률이 급상승하는 시기 및 낙상·기능장애 등 노인성 질환의 위험이 증가하고 전반적인 신체기능이 저하되는 시기에 반드시 실시할 필요가 있다. 질병 위주의 선별적 건강진단체계에서 개인별 건강 위험 평가와 적극적으로 생활습관(비만, 음주, 흡연 등)의 개선상담까지 포괄하는 사전 건강관리체계로 국민건강의 질적인 효과를 기대할 수 있는 건강검진사업이다.

생애전환기 건강진단은 검진 결과에 대한 사후 상담 및 생활습관 개선 처방 등 사후관리 강화를 통해 건강 수준 향상과 의료비 절감효과도 가져오게 된다. 생애전환기 건강진단은 만 40세, 66세 건강진단이 있는데, 이 중 만 40세의 건강진단 내용으로는 1차 진단(건강진단 상담료 및 행정비용, 구강검진, 흉부방사선 촬영, 요검사, 혈액검사, 간염검사, 골밀도검사, 노인 신체기능검사), 2차 건강진단(건강진단 결과 상담, 당뇨병, 생활습관검사, 정신건강검사), 암검진(위암, 유방암, 대장암, 간암, 자궁경부암)이다.

성별, 연령별 특성을 고려하여 생애주기에서 성별, 연령별 예방효과가 탁월한 필수검진항목을 제공한다. 예를 들면 만 40세는 암·심뇌혈관질환 등 만성질환 발병률이 급상승하는 시기로 뇌졸중 등 심뇌혈관질환 위험요인의 조기발견을 위해 고지혈증 검사를 실시한다. 정기적인 건강검진을 통해 신체적, 정신적 건강상태를 확인하여 질병발생을 예방하고 질병을 조기발견하여 치료할 수 있도록 하는 효과적인 접근이라고 할 수 있다.

9) 성인의 건강문제관리

(1) 생활습관병

생활습관병은 생활 습관의 잘못으로 생기거나 악화되는 병으로 대표적으로 비만, 당뇨, 고혈압, 심장병 등을 일컫는다. 생활습관병은 질병이 시작되어 증상이 나타날 때까지 오래 걸리는 것이 가장 큰 특징이며 생활습관병이 생기는 근본적인 원인은 밝혀지지 않았으나 한 가지 원인보다는 여러 가지 요인이 함께 작용하여 생긴다.

일반적으로 병이 생기는 위험요인으로 유전적 요인, 주변의 환경, 생활습관으로 나누어 볼 수 있다. 생활습관병은 식이, 흡연, 음주, 운동, 스트레스 등 생활습관의 영향이 크다. 그러므로 이러한 질병의 예방을 위해서는 무엇보다 생활습관을 바꾸는 것이 가장 중요하다. 생활습관병을 예방하기 위한 생활습관 개선은 다음과 같다.

첫째, 금연한다. 담배는 폐암을 비롯한 각종 암, 호흡기질환, 심장질환 등 여러 가지 병을 일으킬 수 있다.

둘째, 과음하지 않는다. 과음은 구강암, 후두암, 식도암, 간암 등의 발생을 높이고 고혈압과 각종 사고로 인한 장애의 원인이 된다.

셋째, 식생활을 개선한다. 영양 과잉과 불균형이 없도록 주의를 기울여야 하는데 과잉섭취는 심장병, 암, 뇌졸중, 당뇨병, 간질환 등을 일으킬 수 있다. 그러므로 과식을 피하고 지방 섭취를 줄인다. 그리고 염분 섭취를 줄이면 고혈압과 위암의 위험을 줄일 수 있다. 또한 섬유소가 많이 함유된 식품과 여러 가지 항산화제는 소화기와 호흡기의 암을 예방하는 효과가 있으므로 가능한 한 많이 섭취한다.

넷째, 규칙적인 운동을 한다. 하루 30분 이상의 규칙적인 운동은 당뇨병, 심근경색증, 고혈압, 뇌졸중, 대장암, 유방암 등을 예방하는 데 효과가 있다. 또한 운동은 근력을 좋게 하고 지구력을 키우며 스트레스를 해소해 주므로 활력 있는 생활과 삶의 질 향상에 도움이 된다.

다섯째, 비만을 치료한다. 비만은 고혈압, 당뇨병, 심장병 등에 잘 걸리고 퇴행성관절염의 직접적인 원인이 되므로 운동과 식이조절로 적당한 체중을 유지하는 것이 중요하다.

(2) 당뇨병

당뇨병은 당 대사의 이상상태를 정상으로 하는 것과 합병증을 예방하는 것이 가장 중요하다. 합병증이 없고 체중이 표준체중 범위로 일생 계속되면 건강한 사람과 같은 사회생활을 할 수 있다. 치료는 식이요법, 운동요법, 약물요법이 기본이다. 식이요법만으로 당뇨병이 충분히 조절되지 않은 경우에는 경구 당뇨병 치료약이나 인슐린 주사를 맞게 된다.

식이요법은 대상자의 표준체중에서 계산된 칼로리의 섭취를 목적으로 하며, 주어진 총 칼로리를 당질, 단백질, 지방질의 3대 영양소에서 균형 있게 배분하여 섭취한다. 비타민이나 전해질도 부족하지 않도록 주의한다.

인슐린 요법을 실시하는 경우에도 식이요법을 지킬 필요가 있다. 특히 저혈당에 주의해야 하는데 인슐린의 양을 다르게 하거나, 인슐린 주사를 하고서 식사를 하지 않거나, 운동을 지나치게 하면 저혈당 증상이 나타난다. 만일 허기짐, 탈진, 식은땀, 수전증 등의 저혈당 증상이 나타날 경우에는 설탕물을 마시거나 하여 혼수에 빠지지 않도록 처치한다.

적당한 운동을 하면 근육세포의 포도당 섭취가 용이해져 인슐린 사용이 절약되어서 체내의 대사가 잘 이루어진다. 심장, 신장, 폐에 질환이 있는 사람이나 망막출혈이 시작된 지 얼마 안 되는 사람은 운동을 피해야 하는데, 그 외의 사람은 전신의 근육을 고루 움직일 수 있는 운동이나 노동을 매일 일정 시간 하는 것은 당뇨병을 낫게 하는 하나의 보조적 치료법이 된다.

당뇨병의 합병증으로 고지혈증, 폐결핵, 폐렴, 신우염 등이 있으며 당뇨병성 신경증, 당뇨병성 망막증 등이 올 수 있다.

(3) 고혈압

젊은 성인들의 경우 고혈압은 여성보다 남성에게 더 문제이지만 55세 이후에는 여성에게 더 문제가 된다. 고혈압은 침묵의 살인자라고도 하는데 이는 눈에 보이는 증상이 나타나지 않기 때문이다.

고혈압을 치료하지 않으면 신체기관이 손상될 수 있고 심장병, 뇌졸중, 신장 기능 부전 등이 발생할 수 있다. 고혈압은 동맥에 경화성 변화를 일으켜 각 장기의 혈류를 저하시키고 합병증을 일으킨다. 혈압상승으로 인한 심장의 부담과 동맥경화증 변화는 좌심비대, 심부전, 협심증, 심근경색증 등을 초래한다.

신장 혈류의 저하는 신경화증과 신부전을 일으킨다. 뇌혈관의 동맥경화성 변화로 혈관벽이 약해져 뇌동맥 출혈을 일으키면 뇌졸중이 발생한다. 또한 망막출혈, 말초혈관 경화증으로 인한 하지의 간헐적 파행증, 분리성 동맥류 등이 발생한다.

고혈압은 원발성과 속발성 고혈압으로 분류되는데, 원발성 고혈압이 대부분을 차지하며 원인은 알려져 있지 않다. 주요 요인으로는 가족력, 연령, 인종, 식이, 흡연, 스트레스, 알코올 및 약물 사용, 신체적 활동, 호르몬 투여 등이다. 속발성 고혈압은 신동맥질환, 신실질장애, 내분비와 대사성 장애, 중추신경계 장애, 대동맥 협착증 등과 같은 질환에 의해 초래될 수 있다.

고혈압의 치료와 간호로는 약물요법과 비약물요법으로 나눌 수 있다. 비약물요법으로는 고혈압 대상자들의 생활양식을 바람직하게 변화시킬 수 있도록 다음과 같은 충분한 지식과 정보를 제공하는 것이다.

성인의 하루 평균 염분 섭취량은 15g인데 혈압을 낮추기 위해서는 5g 이하로 줄여야 하며 절인 음식, 간장, 젓갈 등과 통조림 제품, 냉동음식, 기타 가공음식 등의 섭취를 제한해야 한다. 또한 포화지방산은 적게, 불포화지방산은 많이 섭취하는 것이 혈압을 낮추는 데 도움이 된다.

과체중 환자가 체중을 줄이면 혈압이 떨어지고 심장의 부담이 감소한다. 하루에 250kcal 정도 칼로리 섭취를 줄이고 체중은 이상적인 체중의 15% 이내로 유지해야 한다.

운동은 일주일에 3~5회, 1회에 30~45분 정도 하고 운동 시 최고 심박동수의 70~80% 정도를 유지하는 유산소운동을 권장한다. 유산소운동 중에서 걷기, 조깅, 수영, 자전거 타기, 계단 오르기와 같이 점차적으로 증가시킬 수 있는 운동이 효과적이며 격렬한 운동보다는 조심성 있고 지속적인 운동을 권한다. 운동 시 가슴 답답함, 호흡곤란, 흉통, 빠른 맥박, 어지러움, 오심 등을 느낄 때는 운동을 중단해야 한다.

알코올 섭취는 혈압을 상승시키고 칼로리를 증가시킨다. 약물과 함께 복용할 경우 부작용을 초래할 수 있으므로 음주량을 제한해야 한다. 카페인 또한 교감신경계를 자극하여 일시적으로 혈압을 상승시키므로 제한해야 한다.

흡연 시 고혈압 환자가 심장마비를 일으킬 확률은 3~5배, 뇌졸중을 일으킬 확률은 2배 이상이므로 금연해야 한다.

스트레스는 교감신경계를 자극하여 혈압을 상승시킨다. 생활습관에서 스트레스를 감소시킬 수 있는 방법을 모색한다. 명상, 요가, 생체회환요법, 정신치료요법 등을 사용한다.

(4) 고지혈증

콜레스테롤, 중성지방, 인지질, 유리지방산 등 혈청지질 가운데 어느 하나의 혈청농도가 높은 상태를 고지혈증이라고 한다. 일반적으로 총콜레스테롤이 240mg/dL 이상이거나 중성지방이 200mg/dL 이상일 때 고지혈증이라고 한다.

이러한 혈중 콜레스테롤이나 중성지방의 증가는 동맥 경화, 고혈압, 심혈관계 질환 등의 위험요인이 되기 때문에 더욱 문제가 된다. 고지혈증을 방치하면 고혈압증과 협심증, 심근경색과 같은 관상동맥 경화증 그리고 뇌동맥 경화증 등의 위독한 합병증을 초래할 가능성이 높아진다.

비만이거나 운동 부족인 사람은 콜레스테롤의 양이 증가하며 흡연과 스트레스도 콜레스테롤을 증가시킨다. 콜레스테롤은 몸에서 필요한 전량이 간에서 자체 조달되므로 음식으로 섭취하지 않아도 콜레스테롤이 많이 함유된 음식을 다량으로 섭취하면 고지혈증을 유발시킬 수 있다.

콜레스테롤이 200mg/dL 이하의 이상적인 수치에 있으면 5년에 한 번씩 검사하도록 하고, 경계선에 있을 경우에는 허혈성 심장질환의 위험인자를 고려하여 치료방침을 결정해야 한다.

일반적으로 약물요법은 3개월 정도의 식이요법 후에도 고지혈증이 계속될 때 투여되지만 콜레스테롤이 300mg/dL 이상이고 중성지질이 500mg/dL 이상이면서 허혈성 심장질환의 위험인자를 2개 이상 가지고 있으면 약물요법을 병행한다. 그리고 약물요법 이전에 항상 식이요법과 운동요법을 병행해야 한다.

하루 3회의 규칙적인 식사와 잡곡류, 어육류, 해조류, 채소, 우유, 과일 등을 다양하게 먹는다. 과식을 피하고 합병증을 막기 위해서는 반드시 싱겁게 먹도록 한다. 술은 고혈압과 뇌졸중의 위험이 있으므로 삼가는 것이 좋으며 가공식품 등도 피하는 것이 좋다.

(5) 동맥경화

동맥경화는 동맥이 딱딱하게 굳어지는 것을 말한다. 동맥경화는 지방물질이 동맥 내부벽에 붙는 심장혈관 질환의 일종이다. 플라크는 동맥을 두껍고 단단하게 하며 혈액의 흐름을 막아 혈액의 이동을 방해한다.

동맥경화는 매우 젊은 나이에 시작되는데 동맥의 망상조직을 천천히 막기 시작한다. 동맥경화는 눈에 보이는 증상이 없기 때문에 흔히 중년기가 되어서야 문제가 나타나기 시작한다. 이때 동맥벽은 지방 침전물에 의해 크기가 줄어들고, 혈액이 산소를 신체기관에 전달하지 못하도록 방해한다.

동맥경화의 정확한 원인은 알려져 있지 않지만 촉진요인은 다음과 같다. 유전, 고혈압, 당뇨병, 흡연, 운동 부족, 스트레스 등이 위험요인이다. 동맥경화의 치료로는 식습관과 생활양식을 바꾸는 데 있다. 즉 콜레스테롤의 섭취를 줄이고 저지방 식이를 하고, 금연과 규칙적인 운동을 하며, 체중을 감소시킨다.

(6) 심근경색

심근경색증은 심근조직이 부분적으로 괴사되는 과정으로 세포가 비가역적인 사망을 일으킨 결과로 나타난다. 관상동맥에 혈류가 갑자기 80~90% 감소하면 심근의 허혈이 발생하며 이 상태에서 혈류공급이 회복되지 않으면 심근의 괴사가 초래되기 시작한다. 이와 같이 심근에 혈액공급이 계속 감소되어 세포가 괴사된 상태를 심근경색증이라고 한다. 급성 심근경색증의 사망률은 약 30%이며 병원에 도착하기 전에 50% 이상이 사망한다.

심근경색은 추운 겨울에 특히 조심해야 하며, 담배나 술 그리고 급격한 온도의 변화나 지나치게 더운 목욕도 좋지 않다. 일상생활 중엔 별로 고통이 없다가 심한 운동을 하거나 갑자기 추운 환경에 노출되든지 정신적인 압박이나 몹시 격분한 후에 생기기 쉬우며 그 발작은 5~10분 후면 가라앉는다. 그러나 수면 중에 발생할 수도 있다.

심근경색은 장기간에 걸쳐서 이루어지지만 그 증상은 발작적으로 나타나기 때문에 스스로 느끼는 자각증상과 이에 대한 응급처치법도 알아두어야 한다. 특히 통증은 왼쪽 가슴에 심하며 아픈 통증은 왼쪽 어깨나 왼쪽 팔 그리고 등허리까지 뻗쳐 나가는 경우도 있다. 이러한 증상이 자연히 없어질 것인지 아니면 생명에 지장을 줄 것인지 판단하기 위하여 병원을 방문, 검사한다. 따라서 발작이 생기면 신속히 구급차를 불러 병원을 방문하며 진찰을 받기 전에 발작이 멈춘 경우라도 정확한 진단을 받아야 한다.

심근경색증을 예방할 수 있는 기본 지침은 다음과 같다.

· 비만증을 예방하고 적정 체중을 유지한다. 과식이나 과음은 비만증을 초래하고 고혈압, 당뇨병이나 신장병 같은 합병증을 일으키기 쉬우며 심장에 부담을 주기 쉽다.

· 규칙적으로 식사한다. 하루에 세 번의 식사시간을 규칙적으로 지키는 것은 물론 저녁 식사 후 최소 2~3시간이 지난 후 음식이 완전히 소화된 후에야 수면을 취하는 것이 좋다.

· 너무 뜨겁거나 찬 음식은 먹지 않는다. 지나치게 뜨겁거나 찬 음식을 많이 먹으면 심장에 자극을 주고 부담이 되어 좋지 않다.

· 변비가 되지 않도록 하루 한 번씩 규칙적으로 변을 보도록 해야 한다. 변비는 심장을

압박할 뿐만 아니라 혈압을 높이는 원인이 될 수 있다.

· 지나치게 짠 음식이나 동물성 지방이 많은 음식은 피해야 한다. 대개 하루의 식사를 통해 섭취하는 염분은 15~30g인데 가능한 한 싱겁게 먹고 동물성 지방은 식물성 지방으로 바꾸어 최소한 그 비율이 1 대 3 정도로 동물성 지방을 제한해야 한다.

· 향신료나 술, 커피 같은 음료도 제한한다. 너무 매운 음식이나 지나친 과식은 좋지 않으며 커피나 콜라 또한 심장에 부담을 주기 쉽기 때문에 많은 양을 먹는 것은 바람직하지 않으므로 절제하는 것이 좋다.

(7) 골다공증

골다공증은 뼈의 무기질이 빠져나가 골밀도가 감소하고 병리적 골절이 생기는 대사성 질환이며 팔목, 둔부 및 척추에 가장 많은 영향을 미친다. 골다공증은 갱년기 증상과 달리 특별한 자각증상이 없어 치료 시기를 놓치기 쉬우며 가볍게 부딪혀도 쉽게 골절된다.

갱년기 여성은 혈청 에스트로겐이 감소함에 따라 골밀도가 급속히 감소한다. 여성은 일생 동안 골량의 40~45%가 소실되며, 남성은 갑작스런 호르몬의 변화가 없고 뼈의 양이 절정에 이르는 시기가 더 길어 골다공증의 발생률이 여성보다 낮지만 발병 위험률은 13~25%에 달한다.

골다공증을 일으키는 정확한 원인은 알 수 없지만 마르고 약한 사람, 특히 규칙적으로 운동을 하지 않는 사람에게 잘 생긴다. 비만 여성은 에스트로겐을 비만조직에 저장하여 혈중 칼슘 농도를 유지하기 때문에 마른 사람보다 발병률이 낮다. 또한 골다공증은 부적절한 영양, 즉 식이 중의 칼슘과 비타민 D의 결핍 및 인의 과다 섭취와 관련이 있다. 칼슘과 비타민 D가 결핍되면 이는 부갑상샘을 자극하여 부갑상선 호르몬을 생산하도록 한다. 부갑상선 호르몬은 뼈조직에서 칼슘을 유리시킨다.

골다공증을 예방하고 치료하는 약물에는 에스트로겐, 칼슘 보충제, 비타민 D, 에스트로겐 수용체 조절제, 칼시토닌 및 복합체 등이다. 에스트로겐은 골밀도 감소를 예방하고 골흡수를 저하시키나 자궁 내막암이나 유방암 같은 부작용을 초래할 수 있으므로 소량의 조합형 에스트로겐으로 치료를 시작한다.

칼슘은 식사를 통해 충분히 보충하지 못하면 보충제로 보충해야 한다. 칼슘카보네이트는 가격이 저렴하나, 약물 흡수에 위산이 필요하므로 음식과 함께 복용한다. 칼슘이 포함된 우유, 유제품, 녹황색 채소 등을 충분히 섭취하도록 한다. 비타민 D 보충은 가정이나 시설에 있는 대상자나 요구량을 섭취하지 못하는 대상자에게 필요하다. 소장에서 적절한 칼슘을 흡수하기 위해서는 충분한 비타민 D가 필요하다. 보통 1일 400~800IU를 처방한다. 칼시토닌은 골 파괴를 억제하는 갑상샘 호르몬으로 골다공증 치료에 사용되며 또한 척추골절에 진통효과가 있어 조기회복을 촉진한다.

식이요법으로 적당량의 단백질, 마그네슘, 비타민 D, 미네랄, 칼슘 등을 섭취해야 하며 알코올이나 카페인을 제한한다. 또한 지속적인 운동도 골다공증을 예방하는 데 도움이 된다. 근육강화운동과 함께 걷기, 수영, 자전거타기 같은 체중부하운동을 30분씩 주 3회 이상 실시한다. 승마나 볼링 같은 척추를 압박하는 운동은 피하도록 한다. 바른 자세를 취하고 바른 신체역학을 사용하도록 하며 척추를 잘 지지할 수 있게 단단한 매트리스를 사용하도록 한다.

(8) 비만

비만은 정상체중보다 20% 이상일 때 또는 체질량지수가 30 이상일 때 체지방이 과다하게 축적되는 것을 말한다. 비만은 고혈압, 고지혈증, 관상동맥질환, 당뇨병, 담낭질환, 골관절염 및 암을 유발한다. 비만한 사람은 의학적 위험요소와 더불어 사회적 차별을 경험하고 부정적인 신체상을 갖게 되며 자아 개념도 낮아진다.

나이가 들면서 사지의 피하지방조직의 양이 감소하면서 팔과 다리가 가늘어지는 반면에 복부 지방의 양이 증가하면서 복부비만 유형이 된다. 복부비만은 허리와 둔부의 비를 측정함으로써 산출되는데 허리둘레가 엉덩이 둘레의 85%가 넘으면 복부비만으로 진단된다.

복부지방은 피하지방보다는 내장지방이 더욱 위험하다. 남성의 복부비만은 대부분 내장지방이 많은 내장지방형 비만이며, 여성도 20대에는 피하지방이 많지만 40대 이후에는 내장지방이 많다.

내장 주위에 지방이 쌓이면 지방세포가 체내 대사 과정을 통해 혈액 속으로 쉽게 흘러들어가 혈중 콜레스테롤 수치를 높이고 혈관을 막는 혈전을 일으킨다. 또 간에 지방이 쌓이면 인슐린 흡수를 막아 인슐린의 기능을 떨어뜨리고 혈당량을 높여 당뇨병을 유발한다.

혈당량이 높아지면 췌장의 인슐린 분비를 자극해 혈중 인슐린 농도도 높아져 중성지방을 합성하고 이는 고혈압과 동맥경화를 초래한다. 또한 내장형 복부비만은 심장이나 기관, 식도 주위, 복부 등에 지방이 쌓이므로 폐의 호흡 면적이 줄어들면서 체내 산소공급도 부족하게 만든다.

이와 같이 복부의 내장 지방은 심혈관 질환뿐만 아니라 당뇨병, 고혈압, 호흡기질환 등을 일으킬 수 있다. 비만 조절은 식이제한과 운동요법으로 한다. 운동은 큰 근육을 많이 움직이게 하는 운동으로 적어도 하루에 30~40분 정도, 일주일에 3~5회 정도 실시한다. 매일 운동하는 것은 체중감소에 효과가 크다. 또한 자기감시, 자극통제, 자기보상 등의 행동수정 요법도 도움이 된다.

Critical Thinking

1. 성인기의 건강 요구를 생리적 기능 변화와 삶의 질 측면에서 토의해 본다.
2. 성인기 정신건강을 증진시키기 위한 개인 차원의 전략을 토의한다.

■ 참고문헌

김영혜 외, 2006, 『인간성장발달과 건강증진』, 수문사.
김은주 외, 2006, 『노인 건강증진』, 정담미디어.
대구한의대 노인요양 서비스 전문인력양성사업단, 2008, 『노인 건강과학』, 정문각.
박명화 외, 2009, 『노인간호학』, 정담미디어.
서순림 외, 2006, 『노인 건강증진』, 현문사.
안양희 외, 2009, 『지역사회간호학 II』, 정담미디어.
양광희 외, 2001, 『노인 건강관리의 실제와 전망』, 수문사.
왕명자 외, 2010, 『지역사회간호학 총론』, 현문사.
유승흠, 2008, 『노인보건학』, 계축문화사.
윤혜상, 2006, 『노인간호학』, 청구문화사.
중앙대학교 편찬위원회, 2006, 『생활건강』, 신일상사.
최영희 외, 2006, 『노인과 건강』, 현문사.

Edelman, C. L. & C. L. Mandle, 2006, *Health Promotion throughout the Life*, Mosby.
Ewles, L. & I. Simnett, 2005, *Promoting Health: A Practical Guide*, Bailliere Tindall.
Pender, N., C. Murdaugh, & M. A. Parsons, 2006, *Health Promotion in Nursing Practice*, Pearson Prentice Hall.

III. 노인 건강생활

학습목표

1. 노인기의 특성을 이해한다.
2. 노인기의 건강 요구를 이해한다.
3. 노인기의 건강생활 실천을 설명한다.

1. 노인기 건강 요구도

1) 노화

노년(old)은 오래 살아왔다는 뜻으로 'ancient', 'antiquated', 'timeworn' 의 의미가 있다. 노쇠(senescence)는 노화의 마지막 단계로 노화로 인한 비가역적 병리 과정이다. 노화(aging)는 시간이 흐르면서 신체기능이 퇴화하는 현상이다. 넓은 의미로 노화는 태어나면서부터 시작되는 시간에 따른 정상적 변화의 총체이지만, 주로 노년기에 일어나는 변화를 말한다. 노화는 신체, 심리, 정신, 사회적 기능저하와 같은 부정적 측면과 경험이나 지혜의 축적, 숙련도 향상 등 긍정적 측면이 함께한다.

노화는 보편성, 고유성, 점진성, 유해성의 속성이 있다. 보편성은 생물체가 태어나 시간에 따라서 나타나는 정상 변화의 노화를 의미하고, 고유성은 노화의 속도가 종이나 개체에 따라 다르다는 것을 의미한다. 점진성은 시간에 따라서 서서히 노화가 진행되는 것을 의미하고, 유해성은 노화 과정의 결과로 기능저하와 질병이환을 초래하여 사망하게 되는 것을 의미한다. 인간은 노화 과정을 피할 수는 없지만 개인차가 있어서 노년기와 노화의 시작 시기를 획일적으로 정하기는 어렵다.

노화의 원인과 결과를 이해하고 설명하는 많은 이론들이 있다. 생물학 측면의 노화 이론은 노화기전을 신체적 노화에 초점을 두고, 자연적이고 정상적 변화로 노화를 본다. 유기체 내에 이미 존재하는 특정 유전자가 일정한 시기에 활성화되면서 노화 과정을 진행시키거나, 비정상적 세포나 돌연변이 세포가 노화로 죽거나, 출생부터 이미 특정 유전부호로 프로그램화된 생체시계에 따라서 노화가 진행된다는 다양한 이론이 있다. 산화기물질의 축적, 결체조직의 변화, 자가면역기능의 변화와 관련된 노화 이론들도 있다. 그 외 사회 심리적, 환경 적응적 측면에서도 노화를 설명하지만 어떤 이론도 모든 측면의 노화를 설명하지는 못한다.

최근 노인 인구가 증가하면서 보건의료분야는 물론 심리학, 행동과학, 사회학 등 여러 학문분야에서 성공적 노화에 대해서 연구하고 있다. 성공적 노화의 구성요소, 성공적 노인의 특징으로 신체적 건강에 많은 관심을 두었지만, 점차 심리적 특징, 사회적 관계와 경제활동으로 관심이 확장되고 있다.

성공적 노화를 초기에는 생물학적, 의료적 관점에서 신체건강이나 인지기능의 저하와 같은 성장과 반대 개념으로 보았다. 그러나 최근 노년에 대한 인식이 긍정적인 시각으로 변하면서 인간발달 과정에서 일어나는 부정적 변화와 긍정적 변화를 모두 포함하는 의미로 전환되면서 성공적 노화를 심리 사회적으로 건강한 노년으로 보고있다. 성공적 노화는 단순히 병이 없는 상태를 유지하거나 독립적 활동 능력을 유지하는 수준 이상을 의미한다. 질병이나 장애의 위험성과 가능성을 줄이고 신체와 인지기능을 유지하면서 사회적 활동에 적극적으로 참여하는 것을 의미한다. 즉, 성공적 노화는 정신적 건강으로 안녕감을 가지며, 신체적으로 건강하고, 적극적으로 정신적 활동과 사회적 활동에 참여하는 것을 중요한 요소로 본다.

2) 노인기의 건강 요구

(1) 신체적 변화와 건강요구

① 피부 변화

나이를 먹으면 피부에 주름이 생기고 늘어지며, 흰머리가 생기고, 머리가 벗겨지기 시작한다. 피부 노화는 유전이나 신체 변화와 같은 내적 요인과 자외선 노출과 같은 외적 요인과 관련된다. 피부는 햇빛에 많이 노출될수록 빨리 노화한다. 흰색 피부를 가진 사람이 검은색 피부를 가진 사람보다 햇빛에 대한 감수성이 높다. 피부는 미적 가치와 함께, 유전 성향, 종족과 정서적 상태를 반영하므로 노인의 자존감과 자아 개념에도 영향을 준다.

▸ 표피: 표피는 나이가 들면서 햇빛에 노출될 경우 약간 두꺼워지기도 하지만 보통은 얇아진다. 표피 세포의 재생 속도가 느려지면서 상처치유력과 보호막 기능이 떨어진다. 노인반점은 피부에 색소가 침착된 것으로, 어느 연령에서도 생길 수 있지만 60세가 넘으면 햇빛 노출과 관계된다.

▸ 진피, 피하조직: 진피는 혈관, 신경, 모낭 및 피지선이 있으며 주로 콜라겐으로 구성된다. 콜라겐은 피부의 강도와 탄력성을 좌우하는데, 나이가 들면서 피부 강도와 탄력성이 감소한다. 노화로 상피세포와 혈관의 수, 진피의 혈관이 감소되어서 잦은 출혈과 버찌 혈관종, 정맥 정체, 귀, 안면, 입술과 목의 정맥울혈이 나타난다. 세포와 혈관이 얇아지고 노화되면서 세포 복구가 느려지고 욕창의 발생률이 높아지며, 손상 받은 피부의 치료가 느려진다. 나이가 들면서 피하조직의 양이 감소하고 복부와 대퇴의 지방 분포도 달라진다. 특히 사지에서 피하지방조직의 양이 감소하여 팔과 다리가 가늘어진다. 피부는 겹쳐져 주름지며, 체온조절과 항상성 유지 능력이 감소하고 외상 손상이 많다.

▸ 피부선: 피부에는 피지선과 한선이 있다. 피지선은 노화로 더 커지지만 기능이 떨어져서 피지분비가 줄어든다. 남자는 변화 정도가 적지만, 여자는 폐경기 이후에 피지선 분비가 점차 감소하여 피부가 건조하고 거칠어진다. 한선은 전반적으로 크기, 수와 기능이 감소한다. 한선 세포가 섬유조직으로 대치되면서, 땀 분비 능력이 크게 떨어지고, 이런 땀 분비기능의 저하는 체온 항상성 유지능력에 문제를 가져올 수 있다.

▶ 모발: 노인에게 가장 현저한 변화는 머리카락 색이다. 머리카락이 희어지는 것은 모낭에서의 멜라닌 생성이 감소하기 때문이다. 머리카락의 양과 분포는 노화는 물론 종족, 유전, 성 등의 요소로 결정된다. 노인은 얼굴을 제외한 모든 부분의 체모가 감소된다. 모발은 가늘어지는 경향이 있는데, 60세가 넘으면서 머리카락 색깔이 더 옅어지고 가늘어지고, 숱도 적어진다. 여성은 체간, 사지에 모발이 감소하고, 남성은 머리 모발이 더 많이 손실된다.

▶ 손톱과 발톱: 나이가 들면서 손톱과 발톱이 점차 무뎌지고, 부서지기 쉽고, 딱딱하고 두꺼워진다. 손톱 변화는 조상(nail bed)에 혈류공급의 감소로 나타나는데, 손톱이 두꺼워지는 것은 영양장애, 반복되는 외상, 염증과 국소 감염과 관련된다. 지속적인 신발의 압박이나 외상으로 발톱이 두꺼워지는 경향이 있다. 발톱은 두꺼워지면서 색깔도 변하고, 혹이 생기거나 발톱 밑에 부스러기가 쌓이게 된다. 이런 상태는 박테리아 감염을 초래할 수도 있다.

② 근골격계 변화

근골격계의 노화는 겉으로 확실히 드러난다. 굽은 허리, 가늘고 긴 팔과 다리, 다리를 넓게 벌리고 비틀거리는 걸음 등이 전형적인 노인의 모습이다. 근골격계의 노화는 외모의 변화와 일상생활기능에도 큰 영향을 준다.

▶ 외모와 골격: 근골격계의 가장 두드러진 변화는 키와 자세이다. 나이가 들면서 추판이 얇아지고 간격이 좁아지며, 척추는 압박으로 길이가 줄고, 허리가 굽어 측만증이 오고, 머리가 앞으로 숙여진다. 흉추와 경추의 만곡이 더욱 두드러져 자세가 앞으로 굽는다. 그리고 노인의 키는 50세 이후부터 해마다 줄어들어 70세가 되면 거의 5cm 가까이 줄어든다. 그러나 팔과 다리와 같은 장골의 길이는 그대로 유지되어 사지가 몸통에 비하여 길게 보인다. 어깨는 좁아지고 골반은 넓어진다. 흉곽의 전후경이 길어져 술통형 흉곽이 된다. 피하지방의 변화로 말초지방은 감소하고, 둔부와 허리, 어깨의 피하지방은 증가하여 노인 특유의 체형이 된다. 얼굴 피하지방이 줄어들어서 얼굴 윤곽이 날카롭게 되고, 안와나 늑골과 어깨의 구가 깊어진다. 골대사의 변화로 뼈의 밀도와 질량이 줄어들고, 뼈의 구성 성분도 변화하여 무기질의 구성이 증가하며 외부압박에 쉽게 부서진다.

▶ 근육: 근육 긴장도와 근육의 질량이 현저히 변화한다. 근육 긴장도는 20~24세에 최대이며 서서히 감소하다 60세 이후부터는 급격히 감소한다. 이는 근섬유 구조의 변화로 오는

데, 근섬유의 수가 감소하고, 신체조직과 기관이 위축되어 근육이 줄어든다. 근섬유의 수와 크기의 감소로 근육의 질량은 25세 때에 비해 20~25%가 줄어든다. 특히 남성은 테스토스테론 분비 저하로 근육 질량이 감소한다.

근력이 감소하는데, 특히 빠른 움직임과 근력운동을 담당하는 근섬유의 크기와 수가 감소한다. 상지보다 하지 근력이 저하되며 등척력도 저하된다. 그러므로 노인은 하지보다는 상지를 이용하는 활동과 운동이 더 적합하다. 근섬유의 수적 감소와 근섬유의 위축으로 근육의 모양도 변화하고, 탄력성도 상실된다. 근육에 지방이 축적되어서 근육주사 약물의 흡수율이 떨어지며, 근육의 글리코겐 저장기능이 저하되어 에너지원이 줄어든다. 특히 빈혈이나 호흡기 문제로 산소 이용률이 제한되면 가벼운 운동에도 근육의 피로가 오고 근경련이 자주 일어난다.

▸ 관절: 연골수분의 탈수로, 인대와 건, 관절연골이 섬유화된다. 결체조직의 탄력성이 상실되고, 관절이 연골표면에 붙어 노인은 흔히 관절의 가동력이 제한된다. 관절의 활막이 탄력성을 잃고, 관절면이 마모되고, 관절낭의 구성요소들이 파괴되어 염증과 통증, 강직, 기형이 초래된다. 이런 변화로 노인은 관절운동의 유연성이 떨어지고 뻣뻣해서 행동이 불편해진다.

③ 심혈관계 변화

노인이 되면 심박 수, 수축력의 강도, 심박출량이 감소하고 전도계의 조직이 섬유화되어 전도기능이 변한다. 혈관의 이완, 탄력성 저하로 혈액순환이 변하여 일상생활 수행능력에도 많은 영향을 준다.

▸ 심장: 나이가 들면, 심장근 세포의 크기는 늘어나서 질량이 증가하고, 콜라겐 양도 늘어나서 기능 변화가 나타난다. 심실중격과 좌심실 벽도 두꺼워진다. 이런 변화는 심실벽의 강직을 가져와서 심장의 수축과 이완능력을 방해한다. 또한 심내막에 지방이 쌓여서 섬유화되어 두꺼워지는 경화현상이 나타난다.

▸ 관상순환계: 관상동맥은 탄력성이 감소되고 두꺼워져 혈류량이 감소된다. 관상동맥의 크기가 감소되고 동맥경화로 인한 강직이 올 수 있다.

▸ 심박출량: 심박출량도 점차 감소하고, 심근의 강도와 효율성도 떨어져서 1회 박출량과

심박출량이 감소된다.

▶ 혈관계: 동맥벽의 교원질의 비율이 늘어나고, 탄력섬유는 감소되어 동맥혈관은 두꺼워지며 단단해지고, 말초혈관과 저항력이 증가된다. 그 결과 혈압이 상승되고 혈관 내 혈액의 흐름에 방해가 된다.

④ 호흡기계 변화

▶ 기도: 노인이 되면 기관과 기관지 안에 있는 섬모의 수가 줄어서, 분비물을 제거하기가 어렵고 호흡기 감염 위험이 증가한다.

▶ 흉곽: 노화로 늑골과 추골이 변하는데, 늑연골의 석회화와 골다공증은 흉곽의 경직을 증가시킨다. 늑골 움직임이 감소되고 흉벽의 신장성은 증가된다. 만약 노인이 척추후만과 측만증이라면 추간판의 변성으로 인한 전후경이 증가해서 흉곽이 짧아지고 심하면 흉곽운동이 제한될 수도 있다. 최대 흡기력과 호기력의 감소는 호흡의 효율성을 떨어뜨린다.

▶ 근육: 흡기와 호기는 수축 약화로 감소된다. 노인은 흉벽의 강직과 근력 감소로 호흡이 비효과적이다. 복근, 흉쇄유돌근, 승모근 등 부속근을 이용해서 호흡한다.

▶ 폐혈관과 순환: 혈관 확장이 감소하고, 섬유화와 폐동맥 혈관 벽이 두꺼워지면서 폐혈관의 저항이 커져서 폐동맥압이 증가한다. 폐 모세혈관 막은 두꺼워지고 가스교환하는 표면적에 영향을 준다.

▶ 폐 방어기전: 노인은 섬모와 섬모 활동의 감소로 하기도에서 이물질을 제거하는 능력이 줄어든다. 약화된 호흡근으로 기침 능력이 감소된다. 노인, 특히 흡연자는 폐포의 박테리아와 이물질이 식균작용을 하여 폐포를 보호하는 대식세포의 활동이 감소한다.

⑤ 소화기계 변화

많은 노인이 소화기와 관련되어 불편감을 많이 호소하지만, 노화로 인한 것인지를 평가하기는 어렵다. 노인에서 영양소의 흡수, 소화기능과 관련된 많은 변화는 소화기계보다는 심혈관이나 신경계 변화로 초래되거나, 다른 질병, 식이, 습관, 환경요인이나 약물의 효과로 올 수 있다.

▸ 구강: 구강의 변화는 정상적 노화보다 병리적으로 많이 나타난다. 혀는 미뢰가 위축되고 맛을 느끼지 못하여 쓴맛 이외에 맛의 역치가 올라간다. 그로 인해 양념을 강하게 사용해서 건강문제가 생기거나 먹는 즐거움을 느끼지 못해서 영양 부족이 올 수 있다. 노인의 치아 손실의 주원인은 치주질환이다. 치아는 치근이 섬유화되고, 시멘트질이 두꺼워지고, 상아질과 법랑질이 마모되고 얇아지고 착색되어 검고 누렇게 보인다.

▸ 식도: 식도의 변화는 운동성 감소로 온다. 하부 식도 괄약근의 부적절한 이완과 식도 하부 평활근의 퇴행성 변화로 식도에 음식이 오래 머물어서 불편하다.

▸ 위: 노화와 관련되어 위 점막의 퇴행성 변화, 위산 분비효소 감소 및 운동성 감소가 나타난다. 위분문부 괄약근의 이완은 가슴앓이와 위 역류가 자주 나타나게 한다.

▸ 췌장: 나이가 들면서 췌장관이 확장하고 팽만되면서 섬유화된다. 60세 이후에는 퇴행성 변화가 커지면서 췌장 혈관이 석회화되고 분비선, 랑게르한스섬의 수가 감소하여 당내성이 떨어진다. 췌장분비효소 중 리파아제 분비 감소로 지방의 흡수와 소화장애가 나타날 수 있다.

▸ 간과 담관: 간 혈류가 감소하고, 간세포의 감소로 무게와 양이 점차로 감소한다. 간의 섬유성 조직이 증가하고, 간 단백 합성이 떨어지고, 효소의 변화로 다양한 간 대사 작용이 변한다. 예를 들어 콜레스테롤과 총 담즙산의 합성이 저하된다. 간 기능은 크게 변하지 않지만 저장하는 능력이 떨어지고, 약물 대사에 영향을 준다.

▸ 소장과 대장: 소장은 융모가 얇아지고, 점막 표면이 위축되며 림프소낭의 수가 감소한다. 소장의 흡수와 운동성이 약간 감소하지만 큰 변화는 없다.

⑥ 비뇨기계 변화

▸ 신장: 노인의 신장 기능은 감소하지만 정상 순환상태에서는 적절히 체액을 조절한다. 그러나 외상이나 질환이 발생하면 취약성이 커진다. 신장은 나이가 들면서 무게와 크기가

감소하고, 네프론과 사구체의 수도 감소하며, 간질조직은 증가하고, 사구체와 세뇨관막의 경화 등이 나타난다.

▸ 방광과 요도: 방광 평활근과 탄력조직이 변하고, 방광게실이 발생한다. 방광 평활근의 수축력이 떨어지면서 잔뇨량이 늘어난다. 방광 탄력조직이 섬유화되고 비후하여 방광용적이 줄어서 자주 소변을 보게 된다. 이는 방광근력이 약화되어 방광을 완전히 비우지 못하고, 요류의 힘이 감소되기 때문이다. 요도 괄약근력이 저하되어 소변을 참는 능력이 감퇴한다. 남성은 전립선 비대로 방광출구가 폐쇄되고, 여성은 골반근육이 이완되어 실금이 나타날 수 있다.

▸ 전립선: 남자는 전립선이 비대해져서 방광의 출구가 좁아져 방광을 비우기 위해 방광압이 증가하고, 방광 벽을 비후시킨다. 전립선 비대는 배뇨를 방해하고 불수의적 방광수축을 촉진하며 요로감염을 초래한다.

⑦ 감각기계 변화

▸ 시각: 안구를 둘러싸는 안와 내에는 지방이 쿠션 역할을 하는데, 나이가 들면서 지방이 감소하여 안검이 처지고 눈이 깊이 들어간다. 결막은 얇아지며 누렇게 변한다. 눈물 생산이 감소하여 건조하고 불편한데 인공눈물을 사용하면 효과가 있다. 각막은 내피세포의 수가 감소되고 각막의 민감성이 떨어져서 손상이나 감염에 둔감해진다. 각막 반사도 없어질 수 있다. 각막 주변에 누르스름해진 노인환이라고 부르는 지방침적물을 발견할 수 있다.

▸ 청각 및 평형감각: 연골이 계속 형성되고 피부 탄력성이 떨어지면서 이개가 커지고 늘어진다. 외이도의 가려움과 건조증이 증가한다. 중이에서는 고막이 두꺼워지고, 중이의 이소골 관절이 퇴행하여 단단해지거나 위축되어 청력 감소가 온다.

▸ 미각과 후각: 후각과 미각은 구강 점막, 혀, 비강의 변화와 관련된다. 뇌의 후각 신경과 미각 신경의 핵 감소 등, 코에 있는 감각기관의 위축으로 후각이 변할 수 있다. 이런 변화로 냄새 감지력과 구별하는 능력이 저하될 수 있다.

⑧ 내분비계 변화

당대사, 갑상선 기능과 에스트로겐 분비와 관련된 일부 변화를 제외하고 일반적으로 내분비관은 노화로 인한 큰 변화는 없다.

▸ 당대사: 노화로 인한 탄수화물에 대한 내성과 인슐린에 대한 민감성이 떨어지고, 혈중 저밀도 단백이 증가할 수 있다. 노인은 포도당 내인성 장애로 포도당 농도가 비정상적으로 높지만 당뇨병 진단을 내릴 정도는 아니다.

▸ 갑상선: 노화로 갑상선 세포의 크기는 감소해도 갑상선호르몬을 합성한다. 세포의 위축으로 갑상선의 크기가 줄어들고, 특히 70세 이상인 여성 노인에게 현저하게 나타난다.

⑨ 신경계 변화

▸ 구조적 변화: 뇌실이 확장되고 뇌가 위축되며, 뇌 크기가 다양하게 변한다. 이로 인해 뇌 무게가 감소하고 기능하는 뉴런의 수가 감소한다. 척주의 신경세포 변화도 뉴런의 상실과 위축과 관련하여 뇌의 신경세포 변화와 비슷하다.

▸ 기능적 변화: 기능적 변화는 일정하지 않다. 감각운동, 운동기능, 기억, 인지, 수면양상 등은 다른 속도로 변한다. 감각운동기능의 감퇴로 반응시간의 지연과 같은 변화가 나타날 수 있다. 수정체의 탄력성이 감소되어 노안이 오는 데 초점 맞추는 것이 어려워진다. 노인은 기억력이 감퇴되서 이름을 잊어버리거나 최근 기억이나 대화 내용을 잘 기억하지 못한다. 나이를 먹으면서 단기기억은 감퇴되지만 장기기억은 대체로 유지된다. 수면양상도 변하여 노인은 낮 수면시간이 길어지고 자주 잠에서 깨는데, 이는 야뇨증, 불안, 질환과도 관계된다. 총 수면시간은 감소하지만 침대에서 보내는 시간은 늘어난다.

(2) 정서심리적 변화와 건강요구

① 심리적 변화

에릭슨은 인생을 8단계로 나누어서 단계별로 성취해야 할 과업이 있다고 하였다. 생의 마지막 단계인 노인의 발달과업은 죽음을 수용하는 통합성 대 절망이다.

・통합성: 통합성은 자기 인생 경험을 긍정적으로 바라보는 것으로, 포기의 미덕과 지혜

를 포함한다. 포기는 달성하기 어려운 목표를 버리고 과거와 현재 인생을 받아들이는 것이고, 지혜는 자신이 얻은 지식과 경험을 미래 세대에 넘겨주는 것이다. 통합성을 성취한 사람은 성숙하게 과거 삶을 수용하고 평온하게 자아실현을 하면서 죽음을 수용한다. 자기 삶에 만족하고 죽음을 두려워하지 않고 받아들이는 것이다.

· 절망: 절망은 과거 삶을 혐오하고 달성하기 어려운 비현실적 목적을 갖고 죽음에 대해 병적인 공포를 느끼는 것이다. 과거를 후회하고 원망하면서 죽음을 편안하게 받아들이지 못한다. 노인기에 통합성을 확립하지 못하면 죽음에 대한 공포와 절망감을 느끼게 된다.

Robert Havighurst는 노년기 발달과업을 더욱 구체적으로 제시하는데, 노년기는 중년기의 능동적 역할에서 해방되는 것으로 그 내용은 다음과 같다.

· 체력 저하의 적응: 생물학적 노화로 인한 체력저하를 긍정적으로 받아들이는 것이다.

· 은퇴와 수입 감소의 적응: 직업을 통해서 자존감과 성취감을 느낀 사람은 은퇴 후 힘들어할 수 있다. 수입 감소는 과거 생활 방식과 활동을 제한하는데, 은퇴와 수입 감소에 어느 정도 적응하느냐에 따라서 삶의 질이 다를 수 있다.

· 배우자 죽음의 적응: 여성이 남성보다 평균수명이 길어서 배우자 죽음을 더 많이 경험하는데, 배우자의 의존 정도에 따라 고통의 정도가 다르다. 배우자가 죽고 난 뒤 생활환경을 바꾸거나 새로운 활동과 사회생활에 참여해 종래와는 다른 관계를 형성해서 외로움에 적응해야 한다.

· 동년배 집단과의 애착 형성: 노화로 기능이 떨어지면서 젊은 사람을 따라가기 어렵다. 중년집단의 활동에 참여해서 성취감을 느낄수 있지만, 수입 감소나 느려진 행동으로 소외될 수 있다. 동년배 집단과의 관계는 경쟁을 피하고 편안한 관계를 만들어 갈 수 있다.

· 새로운 사회 역할의 적응: 노년기에 많은 역할 상실을 보상할 수 있는 가정과 사회에서 새로운 역할을 찾아서 만족과 행복감을 찾을 수 있다.

· 편안한 생활환경 확립: 신체적 에너지 소모를 줄이고 편안하고 안전한 주거지를 확보하는 것이 좋다. 계단이 없는 단층집이나 친지들과 가까운 곳에 있는 경제적이고 교통이 편한 주택에서 생활하는 것이 좋다.

노인의 심리적 변화는 생리적 변화로 인해서 오는 경우가 많다. 감각의 저하로 정보를 받아들이고 해석하는 데 어려움이 생긴다. 보고 듣고 느끼고 판단하는 정확성이 떨어져서 주위사람에게 부정적 평가를 받을 수 있다. 판단하고 행동하는 데도 시간이 걸리고 일의 효율성과 정확성이 떨어지면서 좌절을 느낄 수 있다.

② 정서적 변화

노년기에는 생리적, 심리적, 사회 경제적 상실로 인한 슬픔, 고독감과 우울감이 증가할 수 있고 극단적으로 자살을 선택할 수도 있다.

▸ 고독감: 다른 사람과의 친밀한 관계, 소속감에 대한 욕구를 만족하지 못하는 상태로 자아존중감이나 가치감이 저하될 수 있다. 은퇴해서 할 일이 없고, 소속감이 없고, 질병이나 노화로 인한 신체 활동의 제한으로 사회활동이 적어지면서 정서 심리적으로 위축된다. 또한 인생 반려자인 배우자나 친구의 죽음, 자녀의 독립으로 인한 상실감으로 대화나 접촉이 단절되면서 사회적으로 고립되어 고독하게 느낄 수 있다.

▸ 우울과 자살: 우울은 노인에게서 흔히 나타나며, 우울증은 전 세계적으로 노인인구의 약 15% 정도가 경험한다. 노인이 느끼는 의존성 증가는 절망감, 무기력, 권위나 영향력의 상실, 자아존중과 자기가치의 저하 등을 가져올 수 있다. 이런 변화는 일상생활기능에 지장을 초래하면서 우울증이 된다. 노인의 우울증을 간과하여 치료하지 않으면, 이환율과 사망률을 높일 수 있다. 노인의 우울증은 정확한 진단과 적극적인 치료가 필요하고 적어도 1년 정도 약물요법이 필요하다. 특히 노인 자살은 증가추세로 사회적 문제가 되고 있는데, 노인성 우울증과 관계가 많다. 정신적 · 사회적 스트레스가 크거나 상실, 사회적 고립, 건강 악화나 통증 등도 자살과 관련된다. 다른 우울증 증상이 호전되어도 절망감이 계속되면 자살을 시도 할 수 있다. 외로움이나 고립감이 우울증 발생에 영향을 주므로 친구와 가족의 지지와 격려, 사회적 지원이 필요하다.

(3) 사회 경제적 변화와 건강요구

노인의 사회적 변화는 직장에서 은퇴, 가정에서 가장으로서의 역할 상실과 같은, 자신이 맡았던 역할의 변화를 말한다. 노인의 사회 경제적 문제에는 의존, 노인학대, 고립, 건강염려증, 노인차별, 빈곤, 주택문제 등이 있다. 적절한 수입은 기본욕구 충족에 중요한데 수입이 없으면 고통스럽고, 빈곤은 가장 큰 문제가 된다.

① 노인의 빈곤

빈곤에는 절대적 빈곤과 상대적 빈곤이 있다. 절대적 빈곤은 생활에 필요한 최소한의 자원을 확보하지 못한 경우이고, 상대적 빈곤은 일정한 생활수준이 유지되어도 높은 생활수준에 대한 기대로 인해 온다.

부적절한 퇴직금, 높은 의료비 지출, 낮은 경제활동의 참여 등이 노인 빈곤의 주된 이유이다. 노인은 젊은 층보다 약 3배 이상 의료비를 지출하고, 의료비는 노인의 생활에 큰 영향을 준다. 빈곤은 복지혜택과 건강관리 서비스에 대한 기회를 줄어들게 한다. 노인이 누릴 수 있는 기본적 의식주, 의료보장 등의 복지혜택 수준은 높지 않다. 특히 가난한 노인은 그 기회가 더 감소될 수 있다.

② 노인 학대

노인 학대는 스스로 자신을 돌보지 않거나 노인의 부양이나 수발을 담당하고 있는 부양자가 우발적 의도적으로 노인에게 신체적, 정신적, 심리적, 성적 및 재정적인 손상을 가하거나 부양의무를 소홀히 하는 것이다. 학대는 폭력으로 신체 손상이나 정신적 타격을 주는 것으로, 피해자에게 공포심을 일으키게 하는 위협행위도 신체적 학대가 될 수 있다. 정신적, 심리적 학대는 언어적 모욕을 비롯하여 계획적으로 피해자의 인간성을 부정하고 스트레스를 주어 노인 스스로 자살하고 싶은 충동을 느끼게 하거나, 우울증 등의 정신적 질병이 되게 한다. 언어적 학대는 노인을 위협하고 요구를 무시하며 대화하지 않고 욕설이나 고함, 폭언이나 노인 실수를 비난하는 것이다. 친척이나 부양자가 노인의 재산을 노인의 뜻과 다르게 쓰거나 훔치고 노인의 생활환경을 박탈하는 등 부당하게 착취하고, 생활비나 용돈을 주지 않는 등의 경제적 학대를 할 수 있다.

노인은 신체 청결, 건강관리, 가사 등을 스스로 할 수 있는데도 하지 않아서 건강문제가 나타날 수도 있고, 능력이 없어 자신을 돌아보지 못하는 경우도 있다. 이것을 자기방임이라 하는데 치매나 정신질환과 관련된 경우가 많다.

노인 학대는 자신이나 가족 그리고 사회 문화적 상황 등 여러 요인들의 복합적이고 역동적인 상호작용으로 발생하므로 다면적 접근으로 문제를 조명하고 원인을 파악해서 대책을 마련해야 한다.

2. 노인 건강생활 실천

1) 영양

(1) 영양 요구

① 기초대사량

노인은 기초대사량 감소와 활동량 감소로 에너지 요구량이 감소한다. 신체근육은 줄어들고 지방조직은 늘어난다. 지방과 근육의 비율이 변하므로 기초신진대사량도 줄어든다. 노화로 인한 신체활동의 감소는 칼로리 소모율을 느리게 한다. 건강한 개인은 운동 등 활동적 생활양식으로 칼로리 섭취를 유지한다. 비활동적인 사람은 칼로리 섭취를 제한해야 한다. 기초대사량과 활동대사를 포함하여 노인의 에너지 권장량은 31kcal/kg이다. 보통 칼로리 필요량은 65세 이상인 남자에게는 2,400kcal, 여자에게는 1,800kcal를 권장한다.

〈표 2-1〉 성인과 노인의 열량 권장량

성별	연령 (세)	체중 (kg)	신장 (cm)	필요한 열량 범위 (kcal)
남자	23~50	70	178	2,700 (2,300~3,100)
	51~75	70	178	2,400 (2,000~2,800)
	76 이상	70	178	2,000 (1,650~2,450)
여자	23~50	55	163	2,000 (1,600~2,400)
	51~75	55	163	1,800 (1,400~2,200)
	76 이상	55	163	1,600 (1,200~2,000)

질병도 고려해서 칼로리 섭취량의 적절성을 결정한다. 관절염이나 뇌졸중 같은 기동성 장애와 신체활동의 감소를 가져오는 질병은 칼로리 요구를 감소시키는 반면, 감염, 암 같은 질병은 칼로리 요구를 높인다. 당뇨병인 사람은 의사에게 처방 받은 특별한 식단이 필요하다. 식이요법은 당뇨병의 의학적 관리에서 중요하고 질병 조절과 치료에도 적용된다.

② 탄수화물

한국인의 식품 영양소가 대부분 당질이고, 전체 섭취에너지의 80~90% 이상이 곡류이므로 탄수화물 섭취가 부족하지는 않다. 에너지의 원천으로 탄수화물은 단당류와 다당류로 분류된다. 설탕, 꿀, 시럽이나 사탕이 단당류이다. 다당류는 몸에서 쓰이기 전에 단당류로 부서져야 하는데, 야채나 곡물, 과일 등이 해당된다. 다당류 음식은 다른 영양소도 포함되고 단당류 음식보다 영양가가 높고, 장 배설을 돕는 수용성 섬유소가 많이 있다. 다당류에서 수용성 섬유소는 혈액의 콜레스테롤 수치를 낮게 하므로, 동맥질환이 있는 사람들에게 좋다. 다당류는 혈중 글루코오스 수준을 급속히 높이지 않고도 에너지 요구를 충족하므로 당뇨를 조절하는 데 중요하다.

③ 단백질

나이가 들면서 허약한 신체조직의 상실을 보상하기 위해 단백질 요구량이 일정하게 유지되거나 조금씩 증가할 수 있다. 대부분 노인 여성은 하루 필요한 단백질량을 충분히 섭취하지 못한다. 노인의 단백질 섭취는 음식 준비, 단백질 식품구입 비용, 소화기관의 기능저하와 씹는 능력 등의 영향을 받는다. 65세 이상 남성의 단백질 권장 섭취량은 50g, 65세 여성은 45g이다. 그러나 건강상태가 좋지 못한 노인은 조직 재생과 유지를 위하여 더 많은 섭취가 필요하고, 부드럽게 조리된 육류, 우유, 치즈, 달걀, 두부 등이 좋다.

④ 지방

지방 섭취는 하루 25~30g으로 제한한다. 이 권장량은 나이가 들어도 변하지 않는다. 어느 정도의 지방은 지용성 비타민의 흡수를 돕고 적절한 양의 필수 지방산을 제공하는 데 필요하다. 지방은 음식의 향을 느끼게 하고 포만감을 준다. 전체 지질 섭취와 함께 지방산의 포화 정도와 콜레스테롤 농도가 중요하다. 지방산의 포화 정도에 따라 혈청 내 콜레스테롤 농도가 증가한다. 혈액 내 지질은 지단백 형태로 존재하고 지질과 단백질의 함유량에 따라서 LDL(저밀도 지방)과 HDL(고밀도 지방)로 분류할 수 있다. HDL은 간 대사를 통해 콜레스테롤을 제거하는 역할을 하여 죽상경화증을 예방하지만, LDL은 콜레스테롤이 많아서 동맥벽에 죽상경화증을 초래할 수 있다. 따라서 LDL을 낮추고 HDL을 높이는 식사가 좋다. 버터, 소고기, 돼지고기 등의 동물성 포화지질보다는 등 푸른 생선, 들기름 등 식물성 기름을 섭취하는 것이 좋다.

⑤ 비타민

노인에게 비타민 중 산화방지 비타민은 세포 손실을 막을 수가 있고, 암이나 심장병을 예방할 수 있다는 보고가 있지만, 노화 방지제 비타민의 효과를 확신할 수 없으므로 비타민의 작용, 복용량, 효과를 잘 알아야 한다. 비타민 A, C, E는 노화를 방지하는 데 효과가 있다고 본다. 비타민 결핍은 노인에게 여러 문제를 가져올 수 있다.

・비타민 D 결핍은 비타민을 합성하는 피부의 용적이 적고 음식 섭취가 적어서 태양에 노출이 덜 되는 노인에게 흔히 일어난다. 비타민 D는 칼슘 흡수를 위해 필요한데 결핍되면 골다공증이 발생한다.

・비타민 B_{12} 결핍은 부적절한 단백질 섭취와 소화 과정에서의 생리적 변화와 관련된다. 정상적 노화로 단백질 소화에 필요한 위액과 펩신의 생산이 감소한다. 비타민 B_{12}가 단백질 소화와 흡수에 필요하다. 비타민 B_{12} 결핍은 감각, 균형, 기억 등 신경학적 변화를 가져올 수 있다.

・비타민 B_6 결핍은 신경학적, 면역학적 문제를 가져온다.

・비타민 E 결핍은 면역기능의 문제를 가져올 수 있고, 최근 비타민 E가 알츠하이머병의 증상을 지연시킨다고 본다.

위장관 문제, 부적절한 영양 섭취로 인해서 비타민의 보충이 필요하면, 의사나 영양사의 처방에 따라서 조심스럽게 이루어져야 한다. 과도한 양의 수용성 비타민은 즉시 제거되어 위험하지는 않지만, 과도한 양의 지용성 비타민(A, D, E, K)은 지방조직에 정체되어 간에 쌓인다. 이런 비타민의 과잉 섭취는 독성 반응은 물론 간의 영구적 손상을 초래할 수 있다.

⑥ 무기질

▸ 칼슘(calcium)은 식생활로는 충분히 섭취하기 어렵다. 주요 음식 공급원은 우유와 섬유성 식품이다. 노화와 활동제한으로, 뼈에서 칼슘이 빠져 나가서 골다공증이 된다. 어떤 경우는 칼슘의 비정상적인 양이 뼈에서 빠져 나와서 혈액으로 들어가 과칼슘혈증을 초래한다. 과칼슘혈증으로 인해 혼돈, 복통, 근육통증, 허약, 식욕부진이 나타날 수 있다. 노인에게 이런 증상은 흔한 것으로 지나치기 쉽다. 신장이 과도한 양의 칼슘을 제거하려 할 때, 소변에서도 칼슘이 상승하여, 요로결석 위험이 증가한다. 폐경 후 여성은 골다공증의 위험이 있을 수 있다.

▸ 인(phosphorus)은 정상적 뼈와 치아 합성, 비타민 B의 활성화, 정상적 신경 근육계 기능, 탄수화물의 대사, 산 염기 균형의 유지나 다른 생리적 과정에 필요하다. 부적절한 인의

섭취는 체중감소와 빈혈을 유발한다. 고기, 달걀노른자, 완두콩, 강낭콩, 호두와 모든 곡류 등에 있다.

▶ 철분(iron)은 산소를 운반하고 이산화탄소를 제거하는 적혈구에 있다. 헤모글로빈이 정상보다 낮아지면 빈혈이 나타난다. 빈혈 증상은 피로나 호흡곤란, 빈맥, 심계항진, 두통, 불면, 어지러움, 창백, 손발 차가움 등 다양하다. 노화의 정상적 변화와 다른 질병 과정이 이와 유사해서 빈혈을 인식하기 어렵다. 빈혈을 확인하기 위해서 헤모글로빈 수치를 확인하는 검사가 필요하다. 노인에게 흔히 나타나는 빈혈은 철분 결핍성 빈혈과 악성 빈혈이다.

▶ 나트륨(sodium)은 산 염기 균형, 수분 균형, 신경자극 전달, 근육 수축과 관련이 있다. 많은 노인들은 음식의 맛을 잘 느끼지 못하고 소금이 적게 들어간 음식은 맛이 없다고 느껴서 많은 양의 소금을 이용한다. 혈중 나트륨 수준이 과도할 경우 수분 정체를 일으킬 수 있으며 이것은 체조직의 부종으로 나타난다. 고혈압이나 신부전, 심장 문제를 갖고 있는 노인은 나트륨 제한 식이를 해야 한다.

⑦ 물

성인의 몸은 약 60%가 물로 이루어져 있고, 노인은 성인보다 수분이 적다. 노인이 되면 체내 수분 양이 약 8% 줄어든다. 나이가 들어도 혈류 내 수분의 양은 비교적 일정하게 유지되지만 노인은 젊은이보다 세포 내와 세포 간의 공간에 수분을 적게 갖는 경향이 있다. 이런 수분 감소는 피부 수축력 감소와 주름을 가져온다. 수분 감소는 탈수와 같은 수분 불균형의 위험을 증가시킨다. 성인은 매일 2,000~3,000ml의 물이 필요하고, 물이나 차, 커피, 주스 같은 음료로 섭취된다.

(2) 영양 관련 장애요인

부적절한 영양 섭취는 미각과 후각 등 감각의 변화, 허약감과 활동에 대한 내성, 음식에 대한 관심저하, 우울증, 약물과 음식물 조달 등 많은 것과 관련된다.

① 감각의 변화

노인은 시력저하로 음식 준비를 위한 장보기가 어려울 수 있다. 간단한 조리법조차도 읽기 힘들어져서 요리가 힘들게 된다. 노인은 미각과 후각저하로 젊은 사람보다 10배 정도

맛이 강해야 제 맛을 느낄 수 있다고 한다. 이런 변화로 식욕이 줄고 살이 빠지게 된다. 노인은 맛을 느끼기 위해 영양분은 적고 염분, 당분, 기름기가 많은 음식을 구매하곤 한다. 또한 고기, 우유, 신선한 식품은 손상이 쉽고, 일정 시간까지 냉각시키거나 요리해서 먹어야 하는데, 감각, 미각과 후각이 변한 노인들은 변질된 식품을 감지하지 못할 수 있다.

② 인지 능력의 저하

혼돈이나 치매 같은 인지 능력 변화는 영양 섭취에 영향을 준다. 치매 노인은 너무 많이 먹어서 체중이 늘거나 식욕부진으로 체중이 줄 수도 있다. 심각한 상태인 노인은 식사를 준비하는 데 도움이 필요하다. 이런 도움이 없다면 굶주리거나 영양실조가 될 수 있다.

③ 허약, 활동내성

이런 노인은 영양실조 위험이 더 크다. 장을 보는 것은 노인의 신체 능력을 고려할 때 힘든 활동이다. 쇼핑이나 음식 준비에도 육체적 노력이 필요하다. 높은 선반에서 병을 꺼내거나 복도 주변에서 무언가를 찾는 행동, 가게 안팎을 돌아다니는 행동이 노약자에게는 어려울 수 있다.

④ 우울증, 정신적 스트레스

배우자나 친구의 죽음, 퇴직, 외모의 변화와 건강문제로 우울증이 올 수 있고, 식욕을 잃게 만든다. 특히 식욕이 없는 노인은 더 문제가 된다. 혼자 사는 노인은 전반적으로 영양 섭취가 나쁠 수 있다. 혼자서 식사를 하거나 사회 시설에서 낯선 사람과 식사하는 것이 식욕 장애를 가져올 수 있다. 사회적 고립은 음식 섭취와 요리에 대한 동기를 줄여서 영양문제를 가져올 수 있다.

⑤ 약물

약물도 식욕에 큰 영향을 준다. 여러 약물들이 음식의 맛을 생소하고 다르게 만들어 버린다. 약물에 따라서 식욕을 저하시키기도 하고 침 분비를 제한해서 보통 때보다 씹기 어렵게 만든다.

⑥ 음식 조달

이 문제에는 비용과 접근과 관련된다. 고정된 수입을 가지고 살아가는 노인은 비용이 현실적 요인이다. 주로 비싼 약이나 필요한 생활용품을 사는 데 수입을 지출하고 그 외에 남은 돈으로 음식을 구입한다. 고기나 단백질이 풍부한 음식은 비싼 경향이 있다. 비타민과 무기질이 풍부한 과일과 신선한 야채는 계절과 지역에 따라 값이 정해진다. 많은 노인들의 제한된 수입으로는 음식의 영양적 가치나 중요성을 알고 있어도 비싼 품목은 쉽게 구입하지 못한다.

(3) 영양 관련 건강문제

① 골다공증

여성은 남성보다 골 질량의 감소가 더 크다. 여성 노인은 칼슘대사의 변화와 배설 증가, 활동 감소, 비타민 D의 감소, 폐경으로 인한 에스트로겐 분비저하로 골다공증이 오기 쉽다. 따라서 충분한 칼슘과 비타민 D의 섭취가 중요하다. 규칙적인 신체운동으로 걷기, 뛰기, 등산 등 체중부하운동을 하는 것이 골 질량 유지에 도움이 된다. 적절한 일광욕을 하고 카페인 음료나 알코올 섭취는 제한하는 것이 좋다.

② 고지혈증

노인은 관상동맥질환 위험이 높고, 특히 여성은 65세 이후에 관상동맥질환의 발생이 많다. 금주, 금연, 저밀도 콜레스테롤의 조절, 고혈압과 당뇨병 관리가 필요하다.

③ 철분 결핍성 빈혈

노인빈혈의 주원인은 철분 결핍으로, 궤양, 게실염, 헤르니아, 치질, 암과 같은 소화기 질병과 장기간 아스피린 사용으로 인한 혈액손실과 관련될 수 있다. 노인은 골수 변화, 조혈영양소의 결핍으로 적혈구 조혈작용의 효율이 떨어져서 나이가 들면서 헤모글로빈 수준이 감소한다. 식사로 충분히 섭취하지 못하면 보충제로 섭취하지만 고단위 섭취는 간 손상을 초래할 수 있다.

④ 비만

비만은 정상 체중보다 20% 이상이거나 체질량지수(BMI)가 30 이상이고, 체지방이 과도한 것을 말한다. 노인의 비만은 고혈압, 고지혈증, 관상동맥질환, 인슐린 비의존성 당뇨병, 담낭질환을 유발할 수 있으므로 체중조절은 중요하다.

⑤ 영양 결핍

단백질과 칼로리 섭취 부족으로 인해 체지방이 손실될 수 있다. 한 달 이내 체중이 5% 이상 감소하거나, 10% 미만의 상완둘레 피하지방 두께, 혈청 알부민 3.5mg/dL 미만, 혈청 콜레스테롤 160mg/dL 미만은 영양 결핍으로 볼 수 있다. 노인의 식사량 섭취 감소, 필수 영양소 이용과 대사율 감소, 빈곤, 사회적 고립, 지식 부족, 부적절한 식품 선택, 질병 등이 영양 부족의 원인이 될 수 있다.

⑥ 연하곤란

노인의 연하곤란은 식도운동장애, 뇌졸중, 파킨슨 질환, 퇴행성 신경질환 등과 관련될 수 있다. 구내건조증, 피로, 저작 능력 저하와 함께 올 수 있어서 영양 결핍이 될 수 있다.

(4) 영양과 식습관 행동 사정

노인의 영양상태를 평가하려면 다양한 정보가 필요하다. 영양과 식습관 행동사정은 신체계측, 생화학검사, 임상검사와 식이조사방법을 통해서 확인할 수 있다.

① 신체계측

키와 몸무게, 피부두께를 측정하고 표준치와 비교하여 영양상태를 평가할 수 있다.

② 생화학검사

혈액과 소변 분석을 통해서 영양상태를 확인하는데 유전, 성별, 나이 등을 고려해서 해석하고, 임상검사나 식이조사를 통해 확인할 수 없는 영양부족을 평가할 수 있다.

③ 임상검사

영양상태 변화로 나타나는 신체증후를 조사하는 것으로 외모, 피부, 머리카락, 얼굴, 목, 구강, 눈 등에 나타나는 증후를 확인하는 것이다.

④ 식이조사

영양소 섭취량을 사정하는 방법으로 식사와 간식으로 섭취한 음식의 종류와 양을 목록화한 음식 일기 형태로 식품 섭취를 기록한다. 3일간 섭취한 식품의 종류, 양을 기록하는 식사 기록법, 식품섭취 빈도를 조사하거나, 하루 음식 섭취를 기록하는 24시간 식이일지가 있다. 그 외에 약물 복용과 영양보충제의 사용 여부도 조사한다.

(5) 노인의 영양관리

① 영양 과다와 영양 부족 관리

(a) 영양상태를 지속적으로 사정하고 관리한다.

- 체중을 측정하고 초기 체중목표를 정한다.
- 영양상태를 자가평가하고 관리하도록 한다(〈표 2-2〉).

〈표 2-2〉 노인의 영양상태 위험요소 사정 점검표

점검 내용	예
1. 나는 먹는 음식의 양과 종류를 조정해야 할 질병이 있다.	
2. 나는 매일 두 끼보다 적게 먹는다.	
3. 나는 과일이나 야채, 우유 제품을 거의 먹지 않는다.	
4. 나는 맥주나 알코올 등 술을 거의 매일 또는 주 3회 이상 마신다.	
5. 나는 치아나 구강문제로 음식 먹기가 어렵다.	
6. 나는 필요한 음식을 살 돈이 부족하다.	
7. 나는 거의 혼자 먹는다.	
8. 나는 의사가 처방한 약을 하루에 3번 이상 먹는다.	
9. 나는 원하지 않았는데도 최근 6개월 동안 몸무게가 5kg 이상 늘거나 빠졌다.	
10. 나는 때로 물건을 사고 요리하거나 먹기 위하여 움직이는 것이 힘들다.	
합계	

모든 항목에서 예로 응답한 문항 개수를 합해서 건강상태를 확인한다.

0~2점: 양호한 영양상태
6개월 안에 다시 체크한다.

3~5점: 위험한 영양상태
음식 습관과 스타일을 개선하기 위해서 전문가와 상담한다.
3개월 안에 다시 체크한다.

6점 이상: 고위험 영양불량상태
건강전문가나 상담원에게 점검표를 가져가서 상의한다.
영양학적인 건강을 개선시킬 수 있는 방법을 확인한다.

(b) 영양 섭취량의 증가와 감소를 위한 지침을 제공한다.

▶ 영양 섭취량 감소 지침

- 저칼로리 음식을 선택한다. 과일, 야채는 칼로리는 낮고 포만감을 준다.
- 간단한 저칼로리 식단을 미리 계획한다.
- 흥미있는 활동을 증진해서 식사 횟수를 줄인다. 심심하면 무언가를 먹게 되므로, 다양한 활동에 참여하여 먹는 것을 줄인다.
- 활동량을 높인다. 많은 활동은 열량 소비에 도움이 된다. 걷기는 하기 쉽고 체중을 줄이는 데 도움이 되는 운동이다.

▶ 영양 섭취량 증가 지침

- 영양분이 높은 식품을 알고 선택한다.
- 영양분이 높은 간단한 간식으로 음식 섭취를 보충한다. 칼로리가 높은 간식(예: 바나나, 크래커, 말린 과일, 밀크셰이크 등)을 식사 사이에 먹는다.
- 식욕을 높이는 식사를 한다. 적절한 식기에 담아서 좋은 환경에서 알맞은 온도로 준비해서 먹고, 화장실은 식사 전에 다녀온다.
- 다른 사람과 함께 식사한다. 여러 사람과 함께 식사하면 더 잘 먹는다. 친구들과 식사시간에 만나서 외식하는 것도 좋다.
- 음식을 먹기 좋게 준비한다. 미리 포장을 뜯어놓거나, 육류나 야채 등 음식물을 자르거나 갈아서 준비해서 먹기 좋게 한다.
- 식사를 급하게 하는 것은 피하도록 한다. 너무 빠르게 식사를 한다면 소화불량, 흉통, 구토 등이 나타나게 된다.
- 식사 전 입안을 청결히 한다. 침 분비 저하는 음식 맛을 변하게 하고 식욕을 감소시킨다. 구강위생으로 입안을 신선하게 한다.
- 식사에 방해가 되지 않도록 약물 투여시간을 적절히 조절한다. 나쁜 맛을 남기거나 식욕을 떨어뜨리는 약물은 가능하면 시간을 조절한다.
- 식욕에 방해가 되는 정서적 어려움을 관리한다.

(c) 자원 활용방안을 확인하고 연결한다.

- 영양사에게 전문 상담을 받는다. 심각한 영양문제나 영양과 관련된 질병이 있다면 영양사의 식이 보충계획이 필수적이다.

- 도우미, 구매 서비스 등과 같은 지역 내 이용 자원을 확인하고 연결한다.
- 가족이 식품 구입과 준비계획에 참여하여 돕도록 한다.

② 혼자서 하는 식사 관리

노인이 혼자 사는 경우가 많아서 혼자 식사를 하면, 식사를 거르기도 하고 섭취량이 부족할 수 있다. 노인 혼자 식사하는 경우 각별한 관심이 필요하다.

- 일주일 단위로 식단을 계획하고 구입할 식품 목록을 작성해서, 계획된 식단으로 모든 영양소를 골고루 섭취하게 한다.
- 친구를 위해 음식을 준비하고 함께 식사를 즐긴다.
- 한 번에 영양가 많은 죽이나 음식을 준비해서 나누어서 냉동 보관하여 먹는다.
- 가까운 동네 식품가게에서 소량 포장을 구입한다.

③ 연하곤란 관리

씹는 것과 삼키는 것은 구강, 인두, 후두, 식도의 상호 작용이 복잡하게 연결된 과정이다. 노인이 이런 과정을 제대로 하지 못하면 연하곤란을 겪게 된다. 부전실어증은 근위축, 세균 감염, 조직 상처, 암, 치아상태의 비정상적 변화를 가져온다. 먹는 것과 관련해 특히 탈수증, 영양실조, 역류 등을 유발하는 연하 곤란은 심각하다. 신경학적 손상은 질병, 뇌신경이나 얼굴 근육 변화로 인한 연하곤란이 있을 수 있다. 노인은 의식 변화와 심한 피로 등의 증상으로 더 어려울 수 있다.

- 연하곤란 치료를 위한 전문가의 도움을 받는다. 영양계획을 할 때 전문가의 의견을 반영하는 것은 중요하다. 특별히 제작된 기구들은 음식을 쉽게 삼킬 수 있게 하고 머리를 기울이지 않고도 쉽게 마시는 특수 컵 등을 사용할 수 있다.
- 식사 전과 후 구강위생으로 식욕을 증진한다. 연하장애가 있는 노인은 입에 음식 찌꺼기가 남아서 식욕에 영향을 줄 수 있다.
- 식사 자세를 바르게 유지한다. 머리는 위쪽으로 턱을 약간 앞으로 나오게 하는 자세가 삼키기 쉽고, 머리를 움직이도록 돕는다. 의자에 앉아서 식사를 하는 것이 좋다.
- 식사시간을 적절하게 갖는다. 연하장애가 있는 노인은 식사에 많은 노력이 필요하므로, 식사 전에 충분히 쉬고, 역류를 막기 위해서 천천히 식사하게 한다.
- 소량의 음식과 농축된 음료를 제공한다. 연하장애가 있는 노인은 소량의 음식(1회 약 15~20ml)을 준다. 음료를 마시기 어려우므로, 수분 함량이 많은 음식으로 적절한 수분 섭취를 하게 한다. 음료에 향을 더하고 농축시켜서 쉽게 먹도록 젤라틴 형태로 제공할 수 있다.

- 관심을 끌 수 있도록 음식을 준비한다. 음식 모양은 식욕에 영향을 주므로 기분 좋게 제공한다. 음식은 함께 섞어 보기 싫게 합쳐 놓지 않도록 한다.
- 흡인기를 즉시 사용할 수 있도록 준비한다. 식사할 때 흡인기를 가까이 두어서 기도폐색이나 역류 예방을 위해서 준비하는 것이 좋다.

④ 좋은 식습관 관리

노인들의 좋은 식습관은 고혈압, 심혈관질환, 뇌졸중, 당뇨, 골다공증 등 질병예방을 예방하고 건강을 증진한다.

노인의 좋은 식습관 지침

1. 채소, 고기나 생선, 콩 제품 반찬을 골고루 먹는다.
   다양한 채소 반찬을 매끼 먹는다.
   고기나 생선, 계란, 콩 제품 반찬을 매일 먹는다.
2. 우유 제품과 과일을 매일 먹는다.
   우유, 요구르트나 두유를 매일 먹는다.
   다양한 제철 과일을 먹는다.
3. 짠 음식을 피하고, 싱겁게 먹는다.
   장아찌, 젓갈 같은 짠 음식을 적게 먹는다.
   음식을 만들거나 먹을 때 소금이나 간장을 적게 사용한다.
   국과 찌개의 국물을 적게 먹는다.
4. 많이 움직여서 식욕과 적당한 체중을 유지한다.
   자신에게 알맞은 운동을 규칙적으로 한다.
   많이 걷고 움직이는 생활을 한다.
5. 술은 절제하고, 물을 충분히 마신다.
   되도록 술을 마시지 않으며, 술을 마실 때는 하루 1잔 이내로 제한한다.
   물을 자주 마신다.
6. 세끼 식사와 간식을 꼭 먹는다.
   세끼 식사를 규칙적으로 하고, 조금씩 자주 먹는다.
7. 음식을 먹을 만큼 준비하고, 오래된 것은 먹지 말자.
   음식은 한꺼번에 많이 만들지 않는다.
   남은 음식은 바로 냉장 보관하고, 오래된 것은 버린다.

출처: 건강길라잡이(http://www.hp.go.kr/)

2) 활동과 운동

(1) 노화와 활동

나이가 들어서 노인이 되면 일반적으로 활동하고 지속할 수 있는 능력에 변화가 온다. 노화가 되면서 인체의 모든 기관이 변화하고 기능이 떨어진다. 노인의 활동에 질병, 약물 복용, 정서적 변화, 사회적 인식과 편견 등이 영향을 준다.

① 활동 비율과 활동 속도가 떨어진다.

과거에는 빨리 처리할 수 있던 일을 처리하는 데 긴 시간이 걸린다. 노인은 이전보다 옷을 입고, 쇼핑하고, 다른 단순한 일을 하는 데도 시간이 오래 걸린다. 정상적 노화는 신경자극의 전달을 방해하지는 않지만 신경전달의 속도를 지연시킨다. 자극에 대한 반응 속도가 10～15% 느려지고, 인체의 조정과 균형기능이 저하된다.

② 근력이 필요한 활동 능력이 저하된다.

노화로 근골격계가 급속히 퇴화하여 근섬유의 수와 크기가 줄고 근질량의 감소로 60세 이후 급격히 근력이 떨어진다. 가구를 옮기거나 시장바구니를 들고, 눈을 치우거나, 청소하는 것은 더욱 어려워질 수 있다.

③ 골밀도 감소로 자세와 걸음걸이가 변화된다.

골밀도가 감소되어 쉽게 골절이 될 수 있고, 골절은 활동을 제한하고 뼈의 재흡수를 촉진한다. 추간판과 추체도 얇아져서 흉추와 경후의 만곡이 증가되면서, 머리와 목이 앞으로 기울게 되면서 굽은 자세가 된다. 이런 변화로 보폭은 증가되고 다리를 낮게 들고 조심스럽게 움직이게 되므로 걷기가 힘들고 움직일 때 균형이 안 맞는다.

④ 관절의 유연성이 감소하면 관절의 가동범위가 줄어든다.

인대와 건, 관절연골이 섬유화되고 석회화되면서 관절이 뻣뻣하고, 관절 가동범위가 줄어들면서 일상생활 수행능력에 문제가 생긴다. 선반 위의 물건을 집고, 옷을 입고, 신발을 신기 위해 구부리거나, 심지어 발을 씻는 것이 어려울 수도 있다.

⑤ 감각계의 변화로 활동이 제한된다.

시력과 청력의 손실, 힘의 감소, 느린 반응시간, 통제력 저하는 노인이 복잡한 활동을 안전하게 수행할 수 없게 한다. 노인은 자주 부딪히고 넘어진다. 이런 위험으로 노인은 움직이려 하지 않는다.

⑥ 민첩성이 감소한다.

물건을 재빨리 유연하게 옮기는 능력이 떨어지고, 사다리를 오르거나 걷는 동안 위험을 피할 때 어려움이 있을 수 있다.

⑦ 정교한 조정 기술을 수행하는 숙련도가 감소한다.

큰 운동기술은 정교한 조정기술보다 오랫동안 양호하게 유지된다. 젊어서부터 악기를 연주하고, 바느질하는 기술을 꾸준히 해왔다면 계속해서 잘할 수 있다.

⑧ 지속적인 활동이 어려울 수 있다.

폐의 탄력성 소실과 작아진 흉강때문에 신체조직으로 산소교환이 잘 안 된다. 산소이용의 저하로 인해 활동할 때 자주 쉬어야 하고, 천천히 걸어야 한다.

(2) 활동과 운동 관련 장애요인

① 건강문제

- 알츠하이머병과 중풍은 사고기능과 뇌의 운동기능에 영향을 준다. 움직이고, 먹고, 옷입고, 목욕하고, 화장실 가는 등의 기본욕구를 깨닫지 못할 수도 있고, 변화된 운동기능으로 해결하지 못할 수 있다.
- 퇴행성 질환, 파킨슨병 등 신경학적 장애는 정상 신경자극의 전달을 방해해서 자연스러운 활동을 할 수 없다.
- 근골격계의 질병과 손상은 활동수행능력을 방해할 수 있다. 골절은 활동을 제한하고 신체의 일부분 혹은 전체에 영향을 미친다. 대퇴골 골절은 기동성을 상당히 제한하고 치료 목적으로도 움직임이 제한된다. 치료와 회복기간이 길어지면서 관절과 기동성이 상실될 수도 있다.
- 통풍, 관절염은 관절통을 가져와서 활동을 제한한다. 중증의 통풍이나 관절염이 있는 사람은 관절을 쓰지 말아야 한다. 이런 활동제한은 더 큰 관절의 기동성과 근육 강도

의 손상을 주어서 활동수행능력을 떨어뜨린다. 노화로 인한 관절의 퇴행은 체중을 지탱하는 무릎이나 골반의 기동성도 제한한다.
- 천식, 기관지염, 폐렴 등 호흡기계 질환과 심근경색증, 동맥경화, 고혈압 등 조직의 산소교환을 방해하는 질환은 활동과 운동에 참여하는 능력을 크게 방해한다.

② 정서적 장애

슬픔, 불안, 우울 같은 정서적 장애는 활동을 감소하게 한다. 에너지가 고갈되어서, 신체활동을 하지 않게 된다. 이런 노인에게는 신체기능을 유지하기 위해서 계속 몸을 움직이게 한다.

③ 약물 복용

복용하는 약물의 부작용이 운동과 활동에 영향을 미친다. 항우울제, 정온제 등은 근육을 이완시키고 진정작용을 가져와 느리고 불안정하게 움직인다.

④ 영양 부족

영양 섭취가 부족하면 근육이 위축된다. 철분 섭취가 부족하면 빈혈로 산소 공급이 감소되서 활동수행능력이 줄어든다.

⑤ 사회적 인식과 환경

- 노화 과정과 관련된 증상을 보상하기 위해 노인은 스스로 활동을 제한한다. 옷 입는 것이 힘들어서 외출을 하지 않거나, 너무 지쳐서 먹지를 못하고 기본적인 위생 관리도 하지 못한다. 노인은 활기찬 운동은 위험해서 가벼운 활동만을 해야한다고 생각한다.
- 은퇴 노인은 집에서 혼자 지내고, 체력이 좋아도 계속 일하려고 고집하면 자식이 욕을 먹는다는 사회 인식이 노인의 활동과 운동에 영향을 준다.
- 병원이나 양로원에서 노인 활동을 지나치게 제한하는 환경적 요인도 영향을 준다.
- 노인의 신체조건을 고려하지 않은 환경요인이 활동을 제한할 수 있다. 불편한 인도와 계단은 위험하고 피곤하게 해서 활동을 방해한다. 활동을 돕는 보조기구가 없거나 부적절하게 사용해도 활동이 어렵다.

(3) 활동과 운동의 효과

환경을 조절하고 적절한 활동과 운동을 통해서 활동 부족과 부동과 관련된 건강문제를 예방할 수 있다. 노인의 신체조건을 고려한 적정 운동은 질병을 예방하고 체력 향상을 가져오며 정신, 심리적으로 긍정적인 영향을 준다. 규칙적 운동은 평균 생명을 연장하고 노인의 기능적 독립을 유지할 수 있도록 해준다. 운동을 하면 마음이 가벼워지고 기분이 좋아지고, 불안과 우울이 감소하고 정서적 안정과 스트레스 이완 등으로 정신적 건강을 계속 유지할 수 있다. 운동은 심박출량의 증가, 혈압의 저하, 심폐기능 향상, 체지방량과 체중의 감소, 혈중 저밀도 지단백의 감소, 뼈의 칼슘 침착 증가 등의 골격근과 대사기능 등 건강에 긍정적 영향을 준다.

운동은 노인 건강문제를 예방한다.

- 규칙적 운동은 심혈관질환과 심근경색증의 발생 빈도를 줄인다.
- 체지방과 체중의 조절, 심박출량 증가로 효과적으로 고혈압과 콜레스테롤을 조절할 수 있다.
- 인슐린 민감성을 높여서 혈당을 조절하고 당뇨를 예방한다.
- 뼈와 결체조직의 퇴행성 변화를 막아 골다공증과 골절을 예방한다.
- 유연성과 관절 운동범위 증가로 관절염을 예방한다.
- 규칙적 활동은 장배설을 촉진해서 변비를 예방한다.
- 스트레스를 감소시키고 이완을 증진시키고 불면증을 예방한다.
- 소외감을 극복하고 소속감과 자긍심을 증진시킨다.
- 근력 강화로 독립적으로 건강하게 지내면서 삶의 질이 향상된다.

(4) 노인의 활동과 운동관리

① 운동관리

▶ 운동 전 사정

노인은 전문의의 처방을 받고나서 운동을 시작하는 것이 좋다. 운동관리 이전과 현재 운동상태, 심폐질환, 혈관질환, 비만, 근골격질환 등 병력을 청취하고 진찰을 하고, 헤모글로빈, 혈당, 콜레스테롤, 흉부방사선검사 등을 통해서 건강문제를 확인한다. 운동 전 검사로 개인의 건강상태에 적절한 운동의 종류, 강도, 시간과 빈도를 결정한다. 어떤 종류의 운동을, 어느 정도의 강도로, 얼마나 오랫동안, 얼마나 자주 해야 할지를 결정하고 계획하는 것이 중요하다.

▸ 운동 종류

운동은 노인 건강에 좋은 영향을 주지만 지나친 운동은 위험할 수 있다. 노인의 체력에 맞는 적정 운동을 계획해야 한다(〈표 2-3〉).

〈표 2-3〉 노인 운동 프로그램의 실례

<table>
<tr><th colspan="2">노인</th><th>준비운동</th><th>유산소운동</th><th>근력운동</th><th>정리운동</th></tr>
<tr><td rowspan="3">종류</td><td>입문</td><td rowspan="3">스트레칭 체조</td><td>보행, 산보, 맨손체조</td><td>맨손운동</td><td rowspan="3">스트레칭, 체조</td></tr>
<tr><td>초중급</td><td>속보, 게이트볼, 조깅, 수중운동, 수영</td><td>체중을 이용한 운동 (앉았다 일어나기, 벽을 이용한 팔굽혀 펴기 등)</td></tr>
<tr><td>상급</td><td>댄스스포츠, 달리기, 자전거타기, 수영, 등산</td><td>기구를 이용한 운동 (아령, 밴드 등)</td></tr>
<tr><td rowspan="3">깅도</td><td>입문</td><td rowspan="3">근육 유연성이 충분히 확보될 정도
몸에 땀이 날 정도</td><td>최대심박수의 40% 정도</td><td>최대근력의 30~40% 정도</td><td rowspan="3">준비운동과 비슷한 정도
몸에 땀이 날 정도</td></tr>
<tr><td>초중급</td><td>최대심박수의 50% 정도</td><td>최대근력의 40~50% 정도</td></tr>
<tr><td>상급</td><td>최대심박수의 60% 정도</td><td>최대근력의 50% 이상 정도로 유지</td></tr>
<tr><td rowspan="3">빈도</td><td>입문</td><td rowspan="3">운동 실시 전</td><td>주 1~2일</td><td>주 1~2일</td><td rowspan="3">운동 실시 후</td></tr>
<tr><td>초중급</td><td>주 2~3일</td><td>주 2~3일</td></tr>
<tr><td>상급</td><td>주 3~4일</td><td>주 3일 정도</td></tr>
<tr><td rowspan="3">시간</td><td>입문</td><td rowspan="3">10분 정도</td><td>15분 정도</td><td>10분 정도</td><td rowspan="3">10분 정도</td></tr>
<tr><td>초중급</td><td>15~30분 정도</td><td>10~20분 정도</td></tr>
<tr><td>상급</td><td>30~60분 정도</td><td>20~40분 정도</td></tr>
<tr><td rowspan="3">기간</td><td>입문</td><td rowspan="3">운동 실시 전</td><td>12~16주</td><td>12~16주</td><td rowspan="3">운동 실시 후</td></tr>
<tr><td>초중급</td><td>12~20주</td><td>12~20주</td></tr>
<tr><td>상급</td><td>계속 유지</td><td>계속 유지</td></tr>
</table>

출처: 건강길라잡이(http://www.hp.go.kr/)

· 유산소운동

많은 산소를 운반하고 큰 근육을 이용해서 일정 강도를 유지하는 모든 활동이 유산소운동에 포함된다. 조깅, 자전거 타기, 수영, 빠른 걷기, 춤 등 율동적이고 반복적 · 지속적인 운동이 포함된다. 유산소운동은 심혈관과 폐 기능을 강화하므로 노인에게 바람직하다. 그러나 노인은 적은 양의 활동에도 신장이 부담을 받으므로 무리하면 안 된다. 운동 프로그램은 준비운동, 본 운동, 마무리운동으로 구성해서 합병증을 예방하고 효과를 높인다. 운동할 때 숨이 차거나 흉통, 현기증, 두통, 통증이 있으면 바로 중단한다. 오랫동안 좌식생활을 한 노인은 서서히 시작해야 관절과 근육의 손상을 막을 수 있다.

· 근력과 지구력 강화운동

노인의 근력강화운동은 근육조직 감소와 체지방 비율의 증가를 완화시킬 수 있고, 골밀도를 높일 수 있다. 다리와 팔 근육강화운동과 지구력 운동을 함께 실시한다. 근력강화운동은 근의 길이의 변화없이 근력을 발휘하는 등척성 운동, 근의 길이를 단축하면서 근력을 발휘하는 등장성 운동, 다양한 근의 수축으로 근력을 높이는 등속성 운동이 있다. 노인은 등장성 운동보다 등척성 운동이 더 효과적이다. 관절통이 있는 노인은 관절을 움직이지 않고 근육을 수축하는 등척성 운동을 할 수 있다. 침상의 발판과 같이 고정된 면을 밀고 당기는 동작을 실시한다. 그러나 심장질환이 있는 노인은 등척성 운동은 적절하지 않다. 근력과 지구력을 강화시키는 중량운동은 근육긴장, 요통, 탈장 등의 문제를 예방하기 위한 안전장치를 구비한다.

· 유연성 운동

노인에게 적합한 유연성 운동으로는 요가, 태극권, 기공운동이 있다. 이런 운동은 명상으로 정신력을 집중하고, 관절을 신장, 굴곡, 회전하면서 최대 관절 가동범위를 유지하게 하고, 스트레스를 줄이고 균형감을 증진시킨다. 특별한 기구 없이 일상생활을 하면서 쉽게 실천할 수 있는 운동이다.

▶ 운동할 때 유의할 사항

- 노인은 운동 전후 준비운동과 정리운동 등 안전을 먼저 고려한다.
- 운동 경험, 병력, 환경, 선호도를 고려해서 개인별로 적절한 운동을 한다.
- 운동 중에 다른 사람과 대화, 노래 부르기 등을 함께해서 무리하지 말고 여러 명이 동시에 운동할 때는 원형으로 배열해서 피로, 호흡곤란, 불안 등의 이상 증세를 빨리 확인할 수 있어야 한다.
- 운동은 한 번에 하는 것보다는 여러 번 나누어서 하는 것도 좋다.

· 심장에서 가까운 부위에서 한 번에 강한 힘을 쓰는 운동은 혈압상승이 올 수 있으므로 피하고 새로운 동작보다 익숙한 동작으로 구성된 운동을 한다.
· 과거에 해본 운동이라도 장기간 하지 않았다면 이전 경험만 믿고 무리하게 하지 말고, 경쟁적 운동은 피한다.

② 일상 활동관리

▶ 활동기능 평가: 일상 활동관리는 노인의 기본생활기능을 개선하고 질적 삶에도 영향을 준다. 일상 활동기능 수준을 우선 사정하고 평가한 후 적절한 계획을 세운다. 노인이 일상 활동을 혼자서도 잘하는지, 다른 도움을 받아야 할 수 있는지, 도움 없이는 할 수 없는지를 확인할 수 있다.

· 기본적 일상활동기능 사정도구(ADL): 옷 입기, 세수하기, 목욕하기, 식사하기, 화장실 사용, 이동, 대소변 조절, 보행 등 일상생활 유지에 필요한 활동을 사정한다.
· 도구적 일상활동기능 사정도구(IADL): 복잡한 신체 정신적 기능이 필요한 활동으로, 노인이 독자적으로 생활하는 정도를 평가한다. 몸단장(빗질, 화장, 면도 등), 집안일(실내청소, 설거지, 침구정리, 집안정리), 식사준비(재료준비, 요리, 상차리기), 빨래하기, 근거리 외출(상점, 관공서, 병원이나 이웃 다녀오기 등), 교통수단 이용(대중교통수단 이용, 운전), 시장보기, 금전관리, 전화사용, 약 먹기 등의 활동을 사정한다.

▶ 일상 활동관리: 일상생활활동 증진을 위한 관리는 준비운동과 보조기구 사용 훈련, 일상생활에 적합한 환경조성 등이 포함된다.

· 관절 가동 운동과 기동성을 높인다.
  통증과 강직이 심하면, 수동적 관절가동범위 운동에서 점차로 보조적 관절 운동, 능동적 관절 운동으로 진행한다. 수동적 관절 운동은 목욕할 때 할 수 있다. 능동적 운동은 옷을 입고, 식사하고, 몸치장하고, 화장실 가고 다른 일상생활을 수행하는 것이 될 수 있다. 노인이 목욕하고, 머리 빗으면서도 운동을 할 수도 있고, 관절과 근육을 사용하는 구강위생은 좋은 운동이 될 수 있다.
· 보조기구를 사용해서 활동 참여를 높인다.
  노인이 휠체어, 보행기, 지팡이 같은 보조 장치가 필요하다면 정확한 사용법을 알고, 적절히 사용할 수 있게 한다. 계단을 오를 때 보행기를 사용할 수 있고, 걸을 때 손으로 정확하게 지팡이를 잡고, 낙상 방지를 위해 휠체어의 바퀴를 흔들어서 안전한지를 미리 확인하게 한다. 보조기구를 가까이에 두어 쉽게 이용할 수 있게 한다. 많은 노인은 이런 기구를 귀찮고 불편해서 사용하기를 꺼려할 수 있다.

· 활동 증진을 위해서 안전하고 편안한 환경을 조성한다.
가정이나 시설에서 일상생활과 운동을 방해하는 물건, 건물, 구조, 조명 등을 확인하여 조정하는 것이 필요하다. 바닥은 평편하고 미끄럽지 않고, 계단은 경사가 완만하고 난간이 있어야 하며, 목욕탕은 샤워의자를 준비하고 변기 옆에 손잡이를 둔다. 모든 기구들은 작동이 간단한 것이 좋다.

· 활동하기 좋은 옷을 입고, 적당한 신발을 신게 한다.
움직이기 편안하고 조이지 않는 옷을 입는다. 신발은 편안하게 맞아서 걸을 때 발뒤꿈치가 미끄러지지 않아야 한다. 슬리퍼는 활동과 운동에 적절하지 않다. 발을 자유롭게 들지 못하는 걸음은 낙상위험을 증가시킨다.

· 단순하고 편안한 활동을 훈련을 한다.
새로운 동작은 일상적 동작보다 긴장을 유발한다. 어디서나 쉽게 할 수 있는 간단하고 편안한 동작을 한다. 일상생활에서 잠깐씩 휴식을 취하면서 규칙적으로 꾸준히 실시하게 한다.

· 중간에 휴식을 취하면서 활동 속도를 유지한다.
노인은 운동 속도가 느리므로 서두르지 말고 재촉하지 말아야 한다. 너무 빠르게 진행하면 지치고 패배감을 느낄 수 있다. 활동과 휴식시간을 교대로 계획해서 성취감과 만족감을 느끼게 한다.

· 재미있고 흥미 있는 활동을 한다.
흥미도 있고 편안한 취미활동을 권장한다. 애완동물을 돌보거나 다른 사람 돌보기 같은 사회적 관계를 도와주는 활동을 할 수 있다. 노인의 취향, 이동 가능성과 건강상태를 고려해서 개별적으로 하거나, 춤, 합창, 카드게임 등 단체로 할 수도 있다.

· 규칙적인 활동의 효과를 교육하고 강화한다.
오래 앉아 있는 노인은 다양한 교육방법으로 신체활동의 좋은 점을 알고 실천하도록 지지하고 강화한다.

· 가족과 지역사회 자원을 활용할 수 있도록 한다.
재정 상황과 가족 상황을 고려해서 자원봉사단체, 노인복지센터 등 지역 자원을 활용하도록 정보를 제공한다.

· 노인요양시설에서 노인이 안전하게 걸을 수 있는 실내외 공간을 확보하고 운동을 계획한다.

보행이 가능하면 신체 운동에 참여하고 실내에 앉아 있는 것보다는 하루 2~3번 정도 실외로 나가서 걷게 하는 것이 좋다.

3) 수면과 휴식

적절한 수면과 휴식은 노인 건강유지에 중요하다. 수면과 휴식은 신체기관을 쉬게 하고 긴장과 피로를 풀어 주고 에너지를 보존한다. 수면과 휴식 부족은 건강문제를 가져오고 정상 행동에 영향을 준다. 충분한 이완상태에서 휴식을 취할 수 있고, 단순히 활동을 멈춘다고 쉬는 것이 아니다. 정신적으로 긴장하면 쉬어도 근육은 계속 수축상태에 있다. 수면은 건강회복과 생존에 필요하며, 수면 부족은 신체 불균형상태를 가져와서 피로하게 하고, 불안정한 행동을 하고 집중하기 어렵다. 많은 노인이 수면장애를 호소하는데, 이런 수면장애는 고통스러운 경험으로 자주 의사를 찾게 된다. 이런 문제는 정상 노화와 관련되어 나타날 수 있다.

(1) 정상 수면 양상

수면과 불면의 주기는 규칙적으로 나타나는 예측할 수 있는 주기로 대부분 24시간 주기를 갖는다. 자고 깨는 양상이나 필요한 수면 시간은 많은 요소와 관련되고, 사람마다 다르다.

수면은 중추신경계가 조절하는데, 잠에서 깨는 것은 신경전달물질인 노르에피네프린(norepinephrine)으로 조절된다. 수면은 뇌간의 세로토닌(serotonin) 방출로 조절된다. 수면주기는 여러 단계가 있다. 수면은 NREM수면과 REM수면으로 구분되고, REM수면은 1~4단계로 구분된다. 정상 성인은 잠들기 전에 전형적으로 10~30분 정도 이완과 졸음의 단계를 경험한다. 이것은 1~2시간 간격으로 지속되는 4~6회의 수면주기에 의한다. 밤 동안 시간이 지나면서 수면은 점점 얕아지고 REM수면이 길어진다. NREM수면 동안 성장호르몬, 갑상선 자극 호르몬 등이 방출되고, 특히 4단계일 때 혈압과 호흡이 저하되면서 성장호르몬이 방출되어 생리적 회복을 자극하는 것으로 본다.

노인은 누워 있는 시간은 늘어나지만 바로 잠이 들기 어려워서 실제로 잠자는 수면시간의 효율성이 줄어든다. 총 수면시간이 감소되지는 않고, 젊은 사람과 비교해서 잠깐씩 조는 시간이 많고, 깊은 수면시간이 줄어들고 자주 깨면서 수면의 질이 변화된다.

(2) 노인의 수면장애

가장 일반적인 수면장애는 불면증으로 깊은 잠을 잘 수 없거나, 숙면을 취하지 못하거나 충분히 잠 자지 못했다고 호소하는 것이다. 다른 문제를 가져오는 증상으로 불면증 자체는 질병은 아니다. 만성 불면증은 낮 동안 졸립거나, 초조하고 집중력이 떨어지며, 수면박탈과 관련된 문제를 가져올 수 있다. 노인이 낮 동안 졸린 것은 수면 부족 증상이기보다 정상 노화 과정으로 간주하여 무시하곤 한다. 수면장애는 여러 원인으로 올 수 있으므로 자세히 사정해야 한다.

① 수면의 효율성이 떨어진다.

노인은 자다가 자주 깨고 깊이 잠들지 못해서, 자고 나서도 원기가 회복되지 못한다고 한다. 자려고 누워 있는 시간은 늘지만 실제 수면을 하는 시간은 감소한다. 수면의 양은 감소되고, 수면의 특징은 변한다.

② 노인의 만성장애로 수면장애가 증가한다.

노인의 야뇨, 두통, 위장질환, 기관지질환, 심혈관장애, 당뇨, 통증 등으로 REM수면장애가 올 수 있다.

③ 활동 부족으로 수면장애가 초래될 수 있다.

수면 부족으로 누워 있는 시간이 많아지고, 낮 동안 졸립고 활동이 줄어든다.

④ 약물복용이나 알코올 섭취가 영향을 줄 수 있다.

어떤 약물은 수면을 방해하고 자주 깨게 한다. 소량의 알코올은 수면 유도효과를 낼 수 있지만 혈중 농도가 떨어지면서 새벽에 깨어나게 되고 수면제와 병용하면 치명적이다.

(3) 수면장애관리

많은 노인이 수면과 휴식에 문제가 있지만 이 문제만으로 의료진을 찾아가지는 않는다. 노인은 점진적으로 수면장애가 진행되므로 정상으로 받아들인다. 그러므로 노인의 수면양상에 대해 구체적이고 자세하게 자료를 수집해야 한다. 밤 동안 수면을 관찰할 때 노인이 눈을 감고 있다고 해서 수면단계에 들어갔다고 보면 안 된다.

① 수면장애를 유발하는 요소를 규명한다.

간호사는 수면장애의 원인에 따라 적절하게 관리한다. 여러 가지 내적, 외적 요인이 수면을 방해할 수 있다. 통증은 수면을 방해할 수 있으므로 통증의 원인에 따라서 편안하게 해준다. 질병이나 투약은 수면에 영향을 줄 수 있다. 심맥관계 질환은 REM 수면 동안 협심증을 느끼고, 궤양은 REM 수면 동안 과도한 산 분비로 인한 통증으로 잠을 잘 수 없게 된다. 만성폐쇄성 폐질환이 있는 노인은 수면 동안 무호흡으로 인한 산소 부족으로 수면장애가 올 수 있다. 항고혈압제도 수면양상을 바꾼다.

② 수면을 촉진하는 환경을 만든다.

침구 등 편안하고 안락한 수면 환경을 만든다. 따뜻하고 가벼운 담요를 덮고, 편안한 잠옷을 입는다. 소음이 적은 방으로 침실을 정하고 소음을 차단하도록 귀마개를 사용한다. 침실에서 일하거나 침대에 누워서 텔레비전을 시청하지 않게 한다. 잠자기 전에 소변을 미리 보고 잔다.

③ 수면을 돕는 음식을 제공한다.

공복감은 숙면을 방해하므로 취침 전 가벼운 간식이나 따뜻한 우유를 마신다. 카페인이 있는 커피나 탄산음료는 수면을 방해하므로 먹지 않는다. 늦은 밤에 과식은 피한다. 알코올 음료는 정상수면주기를 방해하고 이뇨현상으로 잠을 깰 수 있으므로 피한다.

④ 낮 동안 적절한 운동과 활동의 중요성을 알린다.

적절한 운동과 활동은 수면을 돕는다. 잠자기 전에 지나친 활동은 체온이 상승되고 실제적으로 수면을 방해하므로 피한다. 낮잠을 자거나 피로는 밤 잠을 방해할 수 있다. 낮 동안 여가활동에 참여하게 된다.

⑤ 스트레스를 관리하고 정서적 이완을 돕는다.

불안과 우울은 수면을 방해한다. 잠자리에서 짧은 대화나 등 마사지는 하루 동안 스트레스를 풀어 주고 수면을 촉진한다. 심상요법, 자기최면 등 다양한 이완요법을 적용할 수 있다.

⑥ 처방된 수면제를 투약한다.

수면제 사용에 각별히 주의를 기울이고 의사 처방에 따라서 투약한다. 수면제는 중추신경계를 억제하므로 술과 함께 먹으면 치명적일 수 있다. 많은 수면제는 직립성 저혈압이나,

현기증이 있을 수 있으므로 천천히 자세를 바꾸고, 낙상 등 손상 예방을 위해서 움직일 때 지지한다. 수면을 촉진하는 약물은 진정과 최면효과로 노인에게 오래 지속되는 숙취효과를 주어 의존성을 유발하고 불면증을 가져올 수 있으므로 마지막에 사용해야 한다. 이런 약들은 실제적으로 수면의 특성과 질을 바꾸기 때문에 수면을 방해할 수 있다.

4) 안전관리

안전은 노인들을 돌볼 때 관심을 두어야 한다. 자동차 사고나 낙상, 화상, 중독과 같은 사고는 노인의 상해와 사망의 주요한 원인이다. 극도 추위나 더위에 노출되는 것은 상해나 사망에 이르게 한다. 노인들이 사고나 상해를 당하기 쉬운 내적 요인으로는 나이가 들면서 생리적 변화, 만성질환 발병률의 증가, 약물 사용의 증가 및 인지적 혹은 감각적 변화가 있으며, 외적 요인으로는 노인을 위험에 빠지게 하는 다양한 환경적 요인들이 있다.

(1) 노인의 안전사고 위험요인

① 내적 위험요인

시각과 청각은 방어감각이다. 노화가 진행되면서 감각이 둔해지면서 위험이 커진다. 시각과 청각의 변화는 일반적인 노화 현상이다. 주변 시야의 감소와 지각력의 변화로 거리의 판단, 계단의 굴곡과 높이 측정, 자동차의 속도 등을 판단하는 능력이 떨어진다. 야간시력도 나빠져서 노인들은 어두운 불빛 속에서 굴곡이나 높이의 차이 같은 위험요소들을 알아채지 못한다. 도로의 방향이나 위험을 알리는 표지판도 쉽게 알아보지 못한다. 떨어진 시력으로 낙상이나 자동차 사고 등이 있을 수 있다. 시력의 변화는 작은 활자로 된 글을 읽기 힘들고, 표지판도 읽기 어렵게 한다. 노인은 약의 라벨을 제대로 보지 못해 다른 약물이나 중독성 물질이 있는 약도 복용하게 된다.

청력의 감소는 경고 신호나 경적에 대한 적절한 반응을 하는 능력을 감소시킨다. 예를 들면 위험한 상황에서 경고를 못 듣거나, 자동차 경적을 듣지 못하고, 화재 경보를 듣지 못해서 사고를 피하지 못할 수 있다.

노인들은 뒤바뀐 평형감각, 운동성 · 유연성 · 근력의 저하, 늦어진 반응시간, 걷는 속도의 변화, 보행의 어려움, 자세의 변화를 흔히 경험한다. 이런 하나 이상의 복합적 변화들은 사고나 상해에 대한 대처 능력을 감소시킨다. 이런 하나 이상의 복합적 변화들은 사고나 상해에 대한 대처 능력을 감소시킨다. 이런 문제들이 만성질환이나 건강문제와 결부되면 낙상의 위험성은 아주 커진다.

심혈관계, 신경계, 근골격계 질환은 신체상태에 영향을 주어서 많은 안전사고와 관련이 된다. 심장 혈액 박출량의 감소나 뇌에 산소 공급 감소 등과 관련된 심장혈관문제들로 노인들은 현기증을 느끼고 실신할 수 있다. 이런 장애들로 인해 빈혈, 심장장애, 체위성 저혈압 등의 증상이 올 수 있다.

파킨슨병과 같은 신경학적 장애나 보행과 평행감각의 변화는 노인의 낙상위험을 높인다. 신경과 신진대사의 변화는 온도 변화, 화상이나 동상에 견디는 능력을 떨어뜨린다.

근골격의 상태로는 관절의 운동, 유연성을 떨어뜨리는 관절염, 사고나 상해의 위험을 피하는 운동 능력의 저하 등이 있다.

약물은 낙상의 빈번한 원인이 된다. 왜냐하면 노인들은 여러가지 약물을 자주 복용하고 이런 약물 부작용이 문제를 일으킨다. 어떤 약물은 노인에게 매우 위험한 인지감각의 변화, 반응력 저하, 직립성 저혈압을 유발한다. 예를 들면 진정제, 수면제, 신경안정제, 이뇨제, 항고혈압제, 항히스타민제 등이 여기에 포함된다. 알코올음료는 다른 약물과 함께 반응해서 낙상이나 다른 상해의 위험을 증가시킨다.

인지 능력의 변화와 정서장애, 우울증도 낙상과 상해의 위험 요소이다. 이런 장애들은 노인이 정보를 인식하고 처리하는 능력을 감소시킨다. 마음이 심란하고 집중을 못하는 노인들은, 무슨 일이 일어나고, 진행되는지에 주의 기울이기 어렵다. 이런 주의 부족은 사고나 상해의 위험성을 증가시킨다.

낙상을 예방하기 위해서 다음을 고려할 수 있다.

· 어떤 활동이나 일을 성급하게 하지 말고 안전하고 천천히 끝낸다.

· 발에 잘 맞는 미끄럼 방지가 된 낮은 굽의 신을 신는다. 신은 알맞게 조여져서 움직이기 편해야 한다. 걸려 넘어지지 않도록 신발 끈을 늘어뜨리지 않는다. 느슨한 신이나 슬리퍼는 발을 헛디디거나 넘어지게 한다.

· 보조기구를 사용한다. 지팡이나 보행 보조기구는 노인을 안전하게 한다. 이런 기구는 다루기가 쉽고, 미끄러지지 않게 끝이 고무로 되어 있어야 한다.

· 필요할 때는 도움을 청한다.

② 외적 위험요인

노인들 주위가 모두 위험한 환경이 될 수 있다. 기본적인 일상생활이 위험한 일이 될 수 있다. 날씨도 환경적 요인이다. 환경적 위험요소는 집, 거리, 공공건물, 운동기구와 같이 어디든지 있을 수 있다.

▶ 가정에서의 상해

상해는 집에서도 자주 일어나며, 입원이나 여행 같은 친숙하지 못한 환경도 사고 위험을 크게 한다. 날카롭거나 돌출된 부분이 있는 물건, 사다리, 전기기구와 공구들은 모두 안전하게 다뤄야 한다.

집에서 사고를 예방하는 방법은 다음과 같다.

・전기장치의 안전을 유지한다.

전선이나 망가진 플러그를 정기적으로 점검하고, 물 가까이 있는 전기소켓은 감전사고 방지를 위한 안전장치를 한다.

・물건을 정리한다.

신문이나 불필요한 물건은 버리고, 신발, 쓰레기통, 가전기기, 전화선은 통로에서 치운다. 집밖 빙판도 치운다.

・양탄자는 바닥에 확실히 고정시킨다.

끝 부분을 고정시키고 고무를 대어 미끄럼을 방지하고, 장식용 깔개는 모두 치운다.

・적절한 조명장치를 설치한다.

계단이 있는 곳은 스위치를 계단의 위와 아래에 설치한다. 침실, 욕실, 거실 등에서는 야간조명을 쓴다. 부엌에서 날카로운 도구를 안전하게 사용하고, 물품의 설명서를 읽기 쉽게 하기 위해 조명장치를 한다.

・자주 사용하는 물건은 쉽게 이용하도록 어깨 높이 아래에 둔다.

물건을 쉽게 이용할 수 있게 정리하고, 사다리나 발판은 가능한 한 사용하지 않는다.

▶ 자동차 사고

노인이 보행자이건 운전자이건 가장 잦은 사고는 자동차 사고이다. 그러나 노인은 자신과 남들에게 심각한 위험을 줄 수 있는데도 운전을 그만두려 하지 않는다. 노인의 안전 운전에 대한 법적 고려가 필요하다. 안전 운전을 위해서 노인은 운전하기 전에 미리 갈 곳을 계획하고, 보청기나 안경을 착용하고, 교차로에서는 신중하고 적정거리를 유지하면서 운전하는 것이 필요하다. 운전에 영향을 주는 약물을 복용하거나 혼잡하거나 날씨가 나쁘거나 밤중에는 운전하지 않는다.

▶ 저체온 사고

아주 춥거나 더운 환경, 난방과 의복과 관련된 재정적 문제, 신경이나 심장혈관질환, 대사저하, 탈수증으로 노인은 저체온이 올 수 있다. 노인은 체온조절에 취약하다. 아프다든지 체질이 약하고 비활동적이고 진정제, 신경안정제, 항우울제, 심장혈관제제 등을 복용하는 노인들은 이상기후에 노출되면 심각한 위험에 빠진다. 활동적이고 건강한 노인들도 극도로 덥거나 추운 온도에서는 위험하다.

노화로 오는 근조직과 근력의 감소, 줄어든 피하지방, 말초 순환의 감소, 신진대사율의 감소가 체온조절에 영향을 준다. 피부의 변화는 뜨겁거나 차가운 주위 변화를 지각하는 능력을 떨어뜨린다. 열은 신진대사와 떨림과 같은 근육활동으로 생산된다. 나이가 들면서 대사가 느려지고 활동도 둔화되며 근육의 떨림도 감소하게 된다. 따라서 노인은 저체온이 되기 쉽다. 저체온증은 낮은 온도의 환경에 노출되면 체온을 더욱 떨어뜨리며, 이런 변화는 활동력과 열 생산을 감소시켜 악순환을 반복하여 사망에 이르는 요인이 될 수도 있다. 초기에 나타나는 저체온증 증세는 간단한 것을 기억하지 못하고 논리적으로 생각하지 못하는 정신혼란이 있다. 맥박과 호흡이 느려지고 피부가 창백해지거나 차가워지고 청색을 띠기도 한다.

▶ 고체온 사고

더운 날씨에 몸이 적응하는 데 시간이 걸린다. 갑작스런 높은 온도는 노인의 심혈관에 영향을 준다. 약물은 체온조절에 영향을 준다. 이뇨제는 체내 수분을 배출하고 혈관확장을 감소시킨다. 그리고 항파킨슨제제는 땀 분비를 방해한다. 이런 요인들이 노인을 열사병에 걸리기 쉽게 한다. 열 스트레스로 생기는 가벼운 증상에는 더운 느낌, 게으름, 불편함 등이 있다. 심각한 증상은 땀이 없는 마르고 뜨거운 피부, 빈맥, 흉통, 호흡 곤란, 두통, 나른함, 무기력, 구토, 복부경련, 메스꺼움, 설사 등이 있다. 일사병은 더운 환경에서 나트륨과 수분의 작용·반작용으로 적절한 수분과 전해질이 유지되지 못해서 나타난다.

▶ 상해에 대한 두려움

낙상, 습격, 자동차 사고 등의 상처는 육체적 손상보다 정신적 손상이 더 심각하다. 상해에 대한 두려움은 노인으로 하여금 작은 일도 못하게 해서 집에서의 활동을 제한한다. 활동 제한으로 체력이 저하되고, 활동성이 감소하며, 사회적으로 고립되기 쉽고, 남에게 의지하는 마음이 커진다. 기능이 많이 떨어지게 되면 의료시설에서 관리가 필요하다.

(2) 노인의 안전관리

① 손상위험 관리

▶ 병원과 시설에서 낙상 위험 정도를 평가한다.

현기증이나 기절 경험이 있는 노인은 낙상의 위험이 크다. 주로 갑작스런 혈압의 저하(직립성 저혈압)로 이런 증상이 생겨난다. 이런 노인은 천천히 움직이거나 현기증이 없어질 때까지 자리에 앉아 있어야 한다. 직립성 저혈압은 이른 아침, 특히 아침식사 전에 잘 일어나며 약물이나 탈수증으로 더욱 심각해진다. 현기증은 노인의 상태를 정확히 사정하기 위해서 진단이 필요할 수 있다. 노인은 서두르지 말고 편안한 속도로 움직이도록 하고, 균형 유지를 위해서 편안한 신을 신는다. 지면을 넓게 지탱하는 안정성이 큰 보조기구(지팡이와 보행기)가 필요하다.

노인의 침대나 자주 쓰는 의자에 호출신호기를 준비한다. 거실과 욕실에도 호출 장치가 있어야 한다. 노인이 호출하면 바로 응답해야 한다. 노인이 호출에 대한 반응을 오래 기다리지 못하고 불안전하게 일어서거나 걸을 수 있기 때문이다.

▶ 위험 예방을 위해 환경을 바꾼다.

· 병원과 시설: 시력저하에 따른 낙상을 방지하기 위해서 계단에 조명시설이 잘되어 있어야 한다. 계단의 가장자리나 이동시설에는 노인들이 가장자리를 쉽게 알아보도록 어두운 색이나 대조되는 색을 사용하여 표시한다. 복도에는 보행 동안 잡고 지지할 수 있는 난간을 설치한다. 침대는 안전하게 낮춰 놓는다. 침대를 올려야 할 때는 반대편 난간을 꼭 올려놓아 낙상하지 않도록 한다. 약품은 쓰지 않을 때에는 잘 정리해서 안전하게 보관하고 침대 곁에 두지 않는다.

· 가정: 노인에게는 집안 환경 자체가 위험할 수 있다. 음독의 가능성을 줄이기 위해 모든 청소용 약품은 잘 정리해 두고 음식이나 다른 약품으로부터 치워 놓는다. 판단력이 흐린 노인이라면 유독물질은 모두 벽장에 넣고 잠가둔다. 모든 약물은 이름과 사용법을 잘 알 수 있도록 큰 글자로 라벨을 정확히 붙여 놓는다. 순환계의 변화가 있는 노인에게는 목욕물의 온도를 팔꿈치로 알아보는 것이 중요하다는 것을 가르쳐 준다. 욕조에서 목욕하거나, 샤워할 때 적당한 물 온도를 느끼지 못할 수도 있다. 노인은 높은 곳에서 떨어지면 심각한 상해를 입기 때문에 오르는 것을 두려워한다. 의자나 발판, 그 외 다른 가구들도 보통 안전하지 않다. 높은 곳에 있는 물건을 꺼내려면 바닥이 넓어 지탱할 수 있는 발판을 써야 한다.

바닥을 점검해서 어지럽게 널려진 것이나 흩어져 있는 깔개, 걸리면 넘어질 수 있는 카펫의 헐렁한 부분을 확인한다. 모든 위험 요인을 제거하고 조정해서 낙상의 위험을 줄인다.

② 저체온증과 고체온증 관리

▶ 주위의 온도, 습도, 통풍을 점검한다: 실내 온도는 20~24℃, 습도는 40%~60%를 유지한다. 통풍과 환기가 잘되게 하고 지나치게 서늘하지 않게 한다. 혼자 사는 노인은 재정적으로 어렵고 불량한 거주 환경으로 적절한 냉난방이 어려운 경우가 많다. 집안에 난방시설이 좋지 않다면 활동을 하거나 따뜻한 옷을 입게 한다. 집이 덥고 통풍장치가 안 좋으면 활동을 줄이고 가볍게 옷을 입게 한다. 노인들이 냉방장치가 잘 된 공공건물을 이용할 때는 차가운 데 오래 있지 않게 한다.

▶ 체온을 정기적으로 체크한다: 저체온, 고체온증의 위험이 있는 노인은 체온을 정기적으로 점검한다. 전자체온계나 고막체온계를 올바르게 사용해서 정확한 체온을 측정한다.

▶ 환경에 적합한 의복과 침대보를 준비한다: 활동이 불편한 사람에게는 여분의 옷과 담요가 필요하다. 니트 속옷, 겹쳐 입을 수 있는 옷, 침실용 양말, 야간모와 면 담요는 특히 체온 유지에 좋다. 여름에는 통풍이 잘되는 가볍고 헐렁하며 꽉 죄지 않는 옷이 좋다.

▶ 적절한 수분과 음식물을 섭취하도록 권장한다: 더운 날씨에는 노인 가까이에 신선한 음료를 둔다. 낮에는 방에 무설탕의 시원한 음료를 두는 것이 좋다. 노인은 갈증을 덜 느끼므로 자주 수분을 섭취하게 한다.

▶ 주위 온도에 맞는 활동을 한다: 노인은 추운 날씨에는 활동량을 늘리면 몸을 따뜻하게 할 수 있다. 반대로 더운 날씨에 과도한 활동은 피해야 하며, 특히 온도가 가장 높은 낮 시간은 피하는 것이 좋다.

▶ 안전한 환경을 지원하는 지역사회 자원을 활용한다: 따뜻한 겨울과 시원한 여름을 지내도록 지원하는 다양한 공익단체를 확인해서, 냉방장치나 난방비를 염가로 지원받도록 한다.

▸ 다음과 같이 좋은 건강 습관을 교육한다.

· 고체온증을 예방하기 위한 지침

- 가볍고 헐렁한 면제품의 옷을 입는다.
- 직사광선의 노출을 피하고 모자, 양산 등을 활용한다.
- 과도한 열을 받았다면 차가운 물로 샤워를 자주 하고, 얼음 팩을 한다.
- 하루에 적어도 8~10잔의 물이나 시원한 음료를 조금씩 자주 마신다.
- 뜨거운 음료나 주류를 피한다.
- 낮 동안 육체활동을 줄이고, 저녁에 야외활동을 한다.

· 저체온증의 예방을 위한 지침

- 실내 적정 온도인 20~24℃를 유지한다.
- 자주 움직인다.
- 두꺼운 옷 하나만 입지 말고 여러 옷을 겹쳐서 입는다.
- 따뜻한 음료나 수분을 하루에 8~10잔 정도 조금씩 자주 먹는다.
- 주류를 피한다.

5) 약물관리

노인은 약물과 관련된 문제가 많다. 약물은 노인의 정상기능 수행능력과 행동에 변화를 가져오거나 생명을 위협할 수 있다. 65세 이상 노인은 평균 하루 3가지 이상의 약물 처방을 받고, 의사 처방 없이 구입할 수 있는 약물을 많이 복용하는 것으로 보고된다. 약물의 오용과 남용은 노인에게 심각한 문제이다. 필요한 약물의 효과를 얻기 위하여 많은 부작용과 나쁜 결과가 나타날 수 있다. 건강 유지에 필요한 약물이라도 위험할 수 있고, 특히 그 위험성은 젊은 사람보다 7배 이상이 될 수 있다.

(1) 노인의 약물 사용

노인의 약물 반응에서는 실제 연령보다 생리적 연령을 고려하는 것이 중요하다. 노화에 따른 생리적 변화는 약물역학과 약물동력학에서 중요한 영향을 미친다.

① 노화와 약물

노화에 따른 생리적 변화로, 위장관 운동의 변화, 간 효소의 활동 감소, 신장의 혈류와 여과율 감소 등이 약물의 흡수, 분포, 대사와 배설에 영향을 미친다.

▶ 약물역학

· 약물 흡수: 많은 약물은 구강을 통해서 위장관으로 흡수된다. 노화는 위액 분비를 줄여서 위의 산성도가 감소되어 약물 흡수율이 달라진다. 나이가 들면 위의 운동성이 떨어져서 위를 비우는 시간이 지연되고, 약물은 위 점막에 오래 머물러서 흡수율이 높아진다. 위장관에서 약물을 흡수하고 이동시키는 세포기능의 변화는 약물의 흡수에 영향을 준다. 약물이 세포막을 통해 효과적으로 이동되지 않으면 흡수율은 감소된다.

· 약물 분포: 노화에 따른 혈류, 혈청 단백질 결합, 체내 수분량의 감소와 전체 체지방의 증가와 같은 변화가 약물 분포를 바꿀 수 있다. 총 체내 수분량이 감소하므로 수용성 약물은 혈류 내에 고농축상태로 잔류하면서 약물농도를 높은 수준으로 유지한다. 탈수상태인 노인은 수용성 약물의 혈청 농도가 위험 수준에 이를 수 있다. 지용성 약물은 근육질의 감소와 지방조직의 상대적 증가로 지방조직에 축적되어 낮은 혈청농도를 유지한다. 이런 혈청농도에 근거해서 약물의 용량을 늘리면 약물을 과다하게 투여하게 된다. 지용성 약물은 지방에 축적되었다가 서서히 혈류로 방출되면서 약물의 지연된 효과나 숙취효과가 나타난다. 예를 들면 디아제팜(diazepam)은 일회 용량의 반감기가 젊은 성인은 36시간이지만 노인은 100시간으로 연장될 수 있다. 노인에게 헤모글로빈과 혈장 단백 알부민의 감소도 흔히 나타나는데, 단백결합 약물이 결합되지 않고 유리된 상태의 활동성 약물이 혈류에서 순환되어서 소량으로도 높은 독성이 나타날 수도 있다.

· 약물대사: 간은 약물대사의 중요한 일차기관이다. 노화로 간세포의 활동과 대사효소가 감소하고, 심박출량 감소로 간으로 가는 혈류량도 감소한다. 65세 이상이 되면 젊은 성인의 55~65% 정도의 혈액만이 간에 공급된다. 이런 관류혈량의 변화는 약물대사 작용에서 간의 효율성을 떨어뜨린다. 노인은 약물이 간에서 효과적으로 대사가 되지 않으면 독성 위험이 커진다.

· 약물 배설: 신장에서 약물 부산물이나 노폐물 제거 능력이 크게 감소한다. 신장의 약물 배설 효율성 저하로, 약물이 순환혈류에 남아서 혈액 내 약물 수준이 증가되고 약물의 독성 반응이 올 수 있다. 신장 혈류량의 감소는 혈류 내 약물 축적을 가져와 독성의 위험이 커진다. 독성위험성을 평가하려고 할때는 신장기능이 감소해도 혈청 내 크레아티닌 수치는 지속되므로, 혈청 내 크레아티닌 수치보다는 크레아티닌 청소율 검사(creatinine clearance test)를 하는 것이 간 기능을 효과적으로 측정할 수 있다.

▸ 약물동력학

노인의 약물 반응은 예측하기 어렵다. 표적기관의 병리적 변화는 약물 반응에 영향을 주고, 표적기관의 수용체가 약물에 민감하게 반응할 수 있다. 또한 수용체는 약물에 따라서 정상적으로 반응할 수도 있고 그렇지 않을 수도 있다. 약물에 민감하게 반응하는 수용체는 독성 반응 위험이 크다. 특히 뇌는 민감한 수용체이므로 항정신성 약물에 민감하게 반응한다. 수용체가 민감하게 반응하지 못하면 정상보다 많은 용량이 필요하지만, 이런 약물의 과다용량 투여는 독성 위험을 높인다.

② 약물과 관련된 문제

임상적 규정보다 많은 약물의 처방, 투약, 복용을 말하는 다약요법(polypharmacy)이 노인에게 흔한 문제이다. 노인은 젊은 사람보다 약을 많이 복용한다. 최근 연구에서는 시설 거주 노인이 평균 7.5 종류의 약을 복용한다고 한다. 독립적으로 혼자 사는 노인도 상당히 많은 약을 복용한다. 많은 약을 먹으면 당연히 부작용, 약물 상호작용, 약물의 독성 위험이 커진다.

다양한 급 · 만성질환, 다양한 처방 · 비처방 약물의 이용 증가, 노인의 기대와 건강전달체제 변화 등이 노인이 약물 이용의 증가 요인이다. 성능 좋은 약물이 개발되면서, 과거에는 치료하지 못하던 많은 질병을 약물로 치료할 수 있게 되었다. 따라서 노인은 신체증상이나 질병이 많으므로 약물 복용이 증가할 수밖에 없다.

노인은 여러 이유로 병원을 방문하고, 건강문제가 있으면 병원에서 약물 처방을 받는다. 특별한 건강문제가 없다는 위안을 받고 싶어서 주치의를 자주 찾는 노인이라면, 의사가 노인을 안심시키기보다는 약 처방을 하는 것이 문제가 된다. 반면 의사가 불편감을 완화하는 약을 처방해 줄 것을 기대하는 노인이 약물을 처방받지 못하면 아무런 치료도 받지 못했다고 생각하여 원하는 것을 얻을 때까지 의사들을 찾아다니기도 한다. 이런 상황에서 노인은 불필요한 약물을 복용하게 된다. 의료전문화로 노인이 전문분야별로 여러 주치의를 만나서 다양한 약을 처방받는 것도 문제이다. 노인이 복용하는 모든 약을 모르고 의사가 임의로 처방하게 되면 약물 반응과 과다복용으로 위험할 수 있다.

▸ 인지와 감각의 변화: 노인은 인지적 변화로 약 상표나 지시사항을 잘 읽지 못하고, 읽은 내용을 이해하지 못해서, 무슨 약을 언제 얼마나 먹는지 모를 수 있다. 특히 인슐린 같은 액체는 정확히 못 보아서 과량이나 소량을 투여할 수 있다. 노인의 상표를 정확히 읽을

수 있는 능력을 고려해서 적절히 지도하며, 특별한 상표나 안전한 투약방법을 읽기 위해서 돋보기를 사용하게 한다. 심한 인지장애가 있는 노인은 약을 먹는 것 자체를 인식하지 못할 수 있다.

▸ 지식 부족: 처방된 약물에 대한 지식 부족은 심각한 문제를 가져올 수 있다. 노인은 약물에 대한 지식이 부족하다. 약물의 지시사항이 명확하여도 노인은 이해하지 못하고 잘못 해석할 수 있다. 안전한 투약을 위해서 노인이 약물을 이해하도록 지시사항을 설명해 준다. 약물과 관련된 다른 문제로 노인은 약을 복용해서 증상이 좋아졌다고 느끼면 자기 약을 친구나 친척들과 나누어 먹는데, 이는 치명적 문제를 가져올 수도 있다.

▸ 재정문제: 노인이 지속적으로 약을 복용하면 그 비용도 상당하다. 제한된 수입 내에서 생활하는 노인은 비용을 절약하기 위하여 약을 복용하지 않거나 용량이나 횟수를 줄이는 경우가 있다. 또는 약 복용 효과가 바로 확실하게 나타나지 않으면 중단할 수도 있다. 이렇게 치료계획을 따르지 않아서 여러 부작용이 나타날 수 있다. 가끔 비싼 약은 다시 필요한 경우를 위하여 보관하기도 한다. 유효기간이 지나고 오래된 약은 부작용이 있을 수 있다.

(2) 약물관리

① 투약 관리

병원, 장기요양시설과 가정에 있는 모든 노인을 간호하는 데 약물관리는 안전과 관련되어 중요하다. 안전한 약물 투여를 위해서는 약물에 대해 알고 이해해야 한다. 간호사는 투여하기 전 약물의 치료적 효과, 투여 이유, 용량, 방법, 주의사항과 부작용, 과용량 투여와 독성 반응 증상 등을 알아야 한다.

간호사가 약물을 투여하기 전에 노인을 전체적으로 사정한다. 투약한 후 기대효과, 부작용이나 의학적 상태의 변화가 있는지 관찰한다. 노인의 정상적 생리 변화와 질병의 영향은 약물의 위험성을 크게 하므로, 특히 과용량이나 독성 반응 증상을 잘 관찰한다. 약물을 투여할 때도 기본적 '정확성'을 확인하는 것은 필수이다.

② 투약 권리

노인은 복용하는 약물의 종류와 복용 이유에 대해 알 권리가 있으므로, 새로운 약을 투약하기 전에 정보를 제공한다. 투약을 거절할 권리도 있다. 투약을 거절한다면 강제로 약을 복용하도록 할 수는 없다. 간호사가 긍정적 태도와 격려로 협조를 설득할 수 있으나 투약을 계속 거절한다면, 거절하는 이유를 확인, 기록, 보고하고 문제에 대하여 토의하여야 한다. 주사나 다른 처치를 할 때 문을 닫거나 커튼으로 사생활을 보장한다. 항정신성 약물을 투여할 때는 약물 투약과 관련된 특별 지침을 따르고, 노인의 행동을 관찰해야 한다.

③ 자가 투약

요양시설 노인이 안전하게 투약할 수 있는 능력이 있으면 자가 투약을 선택할 수 있다. 간호사는 노인이 약 설명서를 읽고, 지시를 따르고, 약 용량을 정확하게 측정할 수 있는지에 대한 이해정도와 실행 능력을 사정하고 결정한다. 노인이 자가 투약을 해도 수행과 반응을 관찰하는 것은 간호사의 책임이다. 가정에서 노인은 안전하게 약을 복용하는 방법을 배워야만 한다. 약물 복용 여부를 확인하고 안전한 자가 투약을 교육하는 것은 가정간호사의 책임이 되기도 한다.

④ 약물 교육

노인, 가족과 친척에게 처방된 약물과 투약방법을 알려준다. 노인은 편안한 상태에서 기억을 잘할 수 있으므로 불안하지 않을 때 설명한다. 지시사항이 복잡하면, 확실히 이해하는데 충분한 시간이 필요한데, 노인들은 무식하거나 귀찮은 존재로 보이는 것이 두려워서 질문을 하지 않으므로, 계속적으로 반복해서 교육해야 한다.

많은 약물이 구강으로 투여되지만, 피부 부착형 패치, 좌약, 눈이나 귀 점적액, 주사 등 다른 방법으로 복용되어야 할 때 구체적으로 잘 교육해야 한다. 쉽고 단순하게 보이는 것도 노인에게는 그렇지 않을 수 있다.

간호사는 독거노인에게 처방된 약물을 교육하는 것은 물론 비처방 약물을 먹기 전에도 의사나 약사와 상담할 것을 교육한다. 독거노인은 건강문제, 담당 의사, 알레르기 반응, 현재 복용약물에 대한 최근 기록을 가지고 있는 것이 좋다. 약이 추가되거나 중단될 때마다 이러한 기록은 수정되어야 하다. 교육자료의 글씨는 노인이 알아보기 쉽게 크게 쓴다. 가족도 노인을 도와줄 수 있도록 함께 교육을 받는다.

노인이 많은 약을 복용하는 것은 어렵다. 1~2개 약물을 복용하는 것이 쉬운 것처럼 보이지만, 대부분의 노인은 혼란스러워한다. 3가지 이상의 약물 복용은 특별한 주의와 복잡한 투약시간으로 약물 복용을 용이하지 않게 한다. 노인이 약물 복용을 이행하도록 약물의 수를 줄이거나 방법을 간소화한다. 식사나 취침과 함께 일정한 시간에 약 복용을 할 수 있게 한다. 식전이나 식후와 같이 특별한 시간에 투약해야 한다면 추가적 교육이 필요하다.

시력장애가 있는 노인은 돋보기를 사용하고, 밝은 곳에서 약을 준비하도록 한다. 모든 약의 상표와 교육자료는 검은색 굵은 글씨체로 크게 기록한다. 습기로 번지는 것을 막기 위해서 코팅지를 사용하고, 색깔 번호, 뜯어지는 테이프, 그림 등을 용기에 활용하는 것도 좋다. 예를 들면 약병의 색으로 흰색은 아침 후, 빨간색은 점심 후, 검정색은 자기 전에 먹도록 표시할 수 있다. 노란색은 노인이 구별하기 어려운 색이므로 사용하지 않는 것이 좋다. 투약 컵은 액체 약물일 경우 측정을 정확하게 하기 위하여 검은색으로 줄을 그어 놓고, 인슐린 주사기에 이용할 수 있는 특별한 표시를 할 수도 있다.

신체기능의 제한은 자가투약을 어렵게 한다. 보통 약병은 안전 캡으로 되어서 노인이 열기 어려우므로, 쉽게 열 수 있는 용기로 바꾼다. 노인이 눈 안약과 귀 점적약을 모두 사용한다면, 서로 다른 장소에 2개의 약을 별도로 보관하고, 쉽게 구분할 수 있도록 눈이나 귀를 크게 그려 놓는 등 표시를 해둔다. 귀 점적약의 다량 투여는 눈에 치명적인 손상을 줄 수 있으므로 이런 구별은 중요하다. 또한 약을 보관 용기에서 꺼내면 어떤 약인지 구별하기 어려워서 약을 잘못 먹기 쉽다. 약이 아무리 커도 약병 안에 담아서 보관하고 먹는 것이 안전하다.

노인이 약 먹는 시간이나 복용 여부를 기억하게 하는 방법이 있다. 노인에게 일주일 단위로 매일 혹은 매번 먹을 약을 용기에 나누어 담아 주는 방법이다. 날짜나 시간을 기록하고 약을 나누어 담을 계란모양의 용기를 구입하거나 만들어 사용할 수 있다. 날짜와 시간이 적힌 작은 비닐 지퍼 팩을 이용할 수도 있다.

수면을 돕는 약물을 침대 옆에 계속 두는 것은 노인에게 권장할 만하지 않다. 수면상태에는 글을 읽을 수 있는 능력이 떨어져서 다른 약을 복용하거나 과다 용량을 복용해서 문제를 초래할 수 있다. 노인의 안전한 투약을 위한 간호사의 세심한 사정, 적절한 교육, 계획된 간호중재가 노인이 독립적 기능을 수행하는 데 필수적이다.

Critical Thinking

1. 건강한 노인을 대상으로 영양과 식습관 행동을 사정하고 영양증진지침을 계획, 수행하고 평가한 결과를 토의한다.
2. 노인 대상 운동관리 프로그램의 예를 찾아 그 장점과 문제점을 토의하고 개선방안을 제시한다.
3. 시설이나 병원 입원 노인을 대상으로 낙상사정도구를 이용해서 평가하고 교육한 결과를 발표한다.
4. 노인의 약물 교육 관련 사례를 발표하고 효과적 방안을 계획한다.

■ 참고문헌

김근영 · 김현수 · 신현경 · 양순옥 · 유신환 · 정금희 · 조용래 · 황미구, 2010, 『라이프스타일 리모델링』, 서울: 소화.

김정혜 · 백성희 · 안은숙 · 양순옥 · 이경아 · 최옥순, 2001, 『노인 건강 이론과 실제』, 서울: 정담.

대한가정의학회, 2004, 『한국인의 건강증진』, 서울: 계축문화사.

윤순녕 · 김숙영 · 김순례 · 김은미 · 김춘미 · 박정희 · 이인숙 · 이지윤 · 이현주 · 이홍자 · 최정명 · 현혜진, 2010, 『보건프로그램 개발 및 평가』, 서울: 수문사.

조유향, 2001, 『노인간호』, 서울: 현문사.

조유향 · 양순옥 · 소애영 · 이홍자 · 자경미, 2009, 『건강가이드북』, 서울: 아카데미아.

최영희 · 신경림 · 고성희 · 공수자 · 공은숙 · 김명애 · 김미영 · 김순이 · 김옥수 · 이영희 · 조명옥 · 이지원 외, 2009, 『노인과 건강』, 서울: 현문사.

건강길라잡이 〈http://www.hp.go.kr/〉

제3부

건강생활설계: 사례관리

I. 사례관리의 이해

학습목표

1. 사례관리의 기본 개념을 기술한다.
2. 사례관리자의 역할을 제시한다.
3. 사례관리 과정을 적용한다.

1. 사례관리

보건의료 서비스는 일반적인 서비스 재화와는 달리 대상자가 그들이 필요로 하는 보건의료 서비스를 어디로부터 받을 수 있는지, 필요한 서비스를 위해 얼마만큼의 비용을 지불해야 하는지 등 서비스 콘텐츠와 그 전달 과정에 대해 충분한 정보를 갖고 있지 못하다. 특히 어린이, 여성, 노인, 장애우, 결혼이민자, 외국인 등은 이러한 다양한 정보를 찾아내기 어렵고, 자신들의 요구를 충분하게 표출하는 데에도 한계를 갖고 있어 이들을 의료취약계층으로 분류하기도 한다. 이런 취약계층들이 갖고 있는 문제가 복합적일 때에는 다양한 전문가팀이 투입되어야 하는데, 전문가팀 간의 원활한 의사소통이 전제되지 않는 한, 각각의 전문적인 서비스가 통합되어 대상자에게 전달하는 것은 어렵다. 특히 대상자 건강문제의 위중도가 높은 고위험군인 경우에는 여러 유형의 전문적인 서비스를 적절한 시기에 제공할 수 있어야 대상자의 위험한 상태를 안전한 상태로 변화시킬 수 있다. 이 외에도 개인이 감당하기 어려운 많은 비용이 소요되는 대상자는 체계적인 관리를 통해 치유의 효과와 소요되는 비용을 최소화할 수 있다. 따라서 서비스의 효과성, 서비스 이용의 지속성과 적정성, 효율성, 형평성을 확보하기 위해서는 대상자가 처한 건강문제를 비롯한 제반 사항에 대한 요구도를 구체화하고 필요한 시기에 적절한 서비스를 받을 수 있도록 연계하여 포괄적으로 관리할 수 있는 '사례관리'가 요구된다.

사례관리는 대상, 적용범위, 장소, 학문분야 등에 따라 다르게 정의되고 있다. 미국사례관리협회(Case Management Society of America, 1995)에서는 "질적이고 비용효과적인 결과를 증진시키기 위해 의사소통과 사용 가능한 자원을 이용하여 개인의 건강 요구를 충족시키고자 의료 서비스를 계획, 수행, 조정, 감시, 평가하는 협동적인 과정"이라고 정의한다. 미국 보험회사가 시행하는 사례관리는 피보험자들로 하여금 의료 이용의 오남용을 사전에 예방하기 위해 'managed care' 관점에서 비용절감과 적정 수준의 의료를 이용하도록 유도하며, 보험자는 적정 진료를 통한 의료비 절감이라는 목적을 달성하기 위해 의료 서비스 공급 과정을 직접 관리하는 것을 의미한다. 김창엽(2003) 등은 고위험군, 고액 의료 이용자를 대상으로 집중적인 관리를 통해 삶의 질 향상과 건강관리에 필요한 자원 활용의 효율화 및 비용절감을 도모하며 공급자인 의사에게 직접 관여할 수 있는 체제로 사례관리를 설명하고 있다. 반면에 병원에서는 심장질환자나 투석환자 등과 같이 고위험군이나 고비용군 환자를 대상으로 'critical pathway'를 이용하여 비교적 정형화된 틀을 가지고 진료 과정을 관리하고 있다(Donna & Kathy, 1995). 이러한 형태의 사례관리는 포괄수가제를 실시하고 있는 OECD 국가들을 중심으로 적정 수준의 의료 이용과 의료의 질적 수준을 표준화하려는 두 가지 목적을 동시에 달성하기 위해서 수행하고 있는 사례관리라 볼 수 있다.

이와 같이 사례관리는 유사한 개념의 용어들이 혼용되고 있지만 사례관리의 본질은 양질의 통합된 서비스를 비용-효과적으로 생산하기 위해서 각각의 전문 영역과 긴밀한 의사소통을 바탕으로 서비스 생산 과정을 재구성하고 모니터링하는 과정이라고 볼 수 있다(송미숙, 2010).

사례관리자는 대상자의 건강생활을 설계 시 다음의 내용을 검토할 필요가 있다.

- 사례관리 대상자의 인구사회학적인 특성은 무엇인가?
- 대상자 주요 건강문제는 급성질환인가 만성질환인가?
- 대상자 제공 서비스는 일회성 제공인가? 주기성 제공인가?
- 대상자 건강문제를 비롯한 제반 문제를 해결하는 데 소요되는 비용은 누가 지불할 것인가?
- 사례관리 추진기관(병원, 지역사회, 보험 주체 등)은 어디인가?
- 사례관리자가 대상자에게 직접 서비스를 제공할 것인가?
- 서로 다른 영역에서 제공하고 있는 서비스를 대상자의 요구도에 맞게 연계만 할 것인가?
- 사례관리를 수행하는 궁극적인 목적은 임상적 목적인가? 비용-효과적 목적인가?

2. 사례관리자의 역할

사례관리자는 사례관리방법에 대한 전문적인 지식과 기술을 가져야 하며 수급권자와 사회 자원체계와의 연계, 통합 조정, 관계 유지 등의 역할을 담당하는 전문가로 직접 서비스를 제공하기도 한다. 또한 대상자의 욕구와 문제를 해결하기 위해 지역사회 자원을 연결하고 조정해야 하며, 대상자가 스스로 도움을 찾고 그 도움을 효과적으로 사용할 수 있는 방법을 제공하기도 한다. 대부분의 간호사들은 의료기관을 중심으로 질병 치료적인 간호사의 역할에 초점을 맞추어 간호 영역을 전문화하는 데 치중하고 있어 최근에 논의되고 있는 독자적인 간호 서비스를 생산하는 간호사의 역할로 확장해 나가는 데 전문인으로서의 자율성을 충분히 발휘할 수 있는 법적 근거의 필요성이 대두되고 있다.

사례관리는 직접적인 간호 서비스를 제공하는 역할 외에 옹호자로서의 역할을 더욱 강조하는 문제해결방식으로 사례관리를 통해서 간호사는 대상자의 문제를 실질적으로 풀어갈 수 있는 전문가로서의 이미지를 강화시킬 수 있으며, 간호사에 의한 사례관리가 비용-효과적이고 양질의 경쟁력 있는 서비스 산출물을 생산해 낸다면, 향후 보건의료계 건강설계자로서 간호사의 역할은 더욱 확장되고, 자율성을 확보할 수 있으며, 전문인으로서의 위상도 더욱 높아지리라고 본다.

3. 사례관리 과정

사례관리란 간호 과정과 마찬가지로 대상자의 다양한 문제를 해결하기 위해서 필요한 여러 서비스를 통합, 조정하고, 옹호하는 것으로 사례관리 과정은 대상자 선정을 위한 상호 작용-대상자 선정, 사정, 계획 수립, 서비스 수행, 평가의 과정으로 수행한다.

1) 상호 작용-대상자 선정

상호 작용은 대상자와 그 가족, 사례관리자, 그 외 관련 서비스 공급 주체와의 상호 작용의 기전을 만들어가는 것으로 치료적이고 효율적인 의사소통술을 통해서 이들 간의 상호 신뢰와 전폭적인 지지체계를 만들어 간다. 일반적으로 대상자들은 자신들의 문제를 표출하는 데 한계가 있으며, 또한 사례관리에 참여하는 전문가들도 서로 다른 목표 추구와 동일한 문제를 서로 다른 시각에서 조망하여 각기 다른 접근방법을 제시할 수도 있다. 따라서 사례관리자는 이러한 다양한 시각을 조정하고 합의된 목표를 달성하기 위해서 참여자 간의 긴밀한 역동이 일어날 수 있는 환경을 조성하는 것이 필요하다.

2) 사정

사정단계는 대상자의 신체적인 건강문제, 각종 기능상태, 정신건강상태, 개인과 지역사회의 지지체계, 경제상태, 환경적 여건 등을 포괄적으로 파악하는 과정으로 구조화된 도구를 사용하여 필요 정보에 기초한 데이터베이스를 설계함으로써 의미 있는 자료를 축적하여 사례관리 과정의 효율화를 꾀할 수 있다. 또한 간호사와 사회복지사 혹은 관련 다른 전문인들이 공동으로 참여함으로써 대상자가 안고 있는 문제를 포괄적으로 파악할 수 있으므로 참여자 간 긴밀한 의사소통이 전제되어야 한다. 수집된 대상자의 객관적이고 주관적인 자료를 바탕으로 대상자의 요구도를 분석하여 관련 문제를 요약 정의하여 간호진단을 내리게 된다.

3) 계획

사례관리자는 대상자를 포함시켜 대상자가 갖고 있는 문제를 해결하기 위한 사례관리 계획을 수립하게 된다. 목표 설정에서부터 가능한 대안을 결정하는 것, 필요한 자원을 선택하는 등의 모든 과정에 대상자를 참여시켜 대상자가 스스로 문제를 해결하고자 하는 의지를 갖도록 사례관리자와 합의하여 구체적인 서비스 계획을 결정하는 것이 필수적이다. 사례관리 과정은 그 주체가 대상자이어야 하고, 대상자 스스로 문제를 해결하고자 하는 동기를 갖게 함으로써 사례관리를 성공적으로 전개할 수 있다. 이때 사례관리자는 정의된 문제의 심각성, 해결 가능성, 시급성 등을 고려하여 계획의 우선순위를 결정하는 데 전문성을 발휘할 수 있다.

4) 수행

서비스 수행단계는 사례관리자가 직접적인 서비스를 제공하거나, 대상자에게 필요한 서비스를 중계하는 것에 국한하여 사례관리를 진행할 수 있다. 어떤 유형의 사례관리 모형이든지 사례관리자는 대상자를 적극 옹호해 주어야 한다. 대상자는 관리목표와 접근방식에 대해서 사례관리자와 함께 이미 합의하였음에도 불구하고, 종종 중간에 생각이 바뀌거나 접근방식이 대상자의 기대에 미치지 못하면 갈등하거나 좌절할 수 있으므로 사례관리자는 대상자에게 의사결정에 필요한 구체적인 정보를 제공하거나 필요한 교육을 실시하는 것이 필요하다. 사례관리의 궁극적 목적은 대상자가 자율적으로 자신의 문제를 스스로 해결해 나갈 수 있도록 역량을 키워 주는 것이다.

5) 평가

평가란 사례관리 과정을 모니터링하는 것으로 사례관리자는 초기에 수립한 사례관리목표가 잘 해결되어 가고 있는지, 대상자에게 제공한 서비스에 대한 대상자의 반응이 어떠한지 등에 대해 대상자와 그 가족을 비롯한 비공식적인 지지체계 그리고 대상자에게 직접적인 서비스를 제공하는 주체들과 지속적으로 접촉하면서 모니터링해야 한다. 이 과정에서 대상자의 데이터베이스는 지속적으로 수정되고 보완된다. 기대하였던 결과를 얻었거나 혹은 얻지 못했거나 산출물에 대한 평가는 반드시 이루어져야 한다. 사례관리가 추구하는 목적인 의료비 절감이나 서비스의 질적인 개선 모두 객관적이고 타당한 평가를 통해서 사례관리를 종결하게 된다. 이때 사례관리를 받은 대상자는 사례관리를 통해서 어느 정도의 비용을 절감하게 되었는지 알 권리가 있기 때문에 사례관리자는 평가 결과를 대상자에게 알려야 할 의무가 있다. 이 외에도 사례관리자가 평가 과정에서 염두에 두어야 할 사항은 사례관리 과정에서 대상자에게 부적절한 태도를 보이지는 않았는지? 평가시점에서 사례관리

를 종결할 것인지 아니면 앞으로 더 지속할 것인지에 대해서도 대상자는 알 권리가 있음을 인식하고 있어야 한다.

대상자 선정 및 사정	상호작용을 통하여 대상자를 선정하고 대상자의 욕구를 파악하기 위하여 기초 조사 실시
사정 · 진단	기초 조사 결과를 근거로 보건복지 연계 서비스 대상을 선정하고 필요한 요구도 진단 및 기록
계획 수립	서비스 연결 · 조정계획 수립 －사례관리 장 · 단기목표 설정 －사례관리 일정계획표 작성
수행	서비스 연계(연결 · 조정)의 실시 －연계 대상자와 지역사회 자원 및 서비스 간의 연결에 초점 －서비스 제공자(공공 및 민간)와의 협력 서비스 연계 모니터링 －서비스 이용자와의 접촉을 통한 서비스 질 점검 －서비스 제공자와의 접촉을 통한 제공현황 파악
평가 및 종결	평가 －사업 결과 측정 · 목표 달성 정도 평가 · 대상자 호응도 개입 종료

[그림 3-1] 사례관리 과정 기본절차

II. 우리나라의 사례관리 모형

학습목표

1. 방문건강관리사업 사례관리 모형을 기술한다.
2. 국민건강보험공단 만성질환 사례관리 모형을 이해한다.
3. 의료급여대상자 사례관리 모형을 제시한다.

1. 방문건강관리사업의 사례관리

방문건강관리사업은 대상자의 건강문제, 건강 위험요인, 자가건강관리 수준을 확인하고 방문 서비스를 통해 요구에 맞는 서비스를 제공하는 것으로, 복합적인 건강 및 복지문제해결을 위해 팀 서비스를 제공하는 것이다. 이는 지역담당제를 통하여 주민의 보건의료 서비스 접점을 명료화 하는 것으로 지역사회 기반의 모델로 통합된 중개 모형이라고 할 수 있다.

본 사업에서 간호사는 사례관리자로서, 통합된 팀과 같이 다양한 건강관리 및 복지연계 서비스를 활용하여 환자와 가족을 대상으로 다양한 건강관리 서비스를 제공한다.

1) 방문건강관리사업 사례관리 개요

(1) 사업 목적 및 목표

방문건강관리사업의 비전은 국민들의 건강수명 연장, 취약계층의 건강 형평성 확보, 건강 지지적 환경을 제공하고자 하는 국가의 보건목표를 달성하기 위해 빈곤, 질병, 장애와 고령 등 건강 위험요인이 큰 취약계층 가구를 등록하여 관리하는 것이다.

■ 사업 목적

소득수준 상위 20%와 하위 20% 간의 건강 수준의 차이를 완화하는 것으로 2011년 사업 목표는 다음과 같다.

〈표 3-1〉 방문건강관리사업의 2011년 사업 목표

구분	2011년 사업 목표
취약계층 등록관리율 향상	462만 취약가구 중 120만 가구 관리(26%)
취약가족 관리	다문화가구 등록률 향상
자가건강관리 능력 향상	건강생활습관 실천율 증가: 금연, 절주, 운동 고혈압, 당뇨 관리율 향상
노인의 기능 수준 유지	허약정도 유지 및 향상
영유아 건강관리율 향상	영유아 등록 관리율 향상
〈중장기목표〉	
만성질환 합병증 예방	고혈압 치료순응률 향상, 당뇨 치료순응률 향상 혈압조절률 향상, 혈당조절률 향상 허약유병률 감소, 낙상 경험률 감소
건강 불평등 완화	소득 상하위 20%의 주관적 건강감 양호율, 삶의 질, 흡연율 격차 감소

(2) 사업 개념도

비전	건강수명 연장 / 취약계층의 건강형평성 확보			
목적	자가건강관리 능력 향상		삶의 질 향상	
목표	취약계층 등록관리율 향상 소득수준 상위 20%와 하위 20% 간 건강 수준 차이 완화 노인의 장기요양 이행률 감소 심뇌혈관질환 유병률 감소			
사업전략	생애주기별 건강관리	맞춤형 서비스 (need-based)	지역담당제	보건소 내 부서 간 및 지역사회 연계
사업 내용	취약가족 건강관리 (조손, 한부모, 결혼이민자 등)	취약계층 여성과 어린이, 노인 건강관리	취약계층 만성질환자와 보호자 건강관리	취약계층 주민의 건강생활 습관 및 건강의 집단관리
	기초생활수급자 및 차상위계층 우선 노인, 장애인, 결혼이민자 등 우선			
사업체계	대상자를 방문하여 건강관리하는 전담 전문인력 확보 보건복지가족부－시·도－보건소 내 방문건강관리 전담팀			

[그림 3-2] 사업 개념도

출처: 2011년 맞춤형 방문건강관리사업 안내, 104쪽

(3) 사업 수행체계

본 사업은 보건복지부, 시·도, 보건(지)소와 한국건강증진재단 그리고 방문인력 교육을 담당하는 각 권역 교육기관이 유기적인 협력체계를 구축하여 진행하고 있으며 사업 수행체계는 [그림 3-3]과 같다.

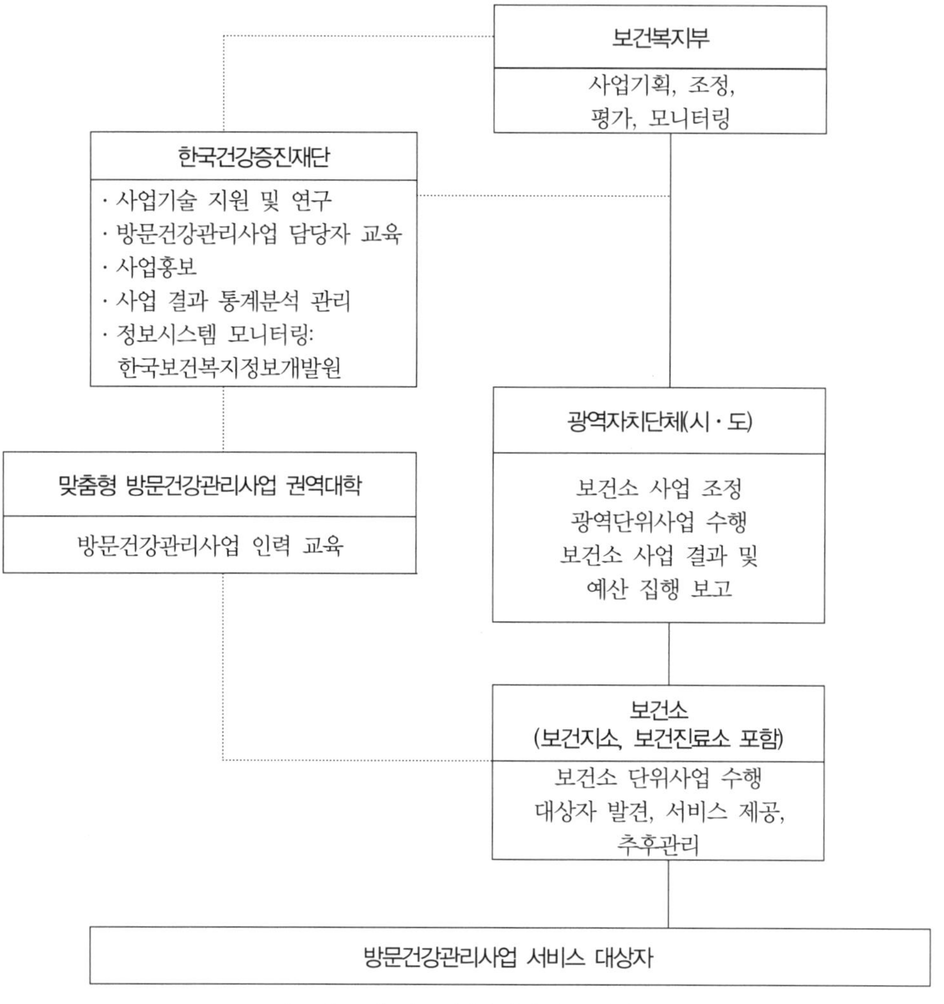

[그림 3-3] 방문건강관리사업 수행체계도

2) 방문건강관리사업 사례관리 특성

사례관리의 구성요소는 사례관리 대상자, 사례관리자, 사례관리 과정, 자원, 결과이다([그림 3-4] 참조).

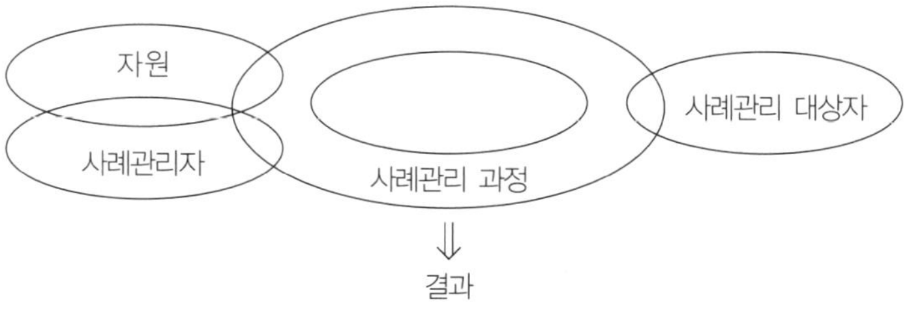

[그림 3-4] 사례관리의 구성요소

(1) 사례관리 대상자

사례관리 대상자는 사회 경제적 취약자, 조절이 안 되는 만성질환자, 거동불편자, 노인(허약노인, 등급 외 노인 등), 취약가족(다문화가정, 조손가정, 새싹가정, 한 부모 및 폭력가정, 정신지체 및 정신질환자 가정 등)과 미인가 집단주거시설 거주자, 지역아동센터(빈곤 아동) 등이다.

2011년 사업안내서에서 제시된 사업 대상자는 기초생활수급가구 및 차상위계층 가구 중 건강 위험군으로 취약계층의 여성, 어린이, 장애인, 다문화 가정, 허약 노인 등이다. 각 보건소는 지역사회의 요구, 담당인력 및 업무량 등을 고려하여 다음 순위에 따라 사업 대상자 범위를 설정하게 된다.

〈표 3-2〉 사업 대상자의 범위

순위	기준
1순위	기초생활보장수급자 －노인, 장애인, 임산부, 영유아, 다문화가족 등 건강 위험군
2순위	차상위계층 －노인, 장애인, 임산부, 영유아, 다문화가족 등 건강 위험군
3순위	1순위 2순위를 제외한 다문화가정 빈곤아동 지역아동센터, 미인가 시설(소규모 사업장 등)
4순위	일반 지역주민 －보건소 내 타 부서 및 관련 기관, 지역사회기관에서 건강문제가 있어 의뢰한 대상자(경로당)

(2) 사례관리자

사례관리자는 직접 서비스 제공자의 역할뿐만이 아니라 자원개발을 통한 네트워크의 구축, 중개인의 역할과 사례관리 과정, 즉 요구도 평가, 기획, 수행, 조정, 모니터링, 평가 등에 대해서도 이해하고 관리할 수 있어야 한다. 뿐만 아니라 효과적인 대인관계와 의사소통 능력을 가져야 하며 책임감 있게 윤리적인 행동을 해야 한다. 사례관리자가 가져야 할 역할은 〈표 3-3〉과 같다.

〈표 3-3〉 사례관리자가 가져야 할 역할

역할	대상자에 대한 서비스	자원개발 통한 네트워크 구축	사례관리 운영
진단	○		
계획자	○	○	○
촉진자	○	○	
중개자	○		
옹호자	○		
서비스 조정자	○	○	○
문제해결자	○	○	○
컨설턴트	○	○	
평가자	○	○	○
기록보관자		○	○
서비스 감시		○	○
시스템 연계자		○	○
지역사회 내 서비스 조직자		○	

본 사업에서 사례관리자는 간호사로서 이러한 능력을 함양하기 위해 중앙집체 교육 및 권역별 담당공무원 및 방문간호사 교육, 치위생사, 영양사, 사회복지사, 운동사 인력 교육 등을 실시하고 있으며 주요 역할은 다음과 같다.

① 방문간호사

· 지역사회, 가족의 건강문제 확인자로 대상 집단을 선정하고 대상 집단에 대한 건강문제를 파악하고 서비스 계획을 수립하여 등록 · 관리한다.

· 직접간호 서비스, 건강 교육과 정보제공, 상담, 지지적 서비스, 연계 및 의뢰, 안전한 환경 조성한다.

· 담당지역의 사업운영자로 대상 가족관리체계 개발, 사업운영 모니터링, 물품관리, 홍보 등을 수행한다.

· 관련 분야 의뢰, 통합, 조정자의 역할로 포괄적 서비스 제공을 위한 보건소 내 연계 및 지역사회 자원을 연계한다.

② 방문 물리치료사

· 방문간호사 및 보건소 내 타 부서, 지역사회 기관에서 방문물리치료가 필요하다고 의뢰한 대상자에게 요구에 맞는 물리치료를 실시한다.

· 질병 및 손상으로부터 신체적 고통을 당하는 대상자에게 기능회복, 통증 감소, 균형 및 협응촉진, 영구적 신체장애 제한 및 예방, 체력 및 건강촉진 · 유지 · 회복, 손상회복, 가동성 개선, 사회복귀를 위한 재활 서비스를 제공한다.

③ 방문 영양사

· 담당인력이 요청한 대상자에게 전문적 · 영양학적 중재가 필요하다고 판단될 경우 요구에 맞는 영양교육을 실시한다.

④ 방문 치과위생사

· 구강건강문제를 가진 가족 및 가구원을 발견하고 구강건강 요구를 평가하여 적절한 구강보건 서비스를 직접 제공하거나 의뢰 · 연계함으로써 구강건강증진 서비스를 제공한다.

· 임산부, 영유아, 어린이, 장애인, 노인, 만성질환자를 대상으로 구강보건 교육, 구강위생관리법 교육, 칫솔질, 치실 혹은 치간 칫솔 사용법, 불소도포, 구강점막 및 구강근육 마사지, 구취 및 구내염관리, 구강건조 관리를 실시한다.

⑤ 방문 사회복지사

· 환자와 가족의 복지욕구를 파악하여 상담, 가정방문, 사회 경제적 지원 연결 등의 사회복지 서비스를 제공한다.

· 환자의 필요에 따라 영적 지지를 위한 종교적 서비스를 연결한다.

· 환자 지원을 위한 자원봉사자 조직을 구성 · 운영하여 자원봉사자 활용 및 지역사회 자원과 연계한다.

⑥ 방문 운동사

· 방문간호사 및 보건소 내 타 부서, 지역사회 기관에서 의뢰된 대상자 요구에 맞는 운동 중재를 실시한다.

· 허약 노인, 장애인 등 신체적 활동이 부족한 대상자에게 균형감각 촉진, 근력강화, 자가관리 훈련, 치매예방, 웃음치료 등 일상생활 능력 향상을 위한 운동 서비스를 제공한다.

(3) 인력 배치

방문간호사를 중심으로 방문인력을 배치하고, 팀 접근으로 대상자의 요구를 파악하여 방문건강관리 서비스를 제공한다.

(4) 자원

① 방문건강관리팀

방문건강관리팀은 간호사 이외에도 사회복지사, 물리치료사, 영양사, 치과위생사, 운동사 등 다양한 전문인력이 한 팀이 되어 대상자에게 서비스를 제공하고 있다. 사례관리자인 간호사는 대상 가구를 등록하여 사례관리를 하는 과정에서 대상자의 요구에 근거하여 간호 이외의 서비스는 팀원에게 연계한다. 간호사 이외의 다른 전문직종인 팀원이 대상자의 요구

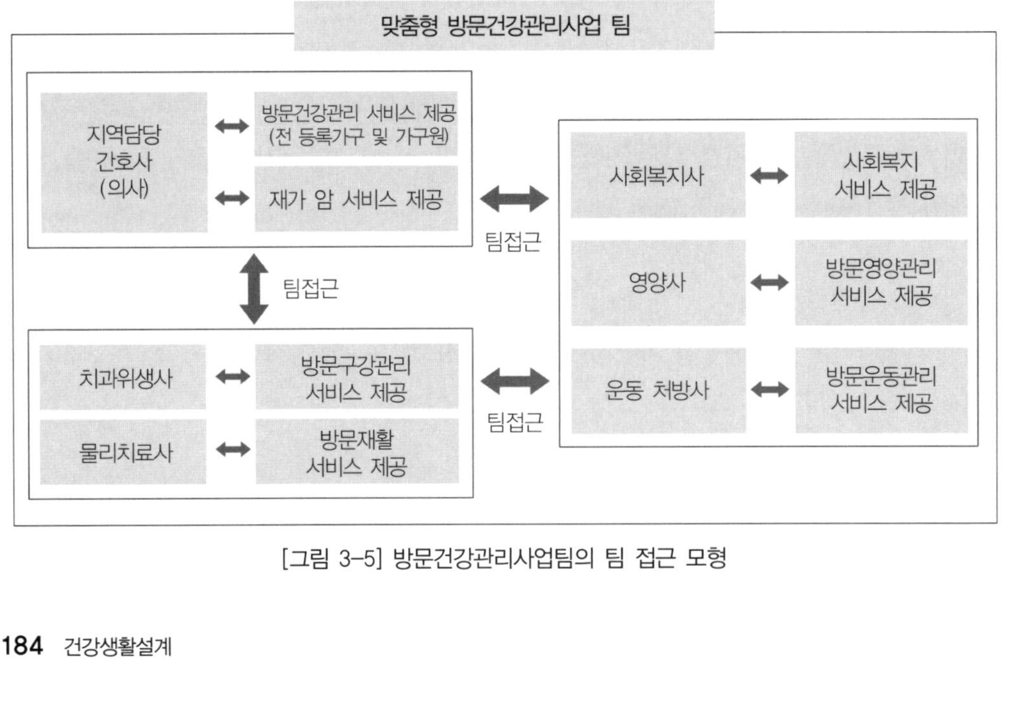

[그림 3-5] 방문건강관리사업팀의 팀 접근 모형

에 맞는 서비스를 제공하고 그 결과를 함께 공유하기 위해서 사례집담회가 주기적으로 이루어지고 있다. 간호사 이외의 전문직종도 매년 일정 시간 방문사업을 위한 역량을 강화하기 위해 중앙 집체 또는 권역에서 교육을 받고 있다.

② 보건소 내 타 부서

대상자에게 폭넓은 서비스 제공을 위해 건강증진팀, 구강보건팀, 만성질환관리팀, 암관리팀, 재활팀, 모자보건팀에 의뢰·연계함으로써 포괄적인 서비스를 제공하고 있다.

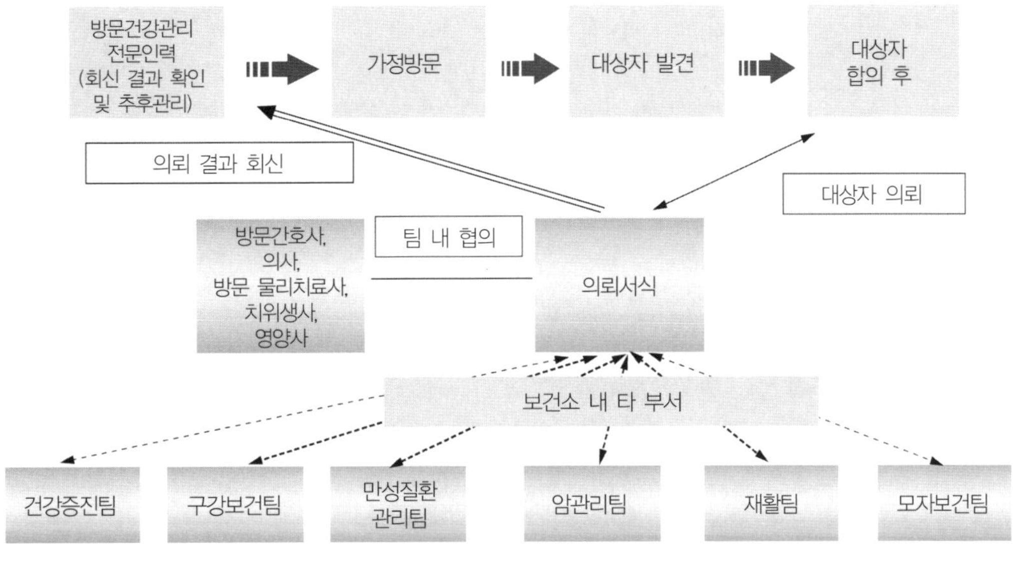

[그림 3-6] 보건소 내 의뢰

③ 지역사회 자원

포괄적인 서비스 제공을 위해서 방문인력들은 지역사회 보건의료 및 복지 자원을 발굴 및 개발하여 연계 및 의뢰를 강화하고, 지역사회기관의 참여를 활성화하도록 노력하여 지역사회 자원을 최대한 발굴하고 지역사회 네트워크를 구축하는 데 주도적인 역할을 수행한다. 특히 주민생활지원사업과와 다음과 같은 연계 및 협력에 주력하고 있다.

- 시군구 통합조사팀: 기초생활수급가구 조사 결과 의뢰 및 확인
- 시군구 서비스 연계팀: 지역사회 가용자원 파악 및 연계
- 읍면동 사회복지 담당공무원: 복지 대상 발굴, 지원 및 연계

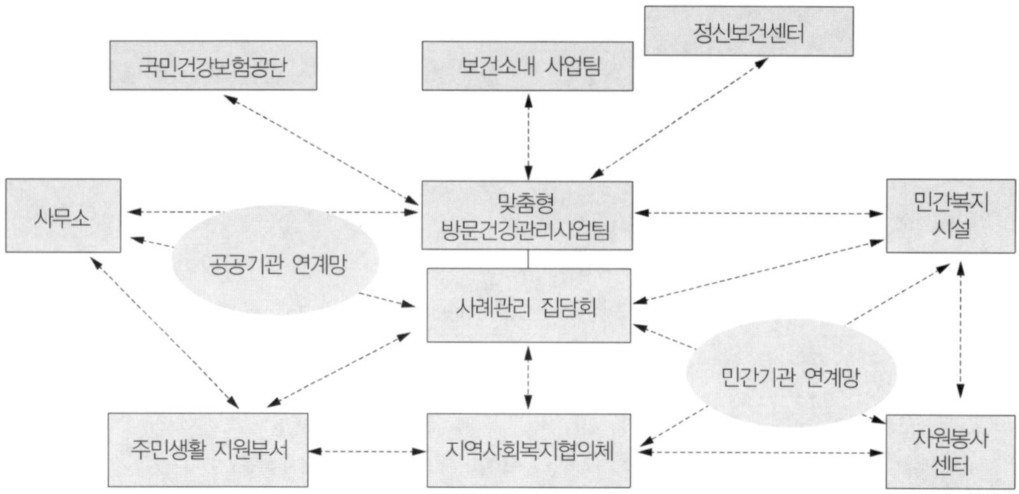

[그림 3-7] 지역사회 자원연계 시스템

3) 사례관리 과정

사례관리 과정은 대상자 선정, 요구사정, 서비스의 계획 수립, 서비스 제공, 평가, 추구관리 및 종결의 과정을 거치게 된다.

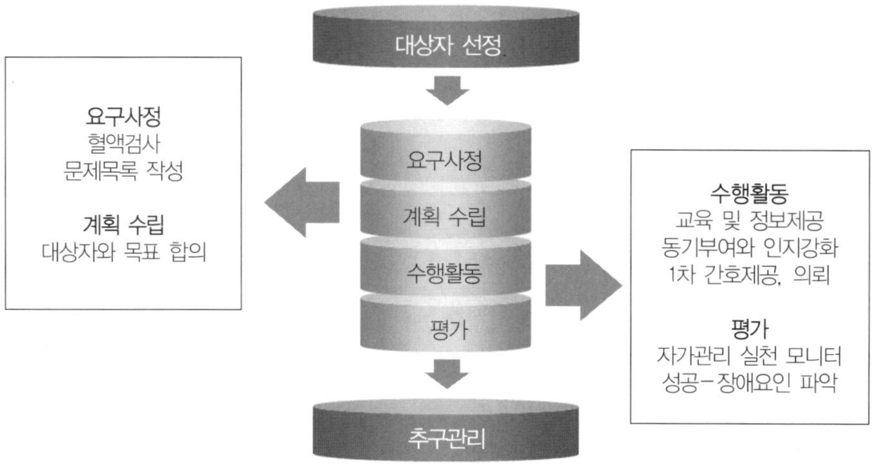

[그림 3-8] 사례관리 과정

(1) 대상자 발견 및 선정

대상자 발견 및 선정은 사례관리자가 담당지역에서 직접 대상자를 발견하거나 주민생활지원과에서 받은 기초생활수급가구(의료수급자) 및 차상위 대상자 명단을 확인하여 취약가정을 방문하거나, 보건소 내 타 부서 혹은 지역사회 기관에서 의뢰한 대상자와 접촉하여 본 사업에의 동의를 받은 대상자에게 사례관리를 실시하게 된다.

(2) 요구사정

방문간호사는 선정된 대상자를 방문하여(초기 1~3회) 대상 가구원의 건강면접 조사 및 건강문제(증상) 조절 여부를 조사하여 대상자의 건강문제 및 건강 위험요인 보유 유무에 따라 집중관리군, 정기관리군, 자기역량 지원군으로 분류하여 관리를 실시하게 된다.

방문간호사의 업무량 및 지역여건상 등록할 수 없는 경우에는 '대기군'으로 분류하고 업무량이 조정되면 사업 대상자로 포함하여 관리하게 된다. 군 분류 판정을 위한 조사표는 〈표 3-4〉와 같다.

〈표 3-4〉 군 분류 판정 조사표

문항	
1. 매 방문 시마다 대상자 및 보호자 교육이 필요한 경우	□ 예
2. 취약가족으로 긴급한 중재를 요하는 경우(학대 등)	□ 예
3. 중증질환(만성 신부전으로 혈액투석을 받고 있거나 말기암, 심장질환 등)을 보유하고 있으나, 병원에서 정기적으로 관리 받고 있는 경우	□ 예
4. 와상상태로 간호처치 요구가 있는 경우	□ 예
5. 전신쇠약으로 건강관리가 방치될 가능성이 있는 경우 * 외부 출입제한적, 가족 지지 부족, 식이, 투약, 치료 등이 제대로 안 됨	□ 예

군 분류 흐름도는 [그림 3-9]와 같다.

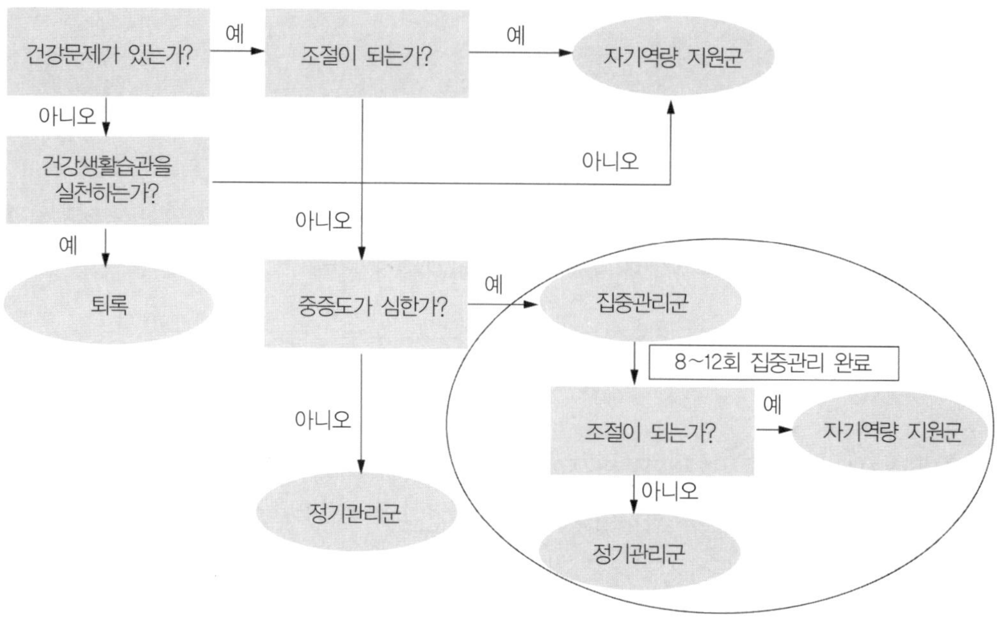

[그림 3-9] 군 분류 흐름도

군 분류에 따른 방문주기 및 조정 기준은 〈표 3-5〉와 같다.

〈표 3-5〉 군 분류에 따른 방문주기 및 조정 기준

군	대상자의 특성	방문주기	조정 기준
신규 관리군	신규등록 가구 · 지역사회 대상 가구	3회/1개월	초기 연속적인 방문을 통하여 대상 가구의 건강문제 등 평가 후 군 분류
집중 관리군	고혈압, 당뇨가 있고 증상조절이 안 됨 · 독거나 거동 불능자 우선 · 식후혈당 350, 식전혈당 250 이상 · 안정 시 혈압이 200/110 이상 · 증상이 있으나 의사진단 안 받음 · 치료나 투약 중이나 증상조절 안 됨 건강문제(증상)가 있고, (대상자 & 보호자) 교육이 매 방문 시마다 필요함 · 관절염, 뇌졸중, 암, 허약노인, 장애인 등 취약가족으로 긴급한 중재를 요함 · 다문화, 한부모(조손), 소년소녀, 폭력가족 등 말기암 환자 및 치료 중인 암환자로 요구도가 높은 경우	8~10회 방문실시/ 2~3개월	8회~10회 집중관리 후 조절 여부에 따라 정기관리군이나 자기역량 지원군으로 분류 ※ 간호사 1인당 10~15가구/2~3개월을 집중관리군으로 분류하여 관리(연간 60~90가구) ※ 간호사 1인당 집중관리군이 초과될 경우에는 정기관리군으로 분류 후 추후에 포함시킬 수 있음

	건강문제가 있고, 장애진단을 받았으며 바델지수가 49점 이하인 경우		
	신생아 혹은 산욕기(분만 6주 이내) 산모		
정기 관리군	집중관리 대기군	1회/3개월 전화방문 1회 이상/1개월	○ 3개월마다 방문을 통해 간이 건강 평가 ○ 3개월 동안 내소, 전화방문 가능
	질병 치료 및 약물 복용 중에 증상조절이 되나 건강 위험요인이 있음		
	혈압과 혈당이 조절되지 않음 – 혈압: 수축기압 140∼199, 이완기압 90∼109 범위에 있는 경우 – 혈당: 공복혈당 140∼249, 식후혈당 200∼349 범위에 있는 경우		
	65세 이상 허약 고위험에 해당되는 자		
	치료중인 암환자로 암 진단(최초 또는 재발)을 받고 병원 중심의 의료 서비스를 제공받고 있는 재가 암환자		
	건강문제가 있고 장애진단을 받았으며 바델지수가 50점 이상인 경우		
	중증질환이나 매주 병원에서 관리 받음(투석환자 등)		
	18개월 이하 영유아 중 건강문제가 있거나, 예방접종 및 영유아 검진을 정기적으로 받지 않는 경우		
자기역량 지원군	병원치료, 자가관리로 잘 조절됨. – 혈압이 140/90 이하이고, 식전혈당 140 이하 식후혈당이 200 이하	1회/6개월∼1년 전화방문 1회 이상/1개월	○ 6개월마다 방문을 통해 간이 건강 평가 – 조절되면 자기역량 지원군으로 유지 – 조절 안 되면 집중관리군으로 분류 – 경계역에 있으면 정기관리군으로 유지 ○ 6개월 동안 내소, 전화방문 가능
	건강문제가 있으나 자가관리되고, 건강 위험요인이 있어 생활습관교정이 필요함		
	암 생존자로 암 치료 종료 후부터 5년이 경과하지 아니한 자로 주로 병원에서 재발 여부 검사를 제공받고 있는 재가 암환자, 혹은 암 완치자로 암 치료 종료 후부터 5년 이상 경과한 재가 암환자		
	질환은 없으나 최소 6개월마다 건강관리를 지지하고 점검이 필요함.		

(3) 서비스의 계획 수립, 서비스 제공

① 집중관리군 사례관리

방문주기는 8~10회 방문/2~3개월을 원칙으로 하며, 대상자에게 본 사업에 대한 목적과 사례관리 과정 등에 대한 동의를 얻은 후 사례관리 과정이 시작된다. 2, 5, 7차에 있는 연계방문이란, 대상자 요구에 따라 간호사 이외의 다양한 전문직에게 대상자를 연계하여 서비스를 제공하는 것을 말한다.

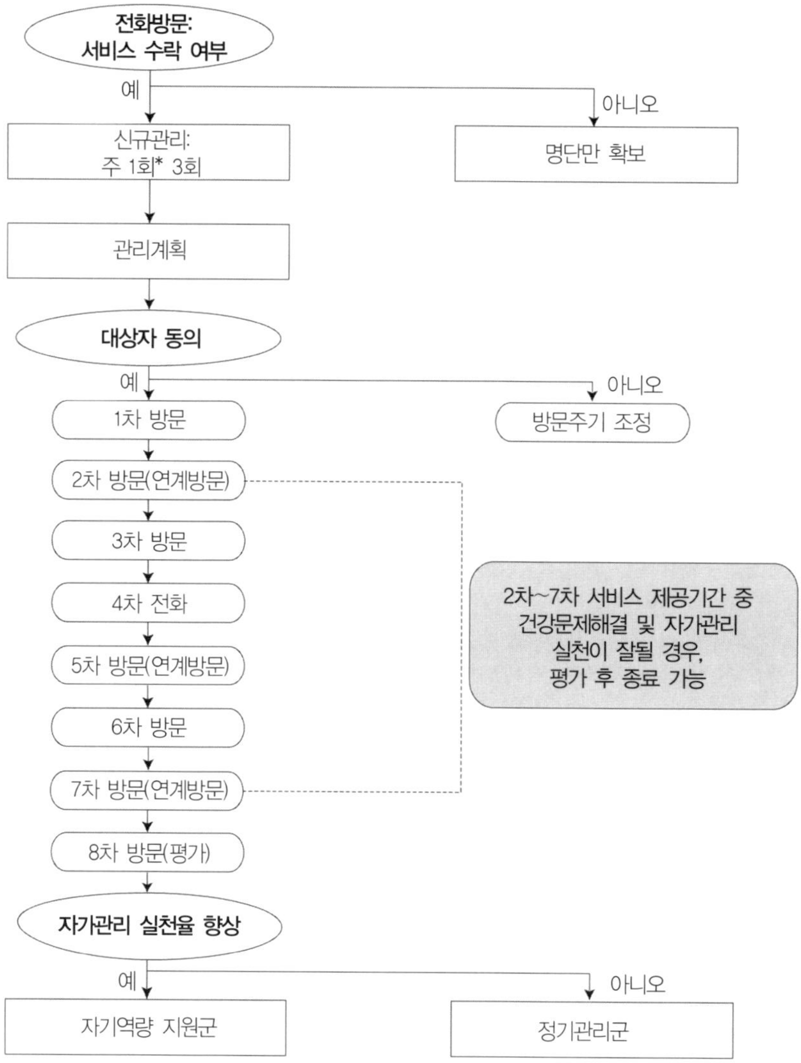

[그림 3-10] 방문 서비스 제공 과정

② 방문차수에 따른 수행 내용 가이드라인은 〈표 3-6〉과 같다.

〈표 3-6〉 방문차수별 수행 내용 가이드라인

차수	내용	작성자료	대상자 제공자료	준비물
신규 방문 (3회)	○ 대상자 확인 ○ 동의서 작성 ○ 건강면접 조사 ○ 집중관리계획 수립	· 건강면접 조사표 · 동의서	· 질환 관련 기본 교육 자료 (고혈압 수첩 등)	혈압계, 혈당계, 청진기, 체온계, 줄자, 체중계
1차 방문	○ 채혈검사 ○ 건강 문제해결계획 -대상자 관리 방향 제시 -우선순위 설정 및 목표 합의 ○ 기본 서비스 제공 ○ (필요시)팀 내·외 서비스 의뢰	· 대상자 요구 조사표 · 건강문제에 따른 중재 수행 기록표 · 구체적인 집중관리계획 및 목표 설정(care plan) · (필요시)의뢰서 작성	· 1~2(3)주간 행동 체크리스트 · 해당 교육자료	혈압계, 혈당계, 청진기, 체온계, 채혈검사
2차 방문 (연계)	○ 행동 체크리스트 점검 및 확인 ○ 의뢰 서비스 제공 -의뢰받은 방문인력이 방문 -간호사 방문 시 채혈검사 결과 설명	· 건강문제에 따른 중재 수행 기록표 작성 · (해당)의뢰 결과 작성 및 간호사에게 회환	· 해당 교육자료 · 1~2(3)주간 행동 체크리스트	해당 준비물
3차 방문	○ 채혈검사 결과 설명 ○ 행동 체크리스트 점검 및 확인 ○ 대상자 집중 관리 -문제목록, 목표에 대한 인지 정도 확인 -중재 강화 교육 -교육 및 상담, 정보제공, 의뢰, 연계 등	· 건강문제에 따른 중재 수행 기록표 작성	· 해당 교육자료 · 1~2(3)주간 행동 체크리스트	혈압계, 혈당계, 청진기, 보건 교육자료
4차 전화	○ 전화 확인 -문제목록, 목표에 대한 인지 정도 확인 -대상자 실천 확인 -추진 일정 확인	· 전화 모니터링 기록표		
5차 방문 (연계)	○ 행동 체크리스트 점검 및 확인 ○ 의뢰 서비스 제공 -의뢰받은 방문인력이 방문	· 건강문제에 따른 중재 수행 기록표 작성 · (해당)의뢰 결과 작성 및 간호사에게 회환	· 해당 교육자료	해당 준비물
6차 방문	○ 행동 체크리스트 점검 및 확인 ○ 대상자 집중 관리 -문제목록, 목표에 대한 인지 정도 확인 -중재 강화 교육 -교육 및 상담, 정보제공, 의뢰, 연계 등	· 건강문제에 따른 중재 수행 기록표 작성	· 1주~2(3)주 간 행동 체크리스트 · 해당 교육자료	

7차 방문 (연계)	○ 행동 체크리스트 점검 및 확인 ○ 의뢰 서비스 제공 -의뢰받은 방문인력이 방문	· 건강문제에 따른 중재 수행 기록표 작성 · (해당)의뢰 결과 작성 및 간호사에게 회환	· 1주간 행동 체크리스트 · 해당 교육자료	해당 준비물
8차 방문 (평가)	○ 행동 체크리스트 점검 및 확인 ○ 평가 및 요구도 재조사 -목표 달성도 평가, 추후관리 여부 결정 -요구도 재조사 -서비스 이용 평가 -방문주기 재판정 -행동 실천율 평가 ○ 채혈검사	· 대상자 요구 조사표 · 대상자 만족도 조사 · 건강문제에 따른 중재 수행 기록표 작성 · 서비스 중재 결과표		혈압계, 혈당계, 청진기, 채혈검사, 보건 교육자료

③ 대상군별 평가

군 분류 조정 기준은 8~10회 집중관리 후 조절 여부에 따라 정기관리군이나 자기역량 지원군으로 분류하게 된다. 간호사 1인당 집중관리 가구 수는 간호사 1인당 10~15가구/2~3개월을 집중관리군으로 분류하여 연간 60~80가구를 관리하며 간호사 1인당 집중관리군이 초과될 경우에는 정기관리군으로 분류 후 추후에 포함한다. 중복질환을 가지고 있는 경우 간호사의 판단 하에 1개 질환을 선택하여 관리하며 대상자별 평가 흐름도는 [그림 3-11]과 같다.

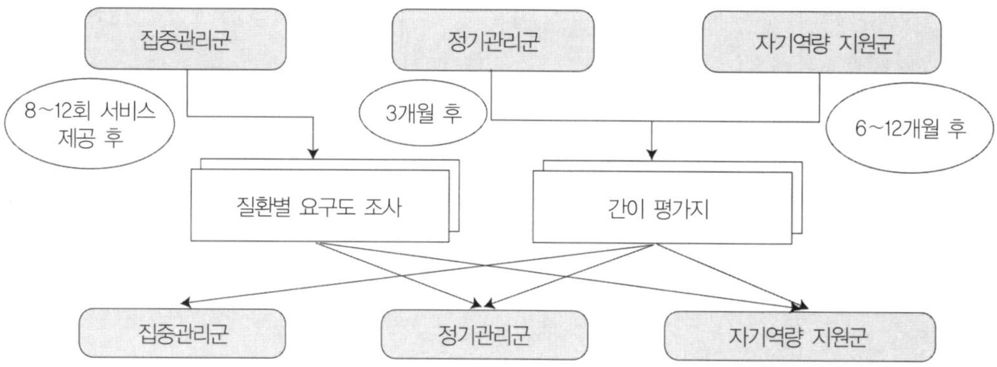

[그림 3-11] 대상자 평가 흐름도

④ 결과 평가 및 추구관리

사례관리의 결과는 본 사업의 목적을 달성하는 것으로 취약계층의 등록관리율 향상, 자가 건강관리 능력 향상, 노인의 기능 수준 유지율 향상을 통해 만성질환 합병증을 예방하고 삶의 질을 향상하며 건강 불평등을 완화하는 것이라고 할 수 있다.

2011년 사업지침에 의하면 사업의 결과를 평가하는 지표로 투입 영역(3문항), 과정 영역(4문항), 결과 영역(6문항) 등 총 13문항을 다음과 같이 제시하고 있다.

〈표 3-7〉 결과 평가문항

영역	지표 및 내용
투입 영역(3문항)	연속 고용률, 조직구성, 예산 운영
과정 영역(5문항)	실무운영회 및 사례관리 집담회 운영, 방문간호 시 1인당 집중관리 가구수 취약가구 등록 관리율, 연계건수 임산부/영유아 관리
결과 영역(6문항)	고혈압 조절률, 당뇨 조절률, 해피콜 만족도, 주관적 건강양호감율감, 자가건강관리 능력 향상률, 노인기능 수준 향상률

요약해 보면 방문건강관리사업은 취약계층주민의 건강 수준에 대한 기본적 자료제공, 주민의 만성질환조절 및 자가건강관리 능력 향상 및 전문인의 일자리 창출 등에 큰 기여를 해왔으며 특히 그동안 상대적으로 소외되어 왔던 취약계층에 밝은 등불을 켜준 의미 있는 사업으로 평가되고 있다. 앞으로 이 사업이 더욱 발전되기 위해서 고려되어야 할 것은 사례관리 서비스를 제공하는 방문간호사 등 담당인력들이 비정규직으로 인한 잦은 이동으로 대상자와의 신뢰감 구축과 업무의 연속성에 제한이 있다는 것과 순수 사업비가 배정되어 있지 않다는 점으로, 이러한 부분이 점차 개선될 필요가 있다.

2. 국민건강보험공단의 만성질환 사례관리

1) 국민건강보험공단 사례관리의 개요

국민건강보험공단에서 실시하는 사례관리란 건강보험가입자들 중 고혈압, 당뇨병, 뇌졸중, 관절염 질환을 가진 대상자들의 건강상태를 향상하기 위해 자신의 질병에 대한 인식을 향상시키고, 개인의 건강 위험요인과 질병으로 인한 합병증을 감소시키기 위한 건강행위, 의료 이용행위를 하도록 직접 대상자 가정을 방문하여 대상자와 가족에게 상담, 정보제공 등의 지원적 서비스를 제공하는 것을 의미한다(의료이용지원업무 매뉴얼, 2009).

■ 사업 목적

사례관리 목적은 대상자와 가족이 대상자의 건강상태와 대상 질환의 관리목표를 이해하고, 의료기관이 제시한 관리(치료)지침을 준수하여 대상자의 질병악화 위험요인을 감소시킴으로써 합병증을 예방한다. 또한 대상자의 합리적 의료 이용 유도 및 자기관리 능력 함양을 통하여 불필요한 의료비 지출을 감소시키며 환자 및 가족을 대상으로 대상 질환에 대한 지식 및 정보제공, 사회적 지지를 제공하여 질병을 효과적, 효율적으로 관리할 수 있도록 지원한다.

2) 국민건강보험공단 사례관리의 특성

(1) 사례관리 대상자

국민건강보험공단에 청구된 의료급여자료와 건강검진자료를 활용하여 서비스 제공자인 국민건강보험공단이 대상자를 일차 선정한 후 서비스 이용 여부에 대한 대상자 동의를 얻은 후 서비스를 제공하는 적극적인 형태의 서비스이다.

(2) 건강관리사

건강관리사는 대부분 일반직원들이고 일부 사회복지사 혹은 간호사로 구성되어 있으며 이들이 실제 사례관리를 수행하고 있다. 따라서 사례관리에 참여하기 전에 최소한 1주일간의 입문 교육과 1달간의 현장 교육을 거쳐야 한다. 국민건강보험공단은 담당인력의 전문화를 위하여 내부 자격인증제도를 도입하여(2006) '국민건강보험공단 사례관리 자격인증위원회'를 설치하여 건강관리사를 위한 제반 교육훈련 내용 및 과정에 대한 인증, 적절한 자격요건을 갖춘 인력에 대한 자격인증, 교육훈련 평가를 실시한다.

(3) 사례관리 과정

사례관리절차는 대상자가 선정되면 건강문제를 파악하기 위하여 구조화된 표준 요구사정도구를 이용하여 건강문제에 대한 평가가 이루어지고, 그 결과에 따라 건강문제 선정 및 이를 해결하기 위한 사례관리계획이 수립된다. 사례관리는 12주 동안 4번의 면담과 2번의 전화 접촉을 통해 이루어진다. 다만 과소의료 이용자인 경우는 8주간 프로그램으로 3번의 면담과 1번의 전화 중재 서비스가 제공된다. 면담은 주로 대상자의 가정을 방문하여 이루어진다. 이러한 사례관리 전체 과정은 전산화하여 관리되고 있다(국민건강보험공단, 2005).

① 대상자 등록

대상자가 선정 기준에 따라 대상자가 선정되면, 거주 여부를 확인하고 안내문 발송 혹은 전화 통화로 사업의 취지를 설명후, 방문 동의를 받는다. 가정방문을 통하여 대상자 등록이 이루어지며 대상자가 사례관리 서비스에 동의하고, 사례관리 담당직원의 안전이 위험하지 않다고 평가한 경우 사례관리 대상자로 등록한다.

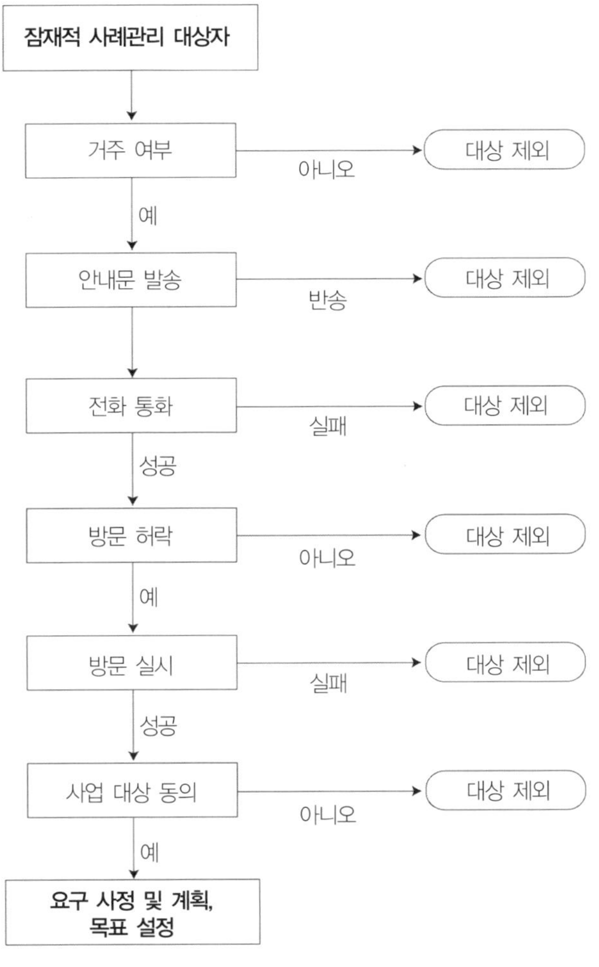

[그림 3-12] 사례관리 등록 과정
출처: 김철환 외(2004)

② 요구사정

사례관리에 동의한 대상자와 면담 후 요구사정이 이루어지는데 주로 1차 방문 시 요구사정도구를 통하여 이루어진다. 요구사정도구는 대상자 기초 정보, 의학적 영역 정보, 의료 이용 정보, 자가관리 이행 수준 평가 및 사회적 지지 등으로 구성되어 있으며 구체적인 내용은 〈표 3-8〉과 같다.

〈표 3-8〉 국민건강보험공단의 사례관리 요구사정 내용

영역	세부 내용
대상자 기초 정보	이름, 성, 연령, 결혼상태, 교육, 직업, 경제상태, 가입자 구분
의학적 영역	혈압/혈당 수준, 비만도, 합병증, 가족력, 지난 한 달간 경험한 증상
의료 이용	주치의 유무, 복약상태, 입원 경험, 외래 이용
자가관리 이행 수준	질환에 대한 지식 및 태도, 생활요법 실천
사회적 지지	가족 지지, 지역사회 자원 활용

③ 문제목록 선정 및 계획 수립

고혈압과 당뇨병은 5개 영역에 12개의 문제목록이 있다(〈표 3-9〉 참조). 이 중 발생하기 쉽거나 위험도가 높으면서 중재 가능한 것을 우선순위로 선정하고 실현 가능한 목표를 설정하여 문제목록별 수행활동계획을 수립한다.

〈표 3-9〉 사례관리의 문제목록

영역	문제목록
치료 순응도	혈압(혈당) 조절
	투약지시 이행
위험요인	체중조절
	식이조절
	음주
	흡연
	운동
건강 수준	합병증 발생
의료 이용	주치의와의 의사소통
	적정의료 이용
	건강나이(HRA) 알아보기

사회적 지지	지역사회 자원 활용
	가족지지

출처: 국민건강보험공단(2009)

사례관리계획은 선정 기준에 의하여 도출된 문제목록 중 우선순위 기준에 따라 문제목록을 선정하고, 문제목록별 목표 설정 및 수행활동을 계획한다. 문제목록별 우선순위 설정을 위해서, 4개 부문(시급성, 영향력, 대상자 요구, 중재효과)별로 점수화하며, 점수가 높은 문제목록에 대하여 우선관리 문제목록으로 선정한다(〈표 3-10〉 참조).

〈표 3-10〉 사례관리사업 우선순위 설정 기준

우선순위 설정 기준	설명	점수 범위
시급성	대상자 건강관리를 위해 시급한 정도	1~5
영향력	대상자 건강관리에 대한 문제의 영향력	1~5
대상자 요구	대상자의 문제해결의 의지, 요구 등	1~5
중재효과	건강관리사의 중재로 인해 기대되는 변화 정도	1~10

다음은 사례관리 문제목록별 목표를 설정하며 목표는 문제를 해결 가능한 것으로 하고 현실 가능한 내용을 구체적으로 기술한다(〈표 3-11〉 참조).

〈표 3-11〉 사례관리 목표 설정(예: 당뇨병)

우선순위	문제목록	초기상태	목표
1	혈당조절	· 당뇨 위험성 인지 부족 · 혈당기 없음 · 식후혈당 316㎎/dL · 구강, 발 관리 미흡(5~8점)	· 당뇨 위험성 알고 실천 · 주기적 혈당측정 및 대처 · 목표혈당: 공복 130mg/dL 식후 2시간 230mg/dL · 구강, 발 관리법 실천(8~12점)
2	투약지시 이행	· 약 복용 효능 및 필요성 모름 · 2개월째 복용하지 않음	· 투약 중요성 인식 · 처방받은 약을 지시대로 복용
3	적정의료 이용	· 적정의료 이용 중요성 인지 부족 · 3개월째 병원 가지 않음	· 적정의료 이용의 중요성 인식 · 병원 한 곳 정하여 규칙적 방문, 지시에 따름

4	식이요법	· 식이 중요성 인지 부족 · 불규칙적 식사(식사량 2~3공기) · 간식: 야간 라면(2~3개) · 영양점수: 11점	· 식이 중요성 알고 실천 · 규칙적 식사(정량, 제 시간, 골고루) · 간식 줄이기 · 영양점수: 16점
5	음주	· 음주와 혈당관계 인지 부족 · 거의 매일 소주 2~3병	· 음주와 혈당관계 알고 실천 · 주 2회 1병 이하 · 건강 음주법 실천
6	운동	· 운동과 혈당관계 인지 부족 · 불규칙적 운동 · 공복에 운동하기도 함	· 운동의 필요성 알고 실천 · 생활 실천요법부터 주기적 3회 이상 걷기 실천 · 운동 전후 스트레칭, 근력운동 실천

출처: 김은영 외(2008)

목표에 따른 수행활동을 계획 시 구체적 일정계획을 작성하며, 계획표는 대상자를 참여시켜 2부를 작성하며 1부는 대상자에게 제공하고 1부는 담당직원이 보관한다.

④ 사례관리 중재

사례관리 중재는 방문 및 전화로 이루어지며, 방문과 전화를 교대로 실시한다. 중재횟수는 대상자 특성에 따라 1회 정도 추가하거나 줄일 수 있도록 되어 있다.

1차 중재는 요구사정일로부터 1주 전후로 이루어지며, 방문중재가 원칙이다. 이 단계에서는 요구사정을 통하여 선정된 문제목록에 대하여 교육 및 상담을 수행한다.

2차 중재는 요구사정 이후 3~4주째 이루어지며, 전화를 이용하여 1차 중재 방문 시 제공된 내용에 대한 사례관리 대상자의 실천 정도를 파악하고, 필요 시 재교육을 실시한다.

3차 중재는 요구사정일로 부터 6~7주째 이루어지며 대상자의 문제관리 정도를 파악하여 필요한 교육자료를 추가로 제공하고 재강화 교육을 실시한다.

4차 중재는 요구사정일로부터 9~10주째에 이루어지며, 전화를 이용하여 사례관리 대상자의 문제관리 실천 정도를 확인한다. 과소의료 이용자의 경우 3차나 4차 중재를 생략할 수 있으며 전산화된 프로그램을 이용하여 모든 수행활동계획을 관리하고 있다.

⑤ 사례관리 평가

사례관리자는 평가 정보의 수집을 위하여 대상자와의 최종 면담 시 사례관리 중재에 따른 대상자의 변화 정도를 요구사정도구로 재측정하며 문제목록별로 설정한 목적과 하부 목표들을 확인하여 목표 달성 정도를 평가한다. 건강관리사는 대상자의 목표 달성 정도를 평가할 때 환자의 상태와 자원을 고려하여 당초 설정한 목표에 대한 달성 정도를 평가한다. 목표 달성 정도는 A, B, C, D로 구분한다.

> A: 목표의 75% 이상 달성한 경우
> B: 목표의 50% 이상 75% 미만 달성
> C: 목표의 25% 이상 50% 미만 달성
> D: 목표의 25% 미만 달성

건강관리사의 사례관리 중재에 대한 대상자의 반응, 건강관리사의 권고 내용에 대한 순응도, 전반적인 만족도를 5점 척도로 평가하며 대상자 호응도는 사례관리 시작 및 종료시점에 각각 평가하며 대상자가 건강관리사와의 방문(전화) 약속을 항상 기억하고 지켰는지, 건강관리사의 교육이나 지시를 잘 따랐는지에 대한 순응도를 평가한다.

⑥ 종결처리

종결은 조기종결, 중간종결, 정상종결로 구분된다. 조기종결은 최초 방문하여 요구사정 시 대상자가 등록을 거부하거나 담당직원의 안전이 위협되는 경우에 분류되며, 중간종결은 거부, 사망, 타 지역 이사, 입원 등 질병악화로 관리가 불가능한 경우에 이루어진다. 정상종결은 4회 방문과 2회 전화 관리로 총 12주간의 사례관리 일정이 모두 완료된 경우를 말한다.

대상자 초기 방문 전에 다음의 안전위험요인 평가 항목 중 한 개 이상 체크되는 경우 바로 안전위험종결로 처리한다.

> 〈사례관리 담당직원 안전위험요인 평가 항목〉
>
> - 상담 환경이 열악한 경우
>   미끄럽거나 진흙탕길, 인적이 드물거나 고립된 지역, 교통사고 다발지역, 유리가 깨지고 낡은 집, 조명이 너무 어두운 집
> - 대상자가 정신질환자인 경우
> - 대상자 및 가족이 전염성 질환에 감염된 경우
> - 무서운 동물이 있는 집
> - 부적절한 성적 관심(성희롱 등)을 보이는 대상자
> - 술 및 약물에 취한 상태의 대상자
> - 난폭한 반응을 보이는 대상자
> - 가족 간의 폭행 · 싸움이 있는 경우

3) 사례관리 수행절차

사례관리 대상자 발췌·선정	-검진 결과 고혈압, 당뇨 유질환 판정자 -대상자 선정 기준(우선순위)에 의거 대상자 선정: 안내문 발송 후 전화하여 요구사정을 위한 방문일 약속 -합리적 의료 이용, 검진사후관리, 증진행사 등에서 사례관리사업에 동의한 자 -노인요양등급 외 판정자 사례관리 연계대상자 중 사례관리사업에 동의한 자 -사회공헌활동 사례관리연계 대상자 중 사례관리사업에 동의한 자
요구사정	1차 방문(전화) 시 대상자와 면담 통해 요구사정표 작성
→ 조기종결	
사례관리 문제목록 선정 및 사례관리 계획 수립	요구사정표 활용 → 문제선정 기준에 의거하여 문제목록 선정 → 계획 수립(목표, 수행활동계획)
사례관리 실시	-1, 2군: 전화(방문) → 전화(방문)(2회) 1) 1차 중재(전화 또는 방문, 3주 이내)-1차 중재 전화(방문)에서는 요구사정방문 시 선정된 문제목록에 대한 중재(교육 및 상담) 2) 2차 중재(전화 또는 방문, 3~5주)-전화를 통하여 1차 중재 전화(방문) 시 제공된 중재 내용의 실천 정도를 파악, 재교육, 추가 중재 실시 * 중복질환자, 대상자 요구, 질병상태 등 부득이한 경우 중재차수 1회까지(전화 또는 방문) 연장 가능
→ (중간)종결	
평가	· 평가 방문(전화)-사업 결과 측정(2군 전화 평가) (1) 목표 달성 정도 평가 (2) 대상자 호응도
→ 정상종결	
추구관리	최종 평가에서 해당 문제목록이 A, B로 평가된 경우 총 3회의 추구관리 실시 -1차 추구관리(정상종결 후, 3개월 되는 시점) -2차 추구관리(정상종결 후, 6개월 되는 시점) -3차 추구관리(정상종결 후, 9개월 되는 시점)
집중관리	-3차 추구관리 후 문제요인 개선 및 실천 정도가 미약하여 지속적인 관리를 할 경우 개선 가능성이 높다고 판단되는 경우 집중관리 프로그램에 재등록 하여 관리 -사례관리 기실시자로서 신규로 발췌되거나, 대상자가 추가로 관리를 원할 경우

[그림 3-13] 사례관리 수행절차

출처: 국민건강보험공단(2009), 2009 의료이용 지원업무 메뉴얼

■ 추구관리

추구관리는 자원의 제약으로 인한 지속적 관리가 현실적으로 불가능할 때 변화를 보인 대상자에게 지속적 건강행태를 유지하도록 지원하기 위하여 실시한다. 추구관리 대상자는 종결 시 최종 평가에서 A, B로 분류된 대상자이며, 총 2회의 추구관리 서비스가 제공된다. 추구관리 시점은 1차 추구관리는 정상종결 후 3개월이 되는 시점, 2차 추구관리는 정상종결 후 6개월이 되는 시점에 한다. 3차 추구관리는 정상종결 후 9개월이 되는 시점으로 추구관리 대상은 문제요인 개선 및 실천 정도가 미약한 경우로 지속적인 관리를 할 경우 개선 가능성이 높다고 판단되는 경우이다. 추구관리 내용은 지속적인 건강관리를 독려하는 안내문과 대상자별 건강문제 개선을 위한 자료를 우편으로 보내는 것으로 사례관리기간 중 건강행태 변화를 보이지 않았던 대상자(C, D군)는 우편을 통한 건강 교육자료 제공으로 효과를 기대하기 어렵다고 판단, 추구관리에서 제외하고 있다.

3. 의료급여 대상자 사례관리

1) 의료급여 대상자 사례관리의 개요

의료급여 수급권자의 대다수는 저학력자나 고령자가 많고, 올바른 의료 이용에 대한 정보의 취약성으로 합리적 의료 이용을 위한 의사결정에 전문가의 도움이 필요하나 적절한 상담 · 관리 서비스 제공이 미흡하다. 또한 과다 · 과소 의료 이용자의 사전 발굴 및 예방전략은 수급권자의 불합리한 의료 이용으로 인한 건강 위험요인을 사전 차단하여 과다한 의료 이용으로 인한 의료급여비 급증을 적정 관리하기 위해 수급권자에 대한 의료급여 재정의 효율적 관리를 위한 사례관리이다.

(1) 사례관리 목적

의료급여대상자 사례관리는 수급권자의 자가 건강관리 능력 향상, 합리적 의료 이용 유도, 지지체계 구축을 통하여 건강한 삶의 질 향상과 의료급여 재정 안정화에 기여하기 위함이다.

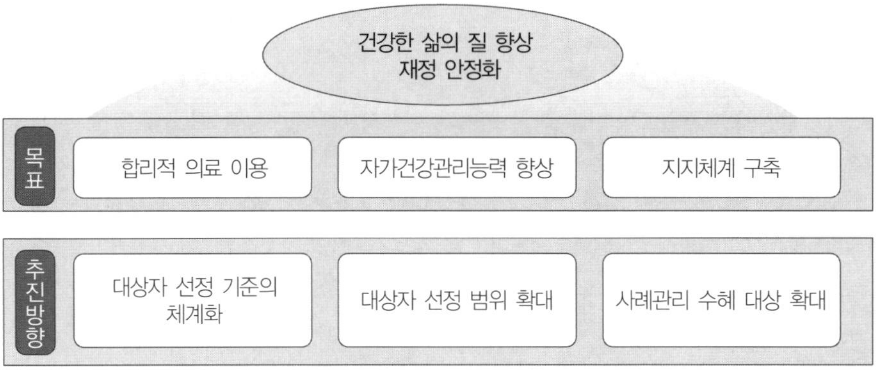

[그림 3-14] 의료급여 사례관리사업의 개념 틀

(2) 수행체계

의료급여 대상자 사례관리 주관부처는 보건복지부 기초의료보장과가 총괄관리하며 의료급여사례관리사업지원단이 운영 지원, 사업 모니터링 및 평가, 교육 및 훈련, 연구 및 실태조사 그리고 지침 및 제도개선 등을 지원하고 있다

국민건강보험공단, 건강보험심사평가원은 수급권자 자격관리, 개인별 진료내역, 의약품 정보 등 급여비용 및 의료 이용 관련 정보를 시도 의료급여부에 제공하며 시 · 도 의료급여 담당부서는 예산 확보 및 지도점검을 실시하며 시 · 군 · 구 의료급여 담당부서는 자체 계획 수립, 수행 및 평가를 실시한다.

(3) 수행 인력: 의료급여 담당공무원 또는 의료급여관리사

① 역할

전문 지식, 기술 및 경험을 습득하고, 대상자의 욕구 해결을 위하여 지역 내 보건복지 자원을 활용하여 수급권자의 문제를 적극적으로 해결한다. 또한 찾아가는 보건복지 서비스 관련 상담을 제공하여 수급권자의 적정의료 이용 및 건강관리행태의 변화를 유도하며 정기적인 교육훈련 및 실무 능력을 배양하고 양질의 보건복지 서비스 관련 상담을 제공하여 사업의 효과성을 제고하고 적극적으로 기여하며 수급권자의 권익을 옹호한다.

② 업무 내용

주요 업무 내용은 의료급여제도와 의료기관 이용 안내(상담) 및 적정 의료급여 일수를 관리함으로써 합리적 의료 이용을 유도한다. 또한 약물 복약 상황을 지속적으로 모니터링하며, 합병증 예방, 자가건강관리 실천방법 등 보건 교육 및 상담을 통해 자가 건강관리 능력을 향상시키며, 필요한 자원연계, 심리적 상담 및 지지 등의 지지체계를 구축한다.

③ 배치 기준 및 인원

시·도 의료급여관리사	−10개 시군구청 이하: 1명, 11개~20개 시군구청 이하: 2명, 21개~30개 시군구청 이하: 3명, 31개~40개 시군구청 이하: 4명 −인원: 16개 시·도청 31명
시·군·구 의료급여관리사	−수급권자 2,500명 이하: 1명, 수급권자 2,500명 초과~10,000명 이하: 2명, 수급권자 10,000명 초과~20,000명 이하: 3명, 수급권자 20,000명 초과~25,000명 이하: 4명, 수급권자 25,000명 초과: 5명 −인원: 232개 시군구청 539명

(4) 의료급여관리사의 역할

① 시·도 의료급여관리사

−시·도 특성을 고려한 사례관리사업을 계획하고 수립한다.

−보장기관 사례관리실적을 관리하고 모니터링 및 보고한다.

−보장기관 의료급여관리사 슈퍼비전 제공 및 신규 의료급여관리사에 대한 교육 및 훈련을 실시한다.

−시·군·구청 의료급여관리사의 사례관리 서비스 질적 향상을 위한 정례 모임을 연 2회 이상 개최한다.

−사례관리사업 모니터링을 위한 정기적인 현장점검 및 평가를 실시한다.

−관할 시·도 관내 '전국 장기입원자 다빈도 상위 의료기관'과 '고위험시설'에 대한 모니터링 및 관리한다.

−기타 보건복지부, 의료급여사례관리지원단, 시·군·구와 업무를 협력한다.

② 시·군·구 의료급여관리사

−시·군·구 특성을 고려한 사례관리를 계획하고 수립한다.

- 대상자에 대한 사례관리를 수행한다.
- 사례관리 실적을 관리하고 보고한다.
- 기타 보건복지가족부, 의료급여사례관리지원단, 시 · 도청과 업무를 협력한다.

2) 사례관리 과정

사례관리의 과정은 [그림 3-15]와 같이 사정, 진단, 계획, 수행, 평가의 5단계를 거친다.

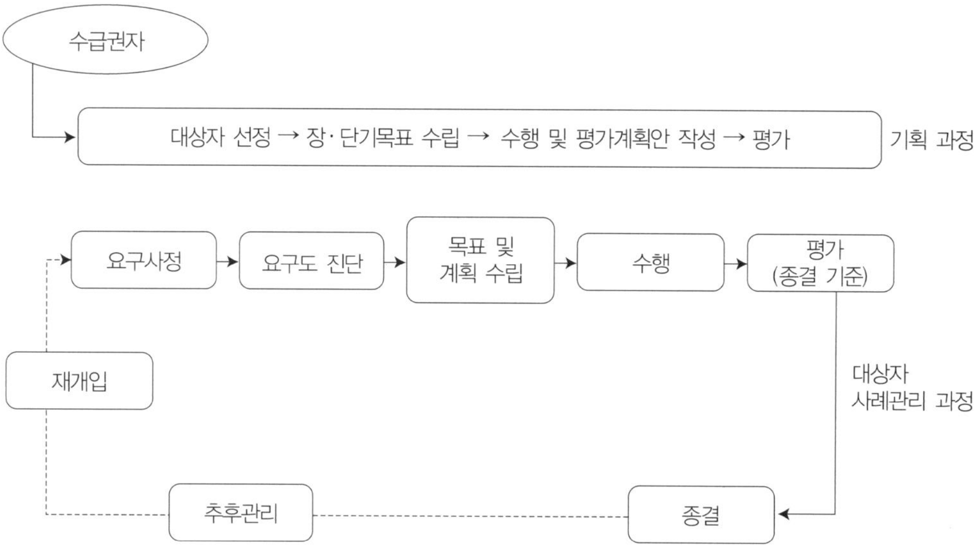

[그림 3-15] 의료급여관리사 사례관리 과정

(1) 사례관리 대상

사례관리 대상은 [그림 3-16]과 같이 신규 수급권자 관리, 외래 이용 관리, 장기입원 관리로 구분된다.

의료보장기관 유형은 외래 고위험지역, 입원 고위험지역, 혼합지역으로 분류한다. 외래 고위험지역이란 상대적으로 신규 수급권자가 많고, 외래 이용 고위험군이 많은 지역, 입원 고위험지역은 상대적으로 다빈도 입원과 장기입원자 수가 많고 다빈도 장기입원 발생기관이 많은 지역 그리고 혼합지역은 외래 고위험군과 입원 고위험군이 혼합되어 있는 지역을 말한다.

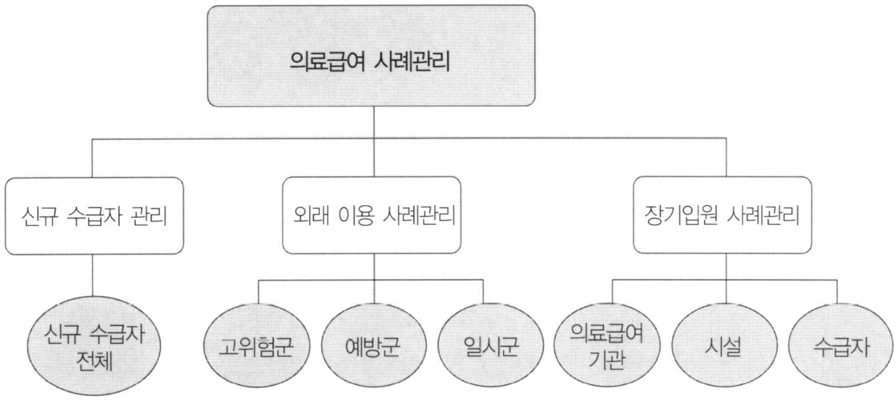

[그림 3-16] 의료급여 사례관리 대상자의 구분

(2) 사례관리 유형

① 신규 수급권자 사례관리

신규 수급권자란 의료급여법 제3조에 의하여 의료급여수급권을 최초로 취득한 지 1개월 이내인 자로 의료급여제도에 관한 사전 지식이 부족하므로 건강보험과 다른 점을 알리고 의료급여제도의 전반적인 내용을 안내함으로써 적정한 의료 이용을 도모하여 잠재적 과다

1. 대상자 선정 및 기초 조사	· 신규 의료급여수급자 명단 확보 및 우선순위에 의한 개별관리 대상자 선정과 기초정보 조사
↓	
2. 관리계획 수립	· 전체 대상자 관리 · 개별관리 · 집합 교육
↓	
3. 수행(관리 실시)	· 서신을 통한 안내 및 리플릿 발송 · 전화 상담을 통한 대상자 관리 · 교육을 통한 의료급여제도 안내 및 적정의료 이용 지원
↓	
4. 대상자 평가 및 지속 관리 여부 결정	· 개별상담을 통하여 지속 관리가 필요하다고 평가되는 경우 해당 군으로 분류
5. 계속 관리 ※ 외래 및 입원 사례관리 대상자로 선정하여 관리	· 대상자 사정 결과에 따라 해당 군으로 분류하여 사례관리 과정 수행 · 대상자의 적정의료 이용 및 자가건강관리 능력 향상을 위한 지원

[그림 3-17] 신규 수급자 사례관리 과정

이용자에 대한 예방적 관리를 할 수 있도록 사례관리를 한다. 관리기간은 1개월이며 수행방법은 서신, 전화, 리플릿 발송, 교육 실시 등이며 관리횟수는 서신 및 리플릿 발송(1회), 전화(1~2회) 교육 등으로 사례관리 과정은 [그림 3-17]과 같다.

② 전체 의료급여수급자 관리

전체 의료급여수급자 관리는 대상자 명단을 확보하고 확보 대상자에게 기초 조사 및 안내문을 작성하여 '의료급여제도 안내' 리플릿과 함께 우편발송하여 의료급여제도와 건강보험제도의 차이점과 의료급여일수 연장승인 및 선택병의원 제도 등 안내, 의료급여수급자가 적정의료 이용을 하도록 지원한다.

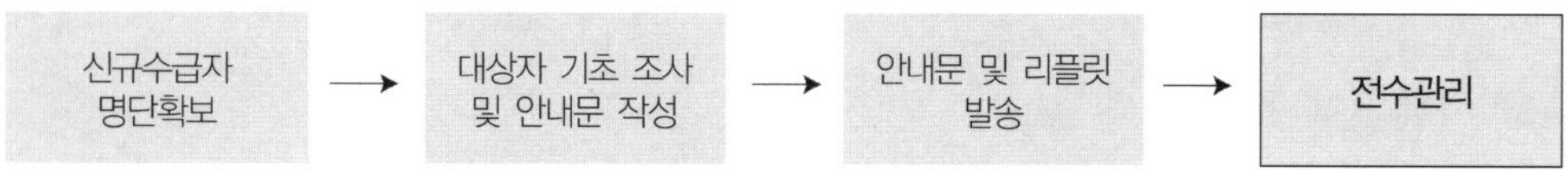

[그림 3-18] 전체 의료급여수급자 관리

■ 개별 관리

개별 관리는 우선순위에 의한 대상자를 선정하여 의료급여관리사가 필요하다고 판단되는 경우와 안내문과 리플릿을 받은 수급자 중 상담을 원하여 전화를 걸어오는 경우 전화상담을 실시한다.

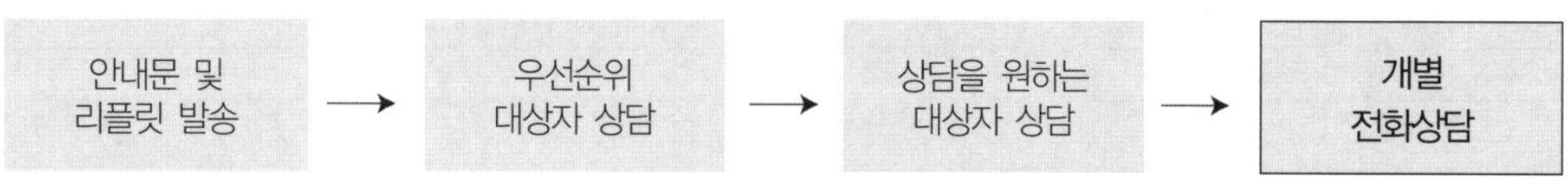

[그림 3-19] 개별 관리

■ 대상자 교육

대상자 교육은 전체 신규수급자 관리와 개별관리 실시 후 의료급여제도에 관한 이해가 부족하거나 수급자 본인이 원하는 경우 집합 교육 혹은 개별 교육을 실시한다.

집합 교육은 지자체 사정에 따라 연 2회~4회 동별 또는 권역별 집합 교육을 실시하며, 의료급여제도 안내, 자가건강관리, 다양한 보건복지 서비스 이용 안내(리플릿, 동영상자료 활용) 등을 교육한다.

개별 교육은 신규 의료급여수급자 일대일 교육을 실시하며, 의료급여제도 안내 및 수급자가 원하는 내용의 맞춤 상담을 실시한다.

■ 대상자 평가 및 재사정

원터치 수행이 끝난 후 평가 결과 문제점이 발견 시 계속 관리 여부를 재사정한다(제도 이해의 부족, 비합리적 의료 이용, 의료 쇼핑, 이용기관 전문 수준, 약물 중복투약 등).

■ 계속 관리

신규 의료급여수급자 관리 과정 중 계속 관리가 필요한 대상자를 발견 시 고위험군이나 예방군 등 대상자가 해당되는 군으로 분류하여 계속 관리를 실시한다.

③ 외래 수급권자 사례관리

외래 이용 수급자 사례관리 대상자 선정은 국민건강보험공단이나 건강보험심사평가원에서 대상자 명단을 전송하거나 의료보장기관 자체가 발굴한 의료급여일수 연장승인 등의 업무 수행 시 발견되는 자를 주 대상으로 하며 고위험군, 예방군, 일시군으로 분류한다.

■ 고위험군

사례관리 대상자 명단에서 총 급여일수, 외래 내원일수, 투약일수, 총 진료비, 외래진료비, 이용 의료기관 수, 주·부상병명 등의 자료를 활용하여, 질병 대비 과다 이용자 특히 의료 쇼핑, 비합리적 의료기관 선택, 약물과다, 중복처방 등이 의심되는 자이다.

■ 예방군

사례관리 대상자 명단에서 총 급여일수, 외래 내원일수, 투약일수, 총 진료비, 외래진료비, 이용 의료기관 수, 주·부상병명 등의 자료를 활용하여 질병 대비 과소 이용자로 합병증 발생 가능성이 높은 자 혹은 관리하지 않으면 고위험군으로 될 가능성이 있다고 판단되는 자이다.

■ 일시군

기타 보장기관 방문상담자, 전화상담자 등을 포함하여 사례관리가 필요한 대상자를 말한다.

▸ 대상자 관리계획

대상자 군별 기준 업무량 내에서 주별, 월별, 분기별로 사례관리계획표 〈표 3-12〉와 같은 기준으로 작성한다.

<표 3-12> 군별 사례관리기간 및 목표관리 횟수

<table>
<tr><th rowspan="2">관리군</th><th rowspan="2">사례관리기간</th><th colspan="3">목표관리 횟수</th></tr>
<tr><th>전화</th><th>방문</th><th>서신</th></tr>
<tr><td>고위험군</td><td>3개월</td><td>4회 이상</td><td>2회 이상</td><td rowspan="3">수시</td></tr>
<tr><td>예방군</td><td>2개월</td><td>2~4회</td><td>1회 이상</td></tr>
<tr><td>일시군</td><td>1개월</td><td colspan="2">1~2회</td></tr>
</table>

▶ 요구사정

기초 조사서의 조사항목 중 전산정보와 전화상담을 통해서 얻은 정보를 통합하여 자료를 수집하며 전화상담을 하기 전에 사회복지통합관리망, 의료급여종합정보지원시스템, 건강보험심사평가원 홈페이지의 정보를 활용하여 관련된 정보를 확인하고 추가 정보를 얻기 위한 상담을 진행한다. 요구도 사정은 영역별 세부 항목에 대한 정보를 토대로 하며, 사례관리 평가표를 확인하여 기초 조사서를 작성한다(<표 3-13> 참조).

<표 3-13> 요구도 사정 영역

영역	세부 항목
1) 인적 사항	· 성명, 주민등록번호, 성별, 주소, 전화번호 · 학력, 종교, 월소득, 직업, 결혼상태, 가족관계 · 의료급여 유형, 수급권 취득일자
2) 제도 이해	· 제도이해 여부 · 의료급여제도 이해 정도
3) 합리적 의료 이용	· 전반적 의료 이용상태 · 의료 쇼핑 정도 · 이용기관 전문 수준 · 이용기관 수 · 중복처방 정도
4) 건강상태	· 질병명 및 심각도 · 건강상태, 통증 · 일상수행능력(ADL) · 신체증상관리 및 상태조절, 약물 복용 · 정서 · 심리적 상태
5) 자가건강관리 수준	· 질병 이해 정도 및 건강관심도 · 생활습관(흡연, 음주, 운동, 식이) · 예방행위 · 개인위생
6) 지지 자원	· 사회적 고립도 · 자원 요구도 및 자원연계 정도
7) 생활환경	· 주택 구조/주거 환경 · 보건의료기관 접근도

▶ 목표 설정 및 계획 수립

사정 영역에 준하여 요구도 진단 목록을 작성하고 요구도 진단별 목표 설정하여 수행활동 위주로 계획을 수립하며, 사례관리 수행 예상 날짜를 월별 주간계획표에 기록한다(〈표 3-14〉 참조).

〈표 3-14〉 요구도 진단에 따른 목표 설정

요구도 진단 목록	목표
· 제도 이해 부족	· 제도 이해
· 비합리적 의료 이용(외래, 입원, 약국) · 의료쇼핑 · 비합리적 이용기관 전문 수준 · 약물 중복처방	· 합리적 의료 이용
· 질병관리 능력 부족 –낮은 치료 순응도(혈압/혈당 상태조절 등) –부적절한 증상관리방법(통증, 우울 등) –질병행위의 불이행(합병증 예방을 위한) –낮은 복약 순응도	· 질병관리 능력 향상 –치료 순응도 향상 –증상관리 –합병증 예방 · 복약 순응도 향상
· 자가건강관리 능력 부족 –부적절한 생활습관 –예방행위의 불이행 –낮은 건강관심도 –질병 이해 부족	· 자가건강관리 능력 향상 –생활습관 개선 –예방행위 향상 –건강관심도 증가 · 질병 이해
· 자원연계 부족	· 자원연계
· 부적절한 생활환경	· 생활환경 개선

▶ 수행

대상자 군별 계획에 따른 사례관리를 목표별 지식, 생각, 태도, 행동의 변화를 가져오기 위한 활동을 수행한다. 대상자의 변화 노력을 지원, 문제해결을 위한 구체적인 변화전략 수립·실행 및 문제에 따른 상담, 교육 등의 지지 서비스, 자원연계와 조정으로 이루어진다. 또한 대상자의 문제나 욕구는 항상 변화하기 때문에 계속적인 사정으로 개입하여 서비스를 조정하고 개입 활동이 설정된 목표에 맞게 진행되는지 여부를 점검한다.

계획대로 문제해결 과정이 진행되고 있는지를 계속 점검, 지지 및 환류를 제공하여 대상자의 변화상태를 확인하고 목표에 따른 실행 과정을 평가한다. 또한 목표 달성의 방해요인 규명 및 방해요인의 제거와 조정을 통해 목표 달성이 불가한 경우 목표의 재수립, 계획의 변화를 시도한다. 대상자 문제에 따른 목표성취를 위한 계획에 따라 구체적 실행계획에 따른 실행일시를 수행기록지에 작성하며 필요 시 수급권자 특성별 집단 교육 및 상담을 실시한다. 또한 신규 수급권자 의료급여제도 안내, 홍보 관련 교육을 서신을 이용하여 제공하며, 동일 질환을 가지고 있는 수급권자들을 모아 집단 교육을 실시하거나 의뢰하며, 동일한 문제를 가진 수급권자를 위한 집단 교육 프로그램을 운영하거나, 보건소 관련 팀에게 의뢰한다.

방문 전 사례관리를 위한 준비사항을 사전에 숙지하고, 신변에 위험이 예측되는 가정을 방문할 경우 개인의 신변보호에 유념한다.

■ 사례관리 수행 시 유의사항

· 대상자의 참여를 유도하여 대상자와 파트너십을 가지고 함께 진행한다.
· 대상자의 강점을 확인하여 이를 활용하여 문제해결 방안을 모색한다.
· 모든 문제들은 서로 연결되어 있으며 서로 원인과 결과가 얽혀 있으므로 이를 분석하여 서로 간의 경로를 확인하여 해결의 우선순위를 결정할 수도 있고 도미노 현상을 활용할 수도 있다.

대상자들의 의료 쇼핑과 불규칙적인 약물 복용 습관, 많은 잉여약물을 집에 쌓아 놓고 있는 대상자에 대한 사정 후 문제들과의 관계를 도식화하면 [그림 3-20]과 같다.

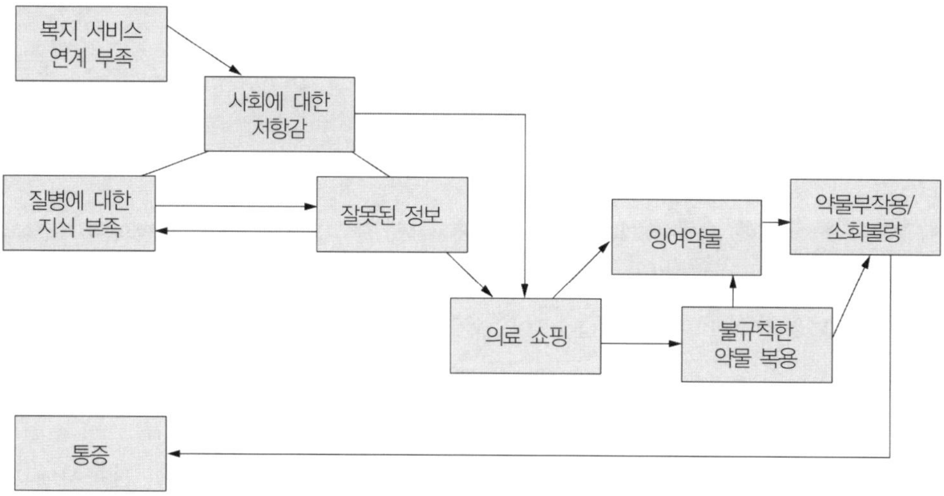

[그림 3-20] 사례관리 수행을 위한 문제 Mapping
출처: 한국보건복지개발원(2009)

▶ 평가

· 고위험군, 예방군을 대상으로 사전 · 사후 평가 결과를 분석한다.
· 사례관리가 진행되는 동안 모니터링 계획에 따라 전체 대상자에 대한 관리상황을 모니터링하면서 각 대상자의 사례관리 종료 시기를 확인한다.
· 대상자의 관리사에 대한 태도, 적응 및 협력 정도, 건강상태의 진전 정도, 기타 생활상태 및 의료 이용 변화 가능성 등을 방문 또는 전화 시 모니터링하고 접근방법의 점검 및 관리기간을 조정한다.
· 계획한 기간에 도달하거나 기간 전에 대상자의 변화가 감지되면 종결이 가능한 상태인지를 점검한다.

▶ 종결

종결 유형은 일반종결, 조기종결 및 중도종결이 있다. 일반종결은 대상자 군별로 사례관리기간이나 목표관리 횟수가 끝난 경우, 조기종결은 사례관리기간, 목표관리 횟수를 다 채우지 않고도 목표 달성이 되었다고 판단할 때, 종결 기준을 적용하여 충족되는 경우를 의미한다. 중도종결은 적극적 개입으로도 변화 가능성이 없어 의료급여관리사가 종결하기로 판단한 경우, 수급 중지, 전출, 사망, 시설입소 등으로 인해 사례관리 및 그에 따른 목표 달성이 어려워 종결되는 경우를 말한다.

종결 기준은 합리적 의료 이용(의료 쇼핑, 이용기관 전문 수준, 중복처방), 자기관리 능력(지식, 치료순응도), 건강 삶의 질(건강관심도), 자원연계 등이 3점 이상인 경우이다.

〈표 3-15〉 사례관리 평가표 및 종결 기준

<table>
<tr><th>영역</th><th colspan="2">분류</th><th>점수</th><th>종결 기준</th></tr>
<tr><td rowspan="7">I.
건강 삶의 질</td><td colspan="2">1. 건강상태</td><td>5</td><td></td></tr>
<tr><td colspan="2">2. 일상수행능력</td><td>5</td><td></td></tr>
<tr><td colspan="2">3. 통증</td><td>5</td><td></td></tr>
<tr><td colspan="2">4. 우울</td><td>5</td><td></td></tr>
<tr><td colspan="2">5. 건강관심도</td><td>5</td><td>3</td></tr>
<tr><td colspan="2">6. 주거 환경</td><td>5</td><td></td></tr>
<tr><td colspan="2">소계</td><td>30</td><td></td></tr>
<tr><td rowspan="4">II.
자가건강관리 능력</td><td rowspan="2">지식</td><td>1. 자신의 질병상태</td><td>5</td><td>3</td></tr>
<tr><td>2. 의료급여제도 이해</td><td>5</td><td>3</td></tr>
<tr><td rowspan="2">치료순응도</td><td>3. 신체증상관리/상태조절</td><td>5</td><td>3</td></tr>
<tr><td>4. 약물 복용</td><td>5</td><td>3</td></tr>
</table>

	건강행위	5. 생활습관관리	5	
		6. 위생 및 예방	5	
	소계		30	
III. 합리적 의료 이용	1. 전반적 의료 이용의 적정성		10	
	2. 의료 쇼핑		5	3
	3. 이용기관 전문 수준		5	3
	4. 이용기관 수		5	
	5. 중복처방 정도		5	3
	소계		30	
IV. 지지체계 구축	1. 사회적 고립도		5	
	2. 자원연계		5	3
	소계		10	
총계(100점)			100	

※ ▭에 해당되는 모든 영역에서 기준 점수 이상을 종결자로 함.

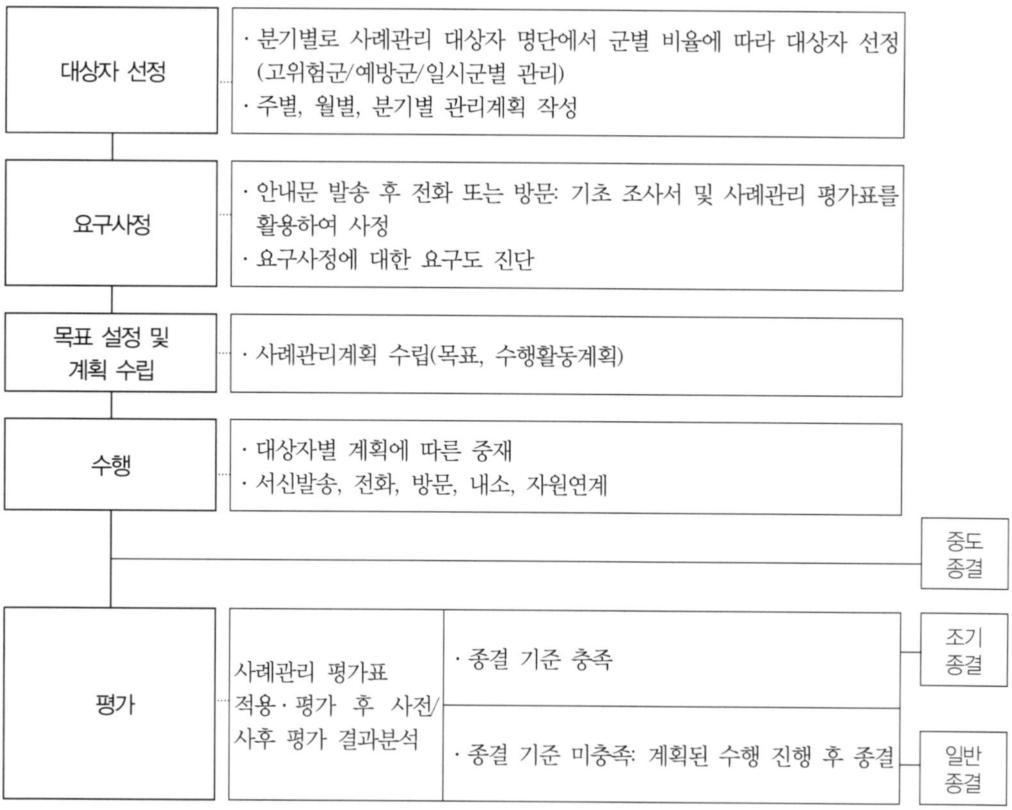

[그림 3-21] 업무 흐름도

④ 장기입원자 사례관리

장기입원환자 사례관리 목표는 치료 목적이 아닌 입원의 경우 재가 서비스, 시설 입소 등의 자원을 연계함으로써 수급자의 자활 능력을 향상시키고 불필요한 장기입원을 방지하여 적정의료 이용을 도모함으로써 의료급여 재정의 안정을 도모한다.

▶ 사례관리 대상: 기관 대상은 의료급여기관, 사회복지시설을 의미하며 개인은 장기입원 의료급여수급권자(정신질환자 제외)이다.
▶ 대상자 선정 기준: 기관의 경우 전체 의료급여기관(정신병의원 포함), 국민기초생활보장법 시행령 제38조에서 정하는 보장시설 전체를 말하며 개인은 동일상병으로 1회당 31일 이상 입원한 의료급여수급권자를 말한다.
▶ 개입기간: 기관은 연중 실시(1~12월)하며 개인은 장기입원 의료급여수급권자의 퇴원 시까지이다.
▶ 집중관리 대상
· 전국 상위 5개 시 · 도의 경우 의료급여사례관리사업지원단에서 집중 모니터링하여 전국 상위 100개 의료기관에 대하여 정보 및 자료 제공, 공문 발송, 서신, 전화, 방문 교육 등을 실시한다.

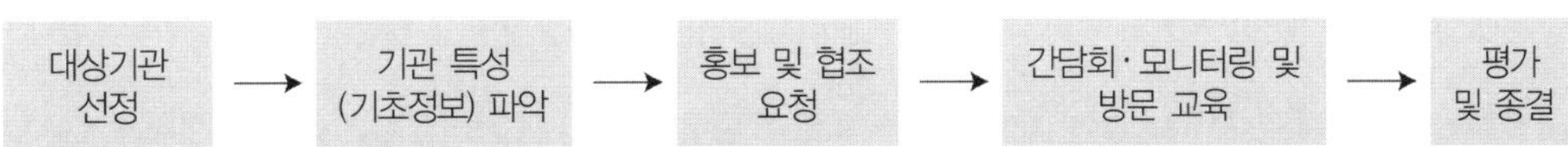

[그림 3-22] 의료급여기관 집중관리 업무 흐름도

· 국민기초생활보장법 시행령 제38조에서 정하는 50개 사회복지시설에 대하여 시 · 도 및 의료급여사례관리지원단에서 집중 모니터링하고, 정보 및 자료 제공, 공문 발송, 서신, 전화, 방문 교육, 시설현황 조사 및 점검을 의뢰한다.

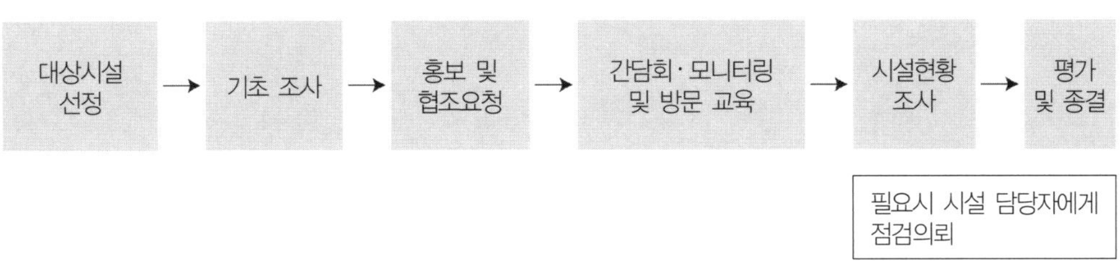

[그림 3-23] 사회복지시설 집중관리 업무 흐름도

▸ 장기입원수급권자 사례관리 대상자 범위는 동일상병으로 따라서 1회 31일 이상 입원 중인 의료급여수급자로 장소 중심의 접근을 통한 사례관리이다. 입원의료급여기관 단위로 관리하고, 고위험의료급여기관을 우선순위로 접근하여 장기입원 중인 수급권자 관리, 서신, 전화, 방문, 교육, 자료 제공, 자원연계 및 의뢰 등을 통해 실시한다.

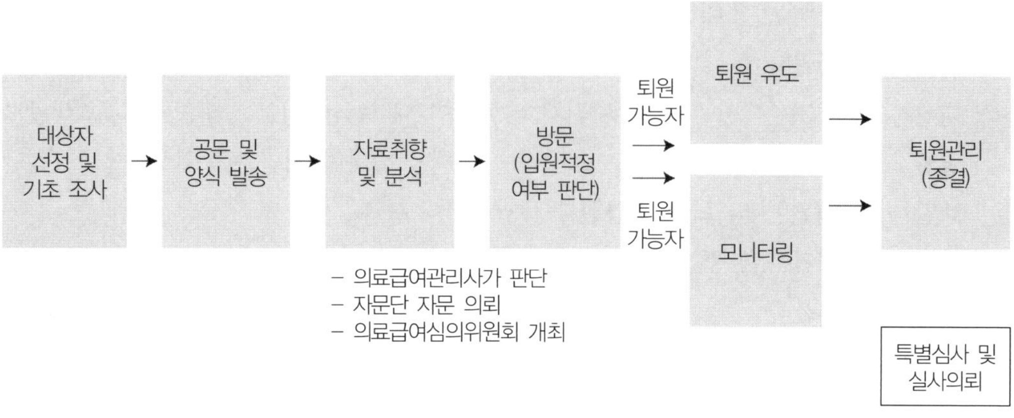

[그림 3-24] 사례관리 과정

III. 효과적인 사례관리 중재기술

학습목표

1. 효과적인 의사소통과 상담기술을 적용할 수 있다.
2. 동기부여 인터뷰의 방법을 이해한다.
3. 코치 기법을 적용할 수 있다.
4. 지역사회 자원개발 및 활용능력을 함양한다.

사례관리자는 사례관리활동을 효율적으로 수행하기 위한 전략을 이해하는 것이 중요하다. 건강생활설계가 필요한 사례관리 대상자는 단순하고 일반적이기보다는 다양하고 특정 건강문제를 가지고 있으며, 대상자 및 가족의 요구도 매우 다양하다. 이러한 대상자와 함께 사례관리의 목표를 효과적으로 달성하기 위해 사례관리자는 대인관계기술을 비롯한 다양한 사례관리전략을 적절하게 활용할 수 있는 능력을 갖추고 있어야 한다.

1. 의사소통

의사소통은 사람과 사람이 만나는 현장에서 가장 처음으로 일어나는 현상이다. 사례관리 프로그램에서 의사소통이란 대상자와 사례관리 서비스 제공자 사이에서뿐 아니라 보건의료 현장에서 부딪히게 되는 의사, 간호사를 비롯하여, 물리치료사, 작업치료사, 사회복지사 등의 보건복지 관련 인력들과의 사이에서 발생되는 다양한 유형의 의사소통을 포함한다. 사례관리자가 대상자 중심의 포괄적인 서비스를 제공하기 위하여 관련 인력들과의 바람직한 관계형성이 요구되므로, 이를 위해 효과적인 의사소통을 실천할 수 있어야 한다. 따라서 사례관리자는 의사소통의 기법들을 최대한 활용하고, 장애물이 있는지 파악하여 이를 극복하려고 노력해야 한다.

1) 사례관리자와 대상자 및 가족 간 의사소통

(1) 대상자에 대한 이해

사례관리 서비스 대상자는 일반적으로 만성적 질환을 가지고 있으며, 스스로 질환을 관리해야 하는 사람들이다. 만성질환을 가진 사람들은 이미 질환에 대한 많은 지식을 갖고 있는 경우가 많다. 즉 대상자들은 알지 못하기 때문에 건강문제를 안고 있다기보다는 여러 가지 복합적인 요인에 있어서 건강관리가 어려운 상태이다. 따라서 사례관리자는 건강관리에 대한 새로운 지식을 전달하려고 노력하기보다는 대상자와의 심도 있는 대화를 통해 문제해결을 할 수 있는 실마리를 찾아나가는 것이 중요하다. 대상자와 효과적인 의사소통을 하는 데 있어 가장 중요한 것이 감정이입이다. 사례관리자는 감정이입을 하기 위하여 대상자의 진심 속으로 들어가고 자신을 반드시 낮추어야만 한다.

사례관리를 필요로 하는 사람들은 의학적으로 위기에 놓인 경우가 많다. 사례관리자는 대상자와 가족들이 의학적 위기뿐 아니라, 이로 인한 재정적 문제, 부부관계문제, 역할 전환 등의 심각한 문제들을 경험하고 있다는 것을 이해해야 하며, 대상자와 가족들의 기분이 어떨지 생각해 볼 시간을 가져야 한다. 또한 앞으로의 치료계획들에 관하여 대상자와 가족과 이야기할 때에는 개방형 질문을 사용하여 보다 다양한 의견을 듣고, 용기를 주며 참여와 협력을 유도해야 한다. 대상자가 어떻게 느끼는지를 확인하고 격려함으로써 대상자와의 협력적 과정을 성공적으로 이끌 수 있게 된다.

대상자뿐 아니라 그들의 가족과도 좋은 의사소통을 유지하는 것 또한 매우 중요하다. 가족을 소홀히 하는 경우 대상자와의 관계까지 악화될 수 있고, 반대로 가족을 통해 대상자와 좋은 관계를 유지하게 될 수도 있으므로 항상 대상자 및 가족을 함께 염두에 두어야 한다.

(2) 첫 대면 시의 주의점

첫 대면에서 대부분의 대상자는 사례관리자라는 전문 인력에 대해 잘 알지 못하며 어느 날 갑자기 사례관리자의 전화를 받거나 혹은 방문을 받게 되면서 사례관리자와 접촉을 시작하게 된다. 즉 사례관리자는 서비스를 제공할 준비가 되어 있는 상태에서 대상자를 만나지만 대상자는 아무런 준비 없이 사례관리자와 마주하게 되는 것이다. 이러한 만남에 있어서 마음가짐의 격차를 없애려고 처음부터 무리하다 보면 대상자와의 바람직한 관계형성이 매우 어려워질 수가 있다. 따라서 사례관리자는 첫 대면에서 너무 많은 진전을 하려고 노력하지 않는 것이 좋으며, 오히려 대상자와 속도를 맞추어 천천히 그리고 점진적으로 접근하여야 한다.

(3) 사례관리자가 고려해야 할 태도와 행동(Mullahy, 1998)

사례관리자는 일반적으로 대상자의 가정에서 직접 면 대 면으로 활동을 하기 때문에 사소한 태도와 행동도 조심할 필요가 있다.

① 의사나 다른 전문직종사자를 만날 때에는 자신을 나타낼 수 있는 적절한 옷차림으로 신뢰감을 주는 것이 좋지만, 대상자의 집을 방문할 때에는 너무 딱딱해 보이는 옷차림은 자칫 대상자를 겁먹게 할 수 있으므로 주의한다. 또한 저소득층 대상자의 집을 방문할 때에는 고가의 의류나 보석은 피하는 것이 좋다.

② 사례관리자는 대상자의 집을 방문할 때 자신이 손님이라는 것을 명심해야 한다. 집안의 장식품에 대하여 칭찬하거나, 사진을 보고 관심 있게 이야기하거나, 아이와 눈높이를 맞추기 위해 몸을 낮추어 친근하게 인사를 하는 등의 예의를 지켜야 한다. 또한 대상자가 휠체어를 사용하다가 워커를 사용할 만큼 개선이 있었다면 그러한 점을 언급하고 앞으로의 비전을 제시해 줄 수 있다.

③ 자신의 역할을 수행하는 데 있어서 긍정적인 태도와 자신감을 갖는 것은 바람직한 의

사소통에 필수적이다. 대상자가 얼마나 적극적으로 참여하게 되느냐에 따라 동기화되기도 하지만, 종종 사기가 저하되기도 한다. 업무를 수행하다 보면 곤란한 경우에 처하기도 하는데, 이런 경우 사례관리자는 소심해지고, 자신을 변명하게 된다. 그럴 경우 사례관리자는 무력감을 느끼게 되면서 오히려 역반응으로 나타날 수도 있다. 즉, 위축되고 복종하기보다는 대상자나 다른 사람들을 함부로 대하고 '권위'를 내세우게 되는 것이다. 결국 사람들과 관계는 소원해지고 효과적인 의사소통에 장애를 초래하게 된다. 따라서 사례관리자는 항상 긍정적인 태도와 자신감을 갖도록 노력해야 한다.

2) 사례관리자와 의사 간 의사소통

사례관리 성공의 가장 중요한 열쇠 중 하나는 사례관리자와 의사 사이의 원활한 의사소통이다. 이는 의학적 측면에서 대상자의 질환관리에 대하여 일차적으로 접근하는 주치의와 원활한 의사소통이 이루어져야만 대상자의 사례관리 서비스가 성공적으로 목표를 달성할 수 있다는 뜻이다.

(1) 의사소통전략

의사와의 의사소통이 어렵다고 해서 사례관리자가 의사와의 만남을 피하고, 의사와의 의사소통 없이 의료 이용이나 건강관리에 관한 접근을 대상자 측면에서만 시도한다면 핵심을 외면한 채 다른 부수적인 방법들만 수행하게 되다. 따라서 사례관리자는 의사와의 의사소통이 어려움에도 불구하고 적극적으로 의사와 긍정적인 대화를 열어나감으로써 고정관념들을 없애려고 노력해야 한다. 우리 사회는 아직 사례관리자의 역할이 명확하지 않고, 의사가 의료의 정점에 있다고 생각하기 때문에 사례관리자가 대상자의 의료 이용에 대한 접근을 시도하는 데 있어 매우 소극적인 역할을 수행하게 된다. 그러므로 사례관리자는 훈련과 교육을 통해 대상자의 요구에 대한 지식과 통찰력을 갖고 있어야 하며, 또한 상당한 의학적 지식과 경험 그리고 이를 증명해 줄 자격을 갖추고 있어야 한다. 의사들이 시간적 제약 때문에 세심한 주의를 기울이기 어려운 반면 사례관리자는 지역사회 서비스와 자원들을 활용하여 대상자에게 다양한 질병관리계획 및 대안적 치료방법들을 제시하고 연결해 준다는 장점을 갖고 있음을 생각하고 자신 있게 의사와 대면해야 한다.

의사와 일할 때 사례관리자는 의사의 최선의 관심이 대상자에게 최상의 건강관리방법을 제공하는 것과 그에 따른 가장 바람직한 건강 결과라는 것을 명확히 해야 한다. 예를 들면 사례관리자는 의사와 다른 지식적 기초를 갖고 있어서, 사례관리자가 대상자 치료계획을 통제하거나 지시하지 않는 것을 알고 안심하므로 양 집단 간 협력적 분위기로 의사소통을 할 수 있다.

3) 대상자와 의사 간 효과적 의사소통을 위한 사례관리자의 역할

대상자가 의사를 방문하여 만족스러운 대화가 이루어진다면, 의사와의 바람직한 관계형성이 이루어지고 이를 통해 자신의 질병관리를 좀 더 적극적으로 수행할 수 있게 된다. 따라서 사례관리자는 대상자가 자신의 주치의를 만났을 때 질병관리에 대하여 정확하고 충분한 의사소통이 이루어지는지를 확인해야 한다(김창엽 등, 2004). 즉, 대상자가 궁금한 점을 주치의에게 잘 물어보는지, 그러한 질문에 대하여 의사가 충분한 답변을 하는지 그리고 전반적으로 주치의와의 대화가 만족스러운지 여부를 점검해야 한다. 만약 의사소통이 만족스럽지 않다면 장애요인은 무엇인지를 파악해야 한다. 대상자의 의사소통기술이 부족한지, 주치의를 불신하기 때문에 대화를 시도하지 않는지, 주치의의 태도가 원활한 의사소통에 장애가 되는지 그리고 진료실 환경이 사생활 보장이 안 되는 곳인지 등의 원인을 파악하여 장애요인을 제거하는 중재방안을 고려해야 한다.

■ **사례관리자가 대상자와 의사 간 의사소통에서 확인할 사항**

- 대상자와 의사의 관계가 원활하게 이루어지고 있는지 확인
  · 대상자가 궁금한 점을 주치의에게 잘 물어보는지 여부
  · 질문 내용에 대하여 주치의가 친절하게 답변을 하는지 여부
  · 주치의와의 대화가 만족스러운지의 여부
- 대상자와 의사 간 의사소통의 장애요인 확인
  · 대상자의 의사소통기술이 부족한지 확인
  · 의사를 불신하여 대화를 하지 않는지 확인
  · 의사의 태도가 원활한 의사소통에 장애가 되는지 확인
  · 진료실 환경이 사생활 보장이 안 되는 곳인지 확인

대상자가 자신의 질병관리를 위해서 필요한 사항에 대해서는 의사로부터 적극적으로 정보들을 얻기 위해서는 단골의사, 즉 주치의를 정하는 것이 도움이 된다. 주치의를 정하면

대상자의 건강 변화를 지속적으로 파악할 수 있고, 대상자와 가족의 상황을 고려한 구체적인 상담도 가능하게 된다. 또한 의사를 만나러 가기 전에 지난 방문 후 오늘 방문까지의 신체 변화에 대하여 기록, 정리하여 의사에게 보여 준다면 의사소통에 훨씬 도움이 된다. 또 한 가지 방법은 자신이 궁금한 점에 대하여 평소에 의사에게 질문해야 할 내용들을 메모해 놓는 것이다. 메모한 내용을 종이에 간략하게 정리하여 진료시간에 의사에게 묻고 답변을 들을 수 있도록 해야 한다.

■ 환자와 의사 간 원활한 의사소통을 위한 요령

· 단골의사(주치의) 정하기
· 지난 방문 후 다음 방문까지의 건강 변화에 대하여 기록하여 의사에게 보여 주기
· 필요한 질문은 망설이지 말고 표현하기
· 의료기관 방문 시 의사에게 질문할 내용을 적어서 가기

2. 상담

1) 상담기술

사례관리자의 상담기술은 대상자의 요구를 정확하게 파악하고, 사례관리의 목적을 최대한 달성시키기 위한 계획을 세우는 데 큰 영향을 미친다. 따라서 대상자의 특성이나 요구에 맞고, 시기적으로 적절하며 그리고 가장 효과적인 방법을 활용하여 상담을 수행해야 한다.

■ 경청

경청은 상담기술 중 가장 중요한 것 중의 하나이다. 대상자의 생각과 관심을 이해하지 않고는 상담을 제공할 수 없다. 대상자가 무엇을 말하고 있는지, 함축된 의미는 무엇인지, 그 의미에 담긴 기분은 어떤지에 대한 객관적 내용을 들을 수 있는 능력이 필요하다.

2) 대상자의 임파워먼트(empowerment) 증진

상담의 초점은 대상자의 임파워먼트이다. 즉, 대상자가 더 나은 결정을 할 수 있도록 돕는 것이며, 대상자가 자신의 삶을 조절하고, 자신의 감정을 이해하고, 더 나은 방향으로 동기화되고, 어려움을 극복하는 지식과 기술을 습득하도록 돕는 것이다. 상담은 문제해결이나 조언제공이 아니며, 대상자가 더 나은 선택을 할 수 있도록 선택에 대한 정보를 제공하는 것이다. 조언을 하는 것은 임파워먼트 모델에서 벗어나는 것이며 대상자 스스로 의사결정을 하는 것이 아니라 상담자나 다른 전문인들의 결정에 이끌려가게 하는 것이다.

3) 상담의 원리

이장호 등(2005)은 상담을 할 때 대상자에게 도움을 주는 작업이 되기 위하여 상담자가 알고 취해야 하는 원리를 다음의 세 가지로 정리하였다.

- 첫 번째: 대상자의 모든 행동에는 이유와 목적이 있다는 사실에 주목해야 한다.
- 두 번째: 대상자의 반응 중 즉각적으로 관찰되는 것뿐 아니라 관찰될 수 없고 지연되는 것에 주목하여 가능한 한 정확히 예측하는 것이다.
- 세 번째: 상담의 최종목표와 중간목표를 구별하여 먼저 중간목표를 달성하도록 노력해야 한다는 것이다. 중간 과정에서 반드시 달성되어야 할 공통적인 목표는 '개방적인 신뢰관계'와 '대상자의 자각 및 자율성의 회복'이다. 이 두 가지는 모든 상담 면접의 기본이라고 할 수 있다.

4) 상담의 과정

(1) 초기단계

사례관리자와 대상자가 처음 만나는 단계로 상담의 기틀을 잡는 시기이다. 이 시기에는 대상자의 문제가 무엇인지를 정확히 파악하기 위하여 대상자에 대한 체계적인 이해와 평가가 이루어진다. 또한 대상자와 신뢰를 바탕으로 하는 안정된 관계를 형성하여야 하며, 앞으로의 일정 및 목표에 대한 전반적인 합의가 이루어져야 한다.

(2) 중기단계

중반기에 접어들면 대상자를 변화시키기 위한 구체적인 시도들이 수행된다. 즉, 초기단계에서 드러난 문제들에 대한 본격적인 해결이 이루어지는 시기로, 다양한 상담 기법이나 방법들을 활용하게 된다.

(3) 종결단계

중기에 성공적으로 문제의 해결 과정을 경험하게 되면, 상담이 종결된 뒤 여러 가지 상황에서 대처할 능력을 키울 수 있게 된다. 따라서 종결단계에는 상담의 과정을 종료하기 이전에 대상자가 문제에 대한 대처 능력을 적절하게 갖추었는지를 확인하고 상담을 종결한다.

5) 상담방법

일반적으로 사례관리의 업무 수행은 직접 방문하여 대상자와 대면하여 이루어지는 경우와 전화를 통한 상담으로 구분될 수 있다. 방문과 전화를 통한 상담의 특성과 장단점을 비교하여, 사례관리의 중요한 목표인 비용절감과 질적 향상의 양 측면을 충분히 고려하는 비용 효과적인 상담이 이루어지도록 계획되어야 한다.

(1) 방문상담

방문상담은 사례관리의 전통적 방법이며 전화 사례관리보다 비용은 더 들지만 훨씬 효과적이다.

① 장점

- 직접 방문하여 대상자를 만나게 되면 전화를 이용하는 것보다 훨씬 심도 있게 문제를 찾아낼 수 있다. 개별적 방문은 사정, 교육, 문제 확인, 문제해결, 협상하는 데 더 효과적이다.
- 개별적 방문을 통해 대상자의 중요한 요소들을 파악할 수 있다. 예를 들면 대상자가 의사를 만날 때는 항상 깨끗하게 정돈된 모습으로 나타나게 되지만 방문의 경우는 그렇지 않다. 또한 가정환경을 직접 눈으로 확인함으로써 대상자에게 해가 되는 환경적

요소가 없는지 그리고 환경에서 개선해야 할 부분은 무엇인지도 명확히 알 수 있다.
- 사례관리자가 대상자와 가족을 직접 방문함으로써 질병관리 과정에서 개별적인 관심을 전달하게 되므로 더 친밀해질 수 있다. 즉 사례관리자가 대상자의 의료비 절감에만 관심이 있는 것이 아니라 그들의 안녕에 관심이 있다는 인상을 주게 된다.

② 단점

- 전화상담에 비해 비용이 많이 든다. 직접 방문을 하게 되면 서비스 제공을 위해 머무는 시간뿐 아니라 이동시간까지 고려해야 하기 때문이다. 따라서 비용적인 측면에서 전화 사례관리의 비용효과와 방문 사례관리의 비용효과를 비교해 볼 필요가 있다. 즉, 비용절감을 하고자 도입한 사례관리로 인하여 더 큰 비용이 발생되지는 않는지를 확인해야 한다.
- 사례관리자가 대상자를 직접 방문하는 데 있어서 개인 안전의 문제를 간과해서는 안 된다. 대상자 거주지의 주변 환경이나 대상자 측면의 문제로 인하여 사례관리자가 자신의 신변 안전에 위협을 느낀다면 방문을 포기해야 하는 상황이 발생할 수도 있다.

(2) 전화상담

전화를 비롯하여 팩스나 이메일 등의 통신수단을 활용할 수도 있다. 이러한 통신수단을 동원한 사례관리방법은 대상자와 가족 인터뷰 및 계획 등의 사례관리 과정에 적용이 가능하다.

① 장점

- 통신수단을 활용하게 되면 시간을 훨씬 절약할 수 있으므로 전체적인 비용을 상당히 절감할 수 있다.
- 사례관리자 1인당 관리 대상자의 수를 더 늘릴 수가 있다.
- 전화상담은 방문에 비하여 훨씬 빠르게 진행된다.

② 단점

- 사업효과의 측면에서는 방문상담에 비하여 비효과적이다. 따라서 대상자의 특성에 따라, 혹은 상황에 따라서 전화를 활용할 것인지 방문을 할 것인지를 판단할 필요가 있다.

(3) 상담방법의 선택

복잡한 요구를 갖고 있는 대상자에게는 직접 방문하는 것이 훨씬 의미 있는 방법이다. 반면 단순한 요구를 갖고 있거나, 대상자와 가족들과의 의사소통이 원활하게 잘 이루어지고 협력적인 경우, 지역적으로 너무 멀리 위치하고 있어서 직접 방문이 불가능하여 사례관리의 대상자에서 제외될 가능성이 큰 사람들을 위해서도 전화 사례관리가 도움이 될 것이다.

또한 상황에 따라서 같은 대상자에게 전화와 방문 사례관리를 혼합하여 제공하는 것도 효과적이다. 초기 대면 상담을 통해 대상자와 충분한 라포가 형성되었다면 그 나머지의 부분은 전화를 통해서도 많은 교육적 중재가 가능하며, 필요한 자료가 있다면 우편을 활용함으로써 비용 효과적 접근이 가능하다는 것이다.

3. 동기부여 인터뷰

동기부여 인터뷰는 대상자 중심의 의사소통방법으로, 사람의 내적 자기 동기 변화를 강화하고자 하는 것이다. 대상자 중심의 상담법이지만 대상자의 말에 따라가면서 반영하는 것이 아니며 좀 더 지시적인 태도를 강조한 것으로, 대상자가 양가감정과 저항의 이유를 탐색하고 해결하는 것을 촉진하도록 고안되었다(Miller, 2002). 즉, 동기부여 인터뷰는 불일치를 발생시키는 대상자의 저항과 주저함을 다루는 구체적인 기법으로 대상자의 행태 변화, 순응 그리고 치료 성과에서 큰 효과를 나타낼 수 있는 중요한 도구이다.

사례관리 대상자가 건강행위를 할 수 있도록 많은 정보를 제공하여 질병에 대한 지식을 향상시키는 것도 중요하지만, 대상자가 어떨 때, 무엇 때문에 동기화가 되는지를 파악하는 것이 중요하다. 변화에 대한 동기 수준이 높아지게 되면 누군가 지식을 전달해 주지 않아도 스스로 찾으려고 노력하게 되기 때문이다. 여기서 대상자의 동기란 변화하고자 하는 의지와 할 수 있다는 믿음 그리고 준비가 되어 있다는 것을 말한다. 의지를 갖고 있다는 것은 변화의 중요성을 인식하고 변화를 열망하고 변화에 대한 의욕을 가지고 있다는 것을 의미한다. 할 수 있다는 것은 그 사람의 능력이며, 또한 변화에 대한 자신감, 혹은 자신이 해낼 수 있을 것이라고 믿는 자기효능감(self-efficacy)을 의미한다. 마지막으로는 변화를 할 준비가 되어 있어야 한다.

1) 동기부여 인터뷰의 원칙

사례관리자는 동기부여 인터뷰를 성공적으로 이끌기 위하여 다섯 가지의 원칙을 숙지해야만 한다(전경자 등, 2007).

(1) 저항을 다루기

사례관리자가 대상자를 만났을 때 여러 가지 형태의 저항과 마주치게 된다. 저항행위는 대상자가 원래부터 갖고 있는 잘못된 태도가 아니며, 사례관리자와 대상자 간의 좋은 인간관계 형성에서 문제가 발생하고 있다는 것을 보여 주는 단서라고 해석해야 한다. 따라서 저항이 높아지면 바람직한 관계 형성에 문제가 생기며 결국은 사례관리가 중간 종결되는 결과를 초래할 수도 있다.

저항을 다룬다는 것은 저항이 있을 때 맞서 싸우는 것이 아니라 대상자의 입장에서 견해를 약간씩 돌려나가는 것이다. 대상자의 저항이 발생했을 때 사례관리자는 그러한 저항을 대상자와 함께 부드럽게 돌아 대상자 스스로 해답과 해결책을 찾을 수 있도록 도와야 한다.

(2) 공감을 표현하기

공감을 표현하는 능력은 전체 과정에서 매우 중요한데, 이는 동기부여 인터뷰가 대상자와의 신뢰관계를 형성하고 유지하는 데 크게 의존하기 때문이다. 공감을 표현하는 가장 중요한 기술 중 하나는 반영적 경청을 하는 것이다. 반영적 경청이라는 것은 말하는 사람이 말하려고 했던 의미에 대하여 합리적으로 추측해 본 다음 이러한 내용을 진술문 형태로 말하는 것이다. 그렇게 되면 대상자는 자신의 느낌 등에 대하여 좀 더 솔직하게 이야기를 할 수 있으며 무엇이 문제인지를 잘 탐색할 수 있게 된다.

(3) 논쟁을 피하기

대상자와 신뢰관계를 형성하고 유지하는 것이 동기부여 인터뷰의 성공적인 결과를 위해 필요하다. 대상자와의 논쟁은 신뢰관계를 파괴할 것이고, 논쟁으로 맞서는 것이 대상자에게는 아무런 도움이 되지 않는 것을 알아야 한다. 대상자와 논쟁하는 대신 공감하고 이끌어 내는 방법으로 대상자의 마음을 사로잡는 것이 중요하다.

(4) 불일치를 드러내기

불일치를 드러낸다는 것은 행위 변화의 방향과 일치하지 않는 대상자의 행태나 태도, 신념들을 드러내는 것이다. 대상자의 불일치를 드러내기 위하여 특정 행태에 대하여 긍정적 혹은 부정적 인지를 질문하고 대상자에게 대답하게 함으로써 불일치와 부조화가 드러나게 된다. 사례관리자가 대상자와 상담을 할 때 대상자로 하여금 양가감정을 표현하게 하고, 거기에서 나타나는 불일치를 확인하게 함으로써 대상자는 결국 스스로 어떤 행동으로 옮겨가야 하는지를 깨닫게 된다.

(5) 자기효능을 지지하기

자기효능이라는 것은 자신이 어떤 과제를 해낼 수 있다는 자기 능력에 대한 신념이다. 만약 대상자가 자신의 행위 변화에 대하여 긍정적인 언급을 했다면 이를 놓치지 않고 바람직한 행태로 움직이도록 대상자를 돕는 것이 중요하다. 대상자가 일관성을 갖고 행태 변화를 실천하고 유지할 수 있도록 도와야 한다.

2) 동기부여 인터뷰의 방법

(1) 대상자의 변화 준비 및 의지 평가

만성질환을 관리하며 살아가는 사례관리 대상자들이 성공적인 결과를 도출하기 위하여 행위 변화는 필수적이다. 또한 변화 과정에 있어서 동기는 핵심요소이므로, 사례관리자는 대상자가 행위 변화를 하기 위하여 얼마나 준비되어 있는지, 그 의지는 어느 정도인지를 파악하고, 동기를 부여하도록 돕는 과정이 필요한 것이다. 다양한 인터뷰를 통해 대상자의 행위를 동기화시키는 것이 무엇인지 그리고 인지된 장애는 무엇인지를 파악하고, 정보를 얻음으로써 행동 변화를 이끌어 낼 수 있다.

(2) 변화 동기 구축

초기 만남에서 상담분위기나 상담에 대한 기대가 정해지므로 첫 대면은 매우 중요하다. 이때 포함되어야 할 것은 상담시간, 상담자의 역할과 상담목표, 대상자의 역할, 반드시 알아두어야 할 세부사항, 열린 질문 등이다.

동기는 대상자의 내면으로부터 시작되어야 하므로, 대상자의 말로 표현되어야 한다. 따라서 사례관리자는 개방형 질문을 던짐으로써 대상자가 자신의 문제를 스스로 탐색할 수 있도록 도와야 한다. 자신의 양가감정, 불일치 등이 드러나게 되면 변화에 대한 진술이 이어질 수 있다. 대상자 스스로 변화에 대한 언급을 했다면 이는 변화를 달성하는 데 상당히 접근했다는 것을 의미한다.

(3) 이끌어 내기-제공하기-이끌어 내기 기법

동기부여 인터뷰의 가장 일반적인 기법은 이끌어 내기-제공하기-이끌어 내기의 과정이다. 대상자로부터 이끌어 낸 정보로 사례관리자는 대상자의 태도, 신념, 가치 그리고 변화의 용이성을 좀 더 잘 이해할 수 있다. 정보를 이끌어 낸 다음에는 대상자를 설득할 수 있는 정보나 지식들을 제공하거나 대상자의 행태 변화에 유용한 변화에 대한 제안을 할 수도 있다. 그리고 정보가 제공된 후, 사례관리자는 앞으로 직면하게 될 문제나 걱정거리들을 해결하기 위하여 대상자로부터 다시 한 번 좀 더 많은 정보를 이끌어 낸다.

(4) 변화 준비의 진행 정도 파악과 정보제공

변화 동기를 구축하는 단계가 끝나간다는 것은 변화할 준비가 거의 되었다는 것을 의미한다. 즉, 대상자의 저항이 감소하고 변화에 대하여 이야기하기 시작하고 미래의 삶에 대하여 이야기하고 있다면 이는 변화할 준비가 거의 다 되었다는 뜻이다. 이때 사례관리자는 대상자와의 상담에서 지금까지의 과정들을 요약해서 정리해 보고 새로운 계획을 세울 것을 준비한다.

(5) 변화계획 짜기

사례관리자가 대상자에 대한 요구를 사정하고, 문제를 이끌어 내고 그 문제를 해결할 수 있는 동기를 구축했다면 이제 사례관리목표를 설정하고 계획을 짜는 단계로 넘어간다. 사례관리 과정에 따라 요구사정을 하게 되면 문제는 드러나게 된다. 그러나 이렇게 드러난 문제는 대상자로부터 나온 것이 아니며, 사례관리자의 진단이다. 동기부여 인터뷰를 활용하여 대상자의 문제를 해결하기 위해서는 이러한 진단을 대상자에게 알려주고, 목표를 제시하고 계획을 세우는 단계로 나아가는 것이 아니며, 대상자로 하여금 자신의 문제를 확인하게 하고, 그 문제를 해결하기 위하여 변화해야 할 것이 무엇인지를 자신이 찾아내는 것이다. 그렇게 사례관리자와 대상자가 함께 목표를 설정하고 계획을 짠 뒤, 대상자가 행위서약을 하게 되면 동기부여 인터뷰의 절차는 완료된다.

4. 코칭

사례관리자는 매일매일 대상자에게 코치와 지지를 하게 된다. 사례관리자는 대상자를 치료의 중심에 놓고 지지적 코치로서 역할을 하게 되는 것이다(Powell, 1996). Newell(1996)은 사례관리가 계획대로 잘 되지 않을 때, 대상자의 행위 변화가 일어나지 않을 때, 사례관리자의 코칭기술이 필요하며 코칭의 단계를 다음과 같이 제시하고 있다.

- 문제가 있다는 것을 인정하고 문제를 규명해 낸다.
- 대안적 해결책에 대하여 함께 논의를 한다.
- 문제해결을 위한 행위에 함께 동의한다.
- 동의된 행위들이 잘 수행되는지를 계속 점검한다.
- 어떤 성과가 있는지를 파악한다.

Marshall Cook(2000)은 좋은 코칭의 자질을 다음과 같이 제시하고 있다.

■ 긍정적일 것

사례관리자는 대상자의 잘못된 건강습관을 확인시키고 교정하도록 지시하는 사람이 아니라, 대상자의 자기효능감을 증진시키고 최상의 목표를 달성하도록 돕는 사람이다. 대상자의 건강 결과가 시간이 지나도 목표에 근접하지 못하고 있을 때, 대상자에 대해 포기하는 것이 아니라, 지금까지 나타난 변화 중 바람직한 부분을 찾아보고 이를 더 강화하도록 지지해 주고, 대상자와 함께 목표를 재설정함으로써 달성 가능하도록 도와주는 역할을 할 수 있을 것이다.

■ 열정적일 것

열정적인 모습은 주변사람들을 감동시킨다. 사례관리자가 대상자를 만났을 때 자신의 직업과 업무에 대하여 열정적인 모습을 보이고, 지쳐 있는 대상자를 돕고자 하는 열의에 가득

차 있음을 느낄 때 대상자의 마음도 동요할 것이다.

■ 지지해 줄 것

사례관리자는 만성질환 관리에 지쳐가는 대상자에게 심리적인 지지를 제공해야 한다. 그뿐만 아니라 사회적인 공식적·비공식적 지지 자원들을 연결해 주는 것이 매우 중요하다.

■ 신뢰할 것

사례관리에서 신뢰는 대상자와 사례관리자 관계에 있어서 가장 기본이 되는 것으로 상호적인 것이다.

■ 집중할 것

사례관리자가 대상자의 요구를 파악하고 해결방법을 모색하기 위해 효과적으로 의사소통을 하려면 구체적이고 집중적이어야 한다.

■ 목표지향적일 것

사례관리 서비스의 수행은 목표에 따라 움직인다.

■ 충분한 지식을 갖출 것

질환에 대한 깊이 있는 충분한 지식을 갖추고 있어야 하며 다양한 관련 분야의 지식을 갖추는 것이 요구된다.

■ 기민하게 관찰할 것

관찰자가 된다는 것은 눈을 뜨고, 귀를 열어 놓는 것보다 더 큰 의미이다. 대상자가 무엇을 말하는지뿐 아니라 무엇을 말하지 않는지도 알아야 한다.

■ 존중할 것

사람은 누구나 인격을 갖춘 존재로서 존중받을 권리가 있음을 기억해야 한다. 특히 일반적으로 말을 잘 듣지 않는 대상자라고 낙인찍는 것은 대상자를 존중하는 태도와는 거리가 멀다.

■ 인내심을 가질 것

사례관리자는 대상자에게 많은 정보를 제공하고 대상자와 건강행위에 있어서 변화를 약속하지만 모두 자신의 생각처럼 움직이지는 않는다는 것을 알아야 한다. 사례관리자가 해야 할 것은 변화하지 않는 대상자를 인내심을 가지고 기다리는 것이다.

■ 명확하게 말할 것

사례관리자는 정보를 제공하거나 상담을 수행하면서 간혹 대상자가 의미를 잘못 이해할 수 있을 때 답답해하고 화를 내면서 같은 말을 반복하여 크게 하거나 천천히 말하기보다는 다양한 다른 표현방법을 사용하여 명확한 의미를 전달하도록 노력해야 한다.

■ 강인하게 밀어붙일 것

사례관리자는 때로는 강인하게 밀어붙이는 것이 필요하다.

5. 지역사회 자원 조사와 활용

사례관리의 주요 활동은 서비스의 직접 제공보다는 개인의 요구를 사정하고, 가용한 자원의 범위 내에서 요구를 충족시킬 수 있도록 '연계'하는 것이므로, 지역사회의 자원을 얼마나 잘 파악하여 대상자에게 얼마나 잘 연계하는가가 사례관리의 질을 결정한다고 할 수 있다. 따라서 사례관리자는 사례관리 대상자에게 도움이 되는 지역사회 자원을 파악하여 대상자가 이용할 수 있도록 도와주어야 한다.

1) 지역사회 조사 영역과 자원의 종류

지역사회 조사 영역은 물리적 환경, 교육, 안전과 운송, 정치와 정부, 보건사업과 사회복지사업, 의사소통 능력, 경제적 기반, 여가, 종교, 비공식 영역(가족과 친구, 가족 모임 등) 등이다. 또한 의료기관, 보건기관, 가정간호, 사회복지관, 재가복지봉사센터, 비공식자원(자조집단, 자원봉사) 등도 포함되어야 한다.

2) 지역사회 조사방법

지역사회 자원을 조사하는 방법은 인쇄물, 홈페이지를 통해 정보를 수집하는 방법으로 기존 자료를 활용하는 방법과 직접 자료를 수집하는 두 가지 방법이 있다. 사례관리사는 기존 자료를 통하여 일차적으로 원하는 지역사회 자원에 관한 정보를 수집한 후에, 추가로 필요한 부분을 직접 조사하여 보충하는 것이 바람직하다.

■ 직접 조사방법

가장 빠르게 수집하는 방법으로 지역사회를 '둘러보는' 차창 밖 조사나 다른 전문가들과 네트워크에 의해 지역사회를 파악하는 방법이다. 지역이 사회복지사나 전임 사례관리자 혹은 관련 기관의 지역사회 자원 기록철 등을 활용한다. 인터뷰는 해당 지역사회에 거주하는 주민 또는 보건의료 전문인력 등이 초점집단과 대화를 통해 자료를 수집하는 네트워킹과 인터뷰 그리고 직접 서면이나 구술로 자료를 받는 설문조사법 등이 있다.

■ 지역사회 자원 목록 작성

지역사회 자원에 대한 일정한 양식에 따라 작성하여 활용하도록 한다.

서식 예1 지역사회 자원 목록(자원)

id	시설의 유형	시설종별 영역	시설명	설립 연도	설립 목표	주소 및 전화 번호	시설 대표자	수용 가능 인원(정원/현원)	수용 자격	종사자수 (정원/현원)	현재 가능한 업무	시설물 종류
1	사회 복지 시설	부랑인 보호	사랑의 집	85. 9.25	부랑자 수용 등	중구 ○○동 ××번지	홍길동 (민간 단체)	500/382	파출소나 민원을 경유해서 온 행려자	30/29	숙식 취업 알선	500수용 가능대형 화면
2	공공 시설	구민 회관	○○ 구민 회관	95. 3.1		02-888-9999						
…												
18												

※ 자원 목록표에는 관할 지역뿐 아니라 타 지역과 국내의 유용한 자원이 포함되어야 하며, 시설의 유형, 종별 영역, 시설명, 설립연도, 설립목표, 소재지(주소) 및 전화번호, 시설 대표자, 수용 가능한 인원 및 수용 자격, 실제로 현재 하고 있는 업무 내용과 주민들이 이용 가능한 인적, 물적 자원의 종류와 수 등이 포함될 수 있다.

서식 예2 지역사회 자원 목록(인력)

	봉사분야	성명	성별/연령	주소 및 연락처	자격 및 참고사항
1	가사보조	홍길○	여/52	서울 ○○구 ○○동…	2002 자원봉사자 교육 이수
2					
…					
20					

※ 자원봉사자, 유휴간호인력, 파트타임인력 등 지역사회 인적 자원을 적극적으로 활용하여 필요한 방문인력을 확충한다.

Critical Thinking

1. 건강생활설계를 위한 사례관리 서비스의 필요성에 대해 토의한다.
2. 학습자들은 사례관리 과정을 실무에 실제 적용해 보고 평가한다.
3. 우리나라의 사례관리 모형을 비교·분석하고 장점과 단점에 대해 토의한다.
4. 사례관리자가 갖추어야 할 자질과 이를 개발하기 위한 효과적인 전략을 제시한다.

■ 참고문헌

강명순, 2008, 『찾아가는 사례관리』, 학지사.

국민건강보험공단, 2005, 『사례관리 업무지침서』.

국민건강보험공단, 2009, 「2009 의료이용지원 업무 매뉴얼」.

김은영 · 김윤미 · 김철환 · 김희걸 · 소애영 · 신은영 외, 2008, 『지역사회 중심 만성질환 사례관리의 이론과 실제』, 현문사.

김창엽 · 김은영 · 김철환 · 김형수 · 김희걸 · 남해성 · 류소연 · 소애영 · 손혜숙 · 신은영 · 신준호 · 이건세 · 이경수 · 이꽃메 · 이중정 · 유원섭 · 전경자 · 최정현, 2003, 『건강보험 가입자개인관리(Case management, 사례관리) 사업개발 및 평가』, 국민건강보험 공단 · 서울대학교 보건대학원.

김창엽 · 김윤미 · 김은영 · 김철환 · 김형수 · 김희걸 외, 2004, 『사례관리 시범사업 확대 적용방안 연구』, 국민건강보험공단 · 서울대학교.

김철환 · 김형수 · 김희걸 · 소애영 · 신은영, 2004, 『사례관리 업무지침 개발연구』, 서울대학교 보건대학원 · 인제대학교.

보건간호사회 보수 교육교재, 2010, 「지역사회간호사업과 사례관리」.

보건복지부 · 건강증진사업지원단, 2010, 『2010년 맞춤형방문건강관리 담당공무원 교육교재』.

보건복지부 · 한국건강증진재단, 2011, 『2011년 맞춤형 방문건강관리사업안내』.

송미숙, 2009, 「맞춤형 방문건강관리사업과 FMTP 교육의 발전방향」, 맞춤형 방문건강관리사업 1차 워크숍.

유원섭, 2008, 「사례관리의 활성화 연구」, 보건간호학회 추계학술대회.

이건세 · 김철환 · 신준호 · 유원섭 · 이꽃메 · 신은영 · 김윤미 · 김은영, 2005, 『건강보험 사례관리 인력개발 및 모니터링 방안 연구』, 국민건강보험공단 · 건국대학교.

이인숙, 2008, 『사례관리의 이해』, 2008년 맞춤형 방문건강관리 전문인력 교육교재.

이장호 · 정남운 · 조성호, 2005, 『상담심리학의 기초』, 학지사.

이정애 외, 2003, 『농촌 재가 노인의 건강보호를 위한 사례관리 기반: 보건-복지 통합프로그램의 모형개발』, 전남대학교 의과대학.

전국사회보험노동조합, 2002, 「국민건강보험공단 사례관리제도 도입 방안」.

정순돌, 2005, 『사례관리 실천의 이해』, 학지사.

Case Management Society of America, 2006, *Case Management Adherence Guidelines 2.0: CMSA*, 한국사례관리연구회 역, 『복약순응도 높이기』, 서울: 현문사.

Cook, M. J., 1998, *Effective Coaching*, 서천석 역, 『코칭의 기술』, 서울: 지식공작소.

Iqnatavicius, D. D., & Kathy A. Hausman, 1995, *Clinical Pathways for Collaborative Practice*, W.B. Saunders Company.

Miller, W. R. & S. Rollnick, 2002, *Motivational Interviewing: Preparing People for Change* (2nd ed.), New York, NY: Guilford Press.

Mullahy, C. M., 1998, *The Case Management's Handbook*, An Aspen Publication.

Newell, M., 1996, *Using Nursing Case Management to Improve Health Outcomes*, An Aspen Publication.

Powell, S. K., 1996, *Case Management*, Lippincott.

Seifker, J. M., M. B. Garrett, A. V. Genderen, & M. J. Weis, 1998, *Fundamentals of Case Management*, Mosby.

Zimmerman, G. L., C. G. Olsen, & M. F. Bosworth, 2000, "A 'stages of change' approach to helping patients change behavior," *Am Fam Physician* 61: 1409-1416.

지은이 소개

양순옥
한림대학교 의과대학 간호학부 교수

정금희
한림대학교 의과대학 간호학부 교수

권명순
한림대학교 의과대학 간호학부 부교수

양숙자
이화여자대학교 건강과학대학 간호과학부 부교수

심문숙
건양대학교 의과대학 간호학과 부교수

건강생활설계

초판 발행 2012년 2월 3일

지은이 양순옥 · 정금희 · 권명순 · 양숙자 · 심문숙
펴낸이 고화숙
펴낸곳 도서출판 소화
등록 제13-412호
주소 서울시 영등포구 영등포동 7가 94-97
전화 02-2677-5890
팩스 02-2636-6393
홈페이지 www.sowha.com

ISBN 978-89-8410-430-3 93510

값 17,000원